|제 3 판|

조직병리학
문제 및 풀이

차 례

01 조직학

02 병리학

03 조직검사학

04 진단세포학

조직학

조직학 이론

조직학 연구방법

01 **분해능이 가장 좋은 현미경은?**

1) 편광현미경
2) 위상차현미경
3) 암시야현미경
4) 투과전자현미경
5) 주사전자현미경

■ ■ ■
위상차현미경 분해능 – 0.2 um
편광현미경 분해능 – 0.2 um
암시야현미경 분해능 – 0.1 um
투과전자현미경 분해능 – 0.2 nm
주사전자현미경 분해능 – 0.5 nm

답 4)

02 **세포나 조직의 표면을 3차원으로 관찰할 수 있는 현미경은?**

1) 광학현미경
2) 형광현미경
3) 편광현미경
4) 주사전자현미경
5) 투과전자현미경

■ ■ ■
주사전자현미경의 원리는 시료의 표면에 금속 입자를 도포한 후 반사되는 전자파를 상으로 관찰하기 때문에 3차원적 영상으로 표면관찰이 가능

답 4)

03 **조직 표본 제작 시 일반적으로 이용되는 염색은?**

1) H&E stain
2) Toluidine blue
3) Weigert's stain
4) Periodic Schiff
5) Masson trichrome

■ ■ ■
H&E-조직 표본 검사에 가장 보편적으로 사용
Toluidine blue - 변색성 염색에 사용되며, 대표적으로 mast cell 염색에 사용
Periodic schiff - 점액 다당류 염색
Weigert's stain - myelin 염색
Masson trichrome - 아교섬유 염색

답 1)

04 **짧은 파장의 자외선인 특정파장의 빛을 조사하면 이파장과는 다른 긴 파장의 선을 방사하는 원리를 이용하여 만든 현미경은?**

1) 광학현미경
2) 편광현미경
3) 형광현미경
4) 위상차현미경
5) 공초점레이저현미경

■ ■ ■
형광현미경은 자외선에 의한 형광 현상을 이용한 현미경으로 시료에 자외선을 조사하면 흡수된 에너지는 더 긴 파장으로 변화하여 방출하는 원리를 이용한 현미경이다.

답 3)

05 **염색을 하지 않고 빛이 표본을 통과할 때 생기는 구성 물질에 따른 빛의 굴절률의 차이를 상으로 전환하여 관찰할 수 있는 현미경은?**

1) 광학현미경
2) 편광현미경
3) 전자현미경
4) 위상차현미경
5) 공초점레이저현미경

■ ■ ■
위상차현미경은 살아 있는 세포나 투명한 물체의 경우 명암이나 빛깔의 차이가 아닌 세포나 조직 성분의 굴절률(index of refraction)의 차이를 이용하여 염색하지 않은 세포나 조직의 구조를 관찰하도록 고안된 현미경이다.

답 4)

06 단위막(unit membrane)에 대한 전자현미경적 구조를 잘 표현한 것은?

1) 유공성 구조
2) 지질 이중층
3) 삼층판 구조
4) 오층판 구조
5) 유동모자익 구조

세포의 단위막은 그 두께가 7~10 nm로 광학현미경 표본에서는 식별이 어려울 만큼 가는 선으로 나타나지만 사산화오스뮴(osmium tetroxide)으로 염색한 표본을 투과전자현미경으로 관찰하면 오스뮴 성분이 환원되어 검은색으로 침착된다. 이때 검은색은 침착된 치밀층이 2중 세포막의 안과 밖에 염색되며, 그 사이에는 오스뮴이 침착되지 않는 투명층으로 이루어져 있기 때문에 삼층판구조(trilaminarstructure)를 이루고 있다.

답 3)

세포

07 세포질과 외부 환경사이에 선택적 투과장벽을 형성하는 것은?

1) 핵막
2) 세포막
3) 골지장치
4) 용해소체
5) 세포질그물

세포막이 세포질을 싸고 외부환경 사이에 선택적 투과장벽을 형성

답 2)

08 세포소기관 중 인지질, 콜레스테롤 등의 복합지질 합성에 특수하게 분화되어 있는 세포내 소기관은?

1) 핵
2) 골지장치
3) 용해소체
4) 과립세포질그물
5) 무과립세포질그물

과립세포질그물-외부로 분비하는 단백질 합성
무과립세포질 그물-지질, 스테로이드 합성, 칼슘이온 저장, 해독작용 담당
핵-유전정보를 가짐
골지장치-세포질그물에서 생산되어 운반해온 물질을 농축, 배출
용해소체-식작용

답 5)

09 세포의 단백질 합성과 관련된 세포소기관은?

1) 리보솜(ribosome)
2) 용해소체(lysosome)
3) 무과립세포질그물(sER)
4) 세포내이입(endocytosis)
5) 미토콘드리아(mitochondria)

리보솜-핵의 DNA에서 정보를 제공받아 단백질 생산
무과립세포질그물-지질, 스테로이드 합성, 칼슘이온 저장, 해독 작용
용해소체-포식소체 용해
미토콘드리아-영양분 분해, ATP의 대부분 생산

답 1)

10 세포와는 달리 자신의 DNA를 가지고 있는 세포소기관은?

1) 용해소체(lysosome)
2) 과립세포질그물(rER)
3) 과산화소체(peroxisome)
4) 골지장치(Golgi apparatus)
5) 미토콘드리아(mitochondria)

■ ■ ■
미토콘드리아는 미토콘드리아 DNA를 가짐

답 5)

11 리보솜 RNA가 합성되는 부위는?

1) 염색질
2) 세포질
3) 핵소체(nucleolus)
4) 핵질(nucleoplasm)
5) 핵공(nuclear pore)

■ ■ ■
핵소체는 단백질과 RNA로 구성되며, 리보솜 RNA 등의 핵산이 존재한다.

답 3)

12 리보솜의 주성분은?

1) DNA
2) RNA
3) 단백질
4) 인지질
5) polypeptide

■ ■ ■
리보솜은 RNA로 구성된다.

답 2)

13 자유 리보솜의 기능은?

1) 지질 합성
2) DNA 합성
3) RNA 합성
4) 단백질 합성
5) 분비과립 생성

■ ■ ■
자유리보솜-세포 내에서 필요한 단백질 합성

답 4)

14 세포질 내 호염기성인 소기관은?

1) 글리코겐
2) 분비과립
3) 용해소체
4) 골지장치
5) 과립세포질그물

■ ■ ■
과립세포질그물은 단백질 합성을 위한 리보솜이 호염기성을 보인다.

답 5)

15 세포막 지질성분의 생성과 관계있는 것은?

1) 핵소체
2) 용해소체
3) 미토콘드리아
4) 과립세포질그물
5) 무과립세포질그물

■ ■ ■
무과립세포질 그물 -지질, 스테로이드 합성, 칼슘 이온 저장, 해독작용 담당

답 5)

16 세포의 분비과립을 포장하는 세포소기관은?

1) 용해소체 2) 골지장치
3) 미토콘드리아 4) 과립세포질그물
5) 무과립세포질그물

골지체-세포내에서 합성한 물질을 외부로 분비하는 역할

답 2)

17 탐식기능을 하는 세포에서 발달되어 있는 소기관은?

1) 리보솜(ribosome)
2) 용해소체(lysosome)
3) 미토콘드리아(mitochondria)
4) 골지장치(Golgi apparatus)
5) 세포질그물(endoplasmic reticulum)

큰포식세포와 같은 탐식세포는 용해소체가 발달됨

답 2)

18 가수분해효소를 갖고 있는 세포소기관은?

1) 리보솜 2) 핵소체
3) 용해소체 4) 과산화소체
5) 미토콘드리아

용해소체는 식작용이 필요한 가수분해효소를 가짐

답 3)

19 나이가 들면서 세포질내에 증가하는 것은?

1) 리보솜 2) 용해소체
3) 니슬소체 4) 지방갈색소
5) 미토콘드리아

지방갈색소(lipofuscin)는 심장, 간, 뇌 등에 축적되며, 위축 또는 노화와 동반되어 노화색소라고도 한다.

답 4)

20 세포의 핵 안에서 관찰되는 구조는?

1) 염색체 2) 리보솜
3) 용해소체 4) 골지장치
5) 미토콘드리아

핵의 구성 물질은 핵막, 핵염색질, 핵소체, 염색체, 그리고 핵공이며, 핵 속의 염색사가 응축되어 염색체를 형성

답 1)

21 단백질 합성이 처음 개시되는 곳은?

1) 골지장치
2) 뉴클레오솜
3) 자유리보솜
4) 과립세포질그물
5) 무과립세포질그물

세포질그물-단백질 합성과립

답 4)

22 세포의 핵 내 DNA량이 평소의 두 배인 시기는?

1) 전기(prophase)
2) 후기(anaphase)
3) G1기(gap 1 phase)
4) G2기(gap 2 phase)
5) 합성기(synthetic phase)

세포주기는 사이기와 분열기로 나누어지고, 사이기 중 합성기 동안 DNA의 복제가 일어난다.

답 5)

23 농도의 기울기를 역행하는 능동수송과 관련된 것은?

1) 식세포 작용
2) 폐포의 gas 교환
3) 나트륨–칼륨 펌프
4) 적혈구 내로의 포도당 이동
5) 적혈구를 H_2O에 넣으면 터지는 것

에너지를 소비하면서 농도기울기를 역행하여 운반체 단백질을 통해 물질을 이동시키는 작용을 능동수송이라 한다. 예로 소장상피의 포도당의 흡수, 나트륨-칼륨 펌프, 세뇨관의 재흡수와 분비 등이 있다.

답 3)

24 세포 분열 중 전기에 대한 설명으로 알맞은 것은?

1) 염색체가 완전 농축되어 적도판에 배열
2) 핵막과 핵소체가 소실되고 염색체를 형성
3) 딸세포가 핵 속에서 다음 세포분열을 준비
4) 핵막이 형성되어 다시 두 개의 핵으로 완전 분리
5) 적도면에 배열된 염색체가 유사분열 방추사에 의해 이동

세포주기의 분열기는 전기, 중기, 후기 말기로 구분하며, 그중 전기에는 핵막과 핵소체가 소실되고 핵 속에 흩어져 있던 염색질이 농축되어 염색체가 형성됨으로써 시작되며, 광학현미경으로 관찰할 수 있는 최초의 시기이다.

답 2)

25 다음 설명 중 옳은 것은?

1) 골지장치는 RNA와 DNA를 가지고 있다.
2) DNA를 합성하는 것은 미토콘드리아이다.
3) 염색질은 DNA와 히스톤 단백으로 구성되어 있다.
4) 과립세포질그물은 유전자 합성에 관여한다.
5) 용해소체는 영양분을 분해하여 에너지를 생산한다.

- 과립세포질그물-단백질의 합성과 수정에 관여하며, 막단백질을 합성
- 미토콘드리아-ATP의 생성과 특정 지질 및 단백질의 합성을 돕는다.
- 염색질-염기성 단백질인 히스톤과 이에 감겨있는 이중나선구조의 DNA 사슬로 구성된다.
- 골지장치-과립세포질그물에서 합성된 단백질을 소포 속에 포장
- 용해소체-다양한 가수분해효소가 존재하며, 세포내부의 소화작용에 관여

답 3)

26 세포질의 강한 호염기성과 관련있는 변화는?

1) 세포의 변성
2) 세포의 괴사
3) DNA양 증가
4) RNA양 증가
5) 케라틴양 증가

세포질 속의 RNA는 음전하를 띠기 때문에 염기성 염료와 친화성이 있으므로 호염기성(basophilic)을 나타낸다.

답 4)

27 세포소기관에서 Golgi 장치의 기능은?

1) 에너지 합성
2) 에너지 공급
3) 통로와 보관창고
4) 세포질 내 소화기관
5) 세포내 생성된 물질의 방출

과립세포질그물의 표면에서 합성된 고분자물질인 프로형 전구체단백질을 받아 수식, 가공하여 각각의 소포에 포장(packages)하고 수정하여 최종 목적지로 선별하여 수송

답 5)

28 세포 내 호흡을 수행하는 소기관은?

1) 용해소체
2) 중심소체
3) 골지장치
4) 세포질그물
5) 미토콘드리아

미토콘드리아는 세포에 ATP를 생성하여 공급하기 때문에 세포의 발전소라고도 하며 세포의 화학적 에너지의 재료로 사용

답 5)

29 세포분열 시 가장 활발하게 움직이는 소기관은?

1) 리보솜
2) 용해소체
3) 중심소체
4) 세포질그물
5) 미토콘드리아

중심체는 세포에서 유사분열에서 중요한 역할을 하며, 염색체 분열 후 양극으로 끌어당기는 분극조절의 역할을 한다.

답 3)

30 염색체의 형태를 관찰하기 위한 가장 좋은 시기는?

1) 간기
2) 전기
3) 중기
4) 후기
5) 말기

■ ■ ■
유사분열에서 염색체가 적도면을 따라서 세로로 분할하는 시기가 중기이다.

답 3)

31 세포막을 통한 물질의 이동에서 세포막에 위치하는 단백질 운반체(carrier)를 통해 이동되는 수송은?

1) 촉진확산
2) 단순확산
3) 삼투현상
4) 내포작용
5) 외포작용

■ ■ ■
촉진확산은 물질이 농도기울기에 따라 단백질운반체(채널)를 통해 이동하는 것으로 적혈구내로의 포도당 이온이 그 예이다.

답 1)

32 세포막의 기능에 대한 설명으로 옳은 것은?

1) ATP 합성
2) 세포내 소화 작용
3) Steroid 호르몬 합성
4) 세포내외의 물질투과와 배출작용
5) 핵과 세포질 사이의 물질이동의 통로

■ ■ ■
세포는 원형질막으로 경계되어 세포질과 외부환경 사이에 선택적 투과장벽을 형성하며 세포 간 인지작용, 세포외유출, 그리고 세포내이입을 가능하게 한다.

답 4)

33 세포자멸사(apoptosis)로 발생되는 결과로 옳은 것은?

1) 세포종창
2) 공포형성
3) 염증반응
4) 세포막파괴
5) 핵의 분절

■ ■ ■
세포자멸사의 결과 변화는 핵의 분절 형성, 세포수축, 염색질 응축, DNA의 규칙적 단절, 세포막 보존 등

답 5)

34 Robert hooke가 처음으로 명명한 것은?

1) 핵
2) 핵막
3) 세포
4) 핵소체
5) 미토콘드리아

■ ■ ■
Robert hooke는 세포(cell)라는 용어를 처음 사용하였으며, 현미경에서 조명장치를 이용하여 현미경의 제조기술을 한 단계 끌어올렸다.

답 3)

상피조직

35 인체의 외부와 내강을 덮고 있어 보호하고 흡수하는 기능 등을 수행하는 조직은?

1) 결합
2) 상피
3) 근육
4) 신경
5) 중피

▪▪▪

답 2)

36 술잔세포(goblet cell)를 볼 수 있는 곳은?

1) 위점막
2) 기관점막
3) 방광점막
4) 구강점막
5) 식노섬막

▪▪▪
술잔세포는 작은창자, 큰창자, 기관지, 결막 등의 상피에 흩어져 있는 세포로 점액을 분비

답 2)

37 외배엽에서 유래되는 조직은?

1) 근육조직
2) 폐조직
3) 결합조직
4) 상피조직
5) 지방조직

▪▪▪
결합조직-중배엽 기원
근육조직-중배엽 기원
폐조직-중배엽 기원
상피조직-외배엽 기원
지방조직-중배엽 기원

답 4)

38 샘포의 분비물 방출 양식이 온분비샘 (완전분비샘)인 것은?

1) 침샘
2) 젖샘
3) 피부의 땀샘
4) 피부의 기름샘
5) 이자의 외분비샘

▪▪▪
침샘-샘분비샘
젖샘-부분분비샘
땀샘-부분분비샘
피부의 기름샘-온분비샘
외분비샘-샘분비샘

답 4)

39 방광에서 관찰할 수 있는 상피는?

1) 이행상피
2) 단층원주상피
3) 중층입방상피
4) 중층편평상피
5) 단층편평상피

▪▪▪
방광은 이행상피로 구성된다.

답 1)

40 갑상샘의 소포상피, 콩팥의 뇨세관 등에서 볼 수 있는 상피는?

1) 단층편평상피　　2) 단층입방상피
3) 단층원주상피　　4) 중층편평상피
5) 거짓중층원주상피

- 단층입방상피-난소피막, 신세뇨관, 망막의 색소상피
- 단층원주상피-위장관의 점막상피, 외분비샘의 도관, 소화관 점막
- 중층입방상피-한선의 도관
- 중층편평상피-피부, 구강, 항문관, 질
- 거짓중층원주상피-큰 분비관, 남성의 요도, 호흡기에 가장 널리 분포

답 2)

41 거짓중층원주상피의 특징은?

1) 상피조직이 아니다.
2) 모든 세포들이 내강에 접해 있다.
3) 세포들이 항상 외배엽에서 기원한다.
4) 모든 세포들이 바닥막에 접촉되어 있다.
5) 핵이 표면으로부터 같은 위치의 깊이에 자리한다.

거짓중층원주상피는 핵의 위치가 달라 중층으로 보이나 실제 모든 세포가 바닥막에 접촉되어 있어 한층의 세포로 구성된다.

답 4)

42 상피층에 존재하는 단세포샘으로 점액을 분비하는 세포는?

1) 비만세포　　2) 술잔세포
3) 형질세포　　4) 파네트세포
5) 큰포식세포

홑세포샘은 일반 상피세포 사이에 산재하는 한 개의 분비세포로 이루어진 샘으로 가장 단순한 외분비샘이다. 술잔세포는 점액을 분비하고 파네트세포는 항균성 펩타이드를 분비한다.

답 2)

43 정상인에서 위, 작은창자, 큰창자와 같은 소화관 점막을 구성하는 상피는?

1) 이행상피　　2) 단층편평상피
3) 단층입방상피　　4) 단층원주상피
5) 거짓중층섬모원주상피

단층원주상피는 표면에서 보면 단층입방상피와 비슷하게 나타나나, 수직단면에서는 세포의 폭보다 높이가 더 큰 원주형 세포들이 한 층으로 배열하며, 난원형의 핵은 세포 바닥 쪽으로 치우쳐 일렬로 배열해 있다. 단층원주상피는 소화관, 쓸개, 세기관지, 자궁속막 등에서 많이 볼 수 있다.

답 4)

44 단층편평상피를 볼 수 있는 기관은?

1) 식도　　2) 폐포
3) 기관　　4) 기관지
5) 토리쪽세뇨관

단층편평상피는 허파꽈리의 내층, 토리쪽세관고리와 토리주머니의 벽쪽층, 혈관과 림프관의 내피, 복강과 가슴막 공간을 덮는 중피를 형성한다.

답 2)

45 난관(자궁관)을 덮고 있는 상피의 종류는?

1) 단층편평상피 2) 단층입방상피
3) 단층원주상피 4) 중층이행상피
5) 거짓중층원주상피

답 3)

46 외분비와 내분비를 구분 짓는 가장 특징적인 구조는?

1) 샘포 2) 분비도관
3) 분비과립 4) 술잔세포
5) 분비물 성상

외분비샘은 분비물이 도관을 통하여 신체 표면 상피 또는 속 공간 상피에서 분비되며, 내분비샘은 도관이 발달과정 중 소실된 것으로, 분비물은 혈관이나 림프관을 통해 표적기관으로 운반된다.

답 2)

47 부분분비샘에 해당되는 것은?

1) 장샘 2) 젖샘
3) 이자샘 4) 귀밑샘
5) 기름샘

부분분비샘은 세포질 일부가 분비물과 함께 세포체로부터 분리되어 방출되는 방식으로 젖샘, 겨드랑 부위의 겨드랑샘 등이 이에 속한다.

답 2)

48 교통연접이라고도 불리는 세포 사이 연접은?

1) 부착띠 2) 폐쇄띠
3) 간극결합 4) 부착반점
5) 사이원판

틈새이음은 사람 몸 전체의 상피뿐만 아니라 심근세포, 평활근세포 그리고 신경세포 등에 폭넓게 존재하며, 코넥신이라는 원통모양의 막통과 단백질이 치밀하게 배열되며 코넥신의 통로를 통하여 이온, 아미노산, 그리고 일부 호르몬 등 분자량이 작은 입자들이 통과한다.

답 3)

49 기본적으로 액틴 또는 액틴모양 단백질로 구성되는 것은?

1) 섬모 2) 바닥소체
3) 중간세사 4) 미세융모
5) 가는미세섬유

가는미세섬유는 세포질 속에 매우 가는 실과 같은 단백질성 구조물로 근육세포에서 처음 발견되었는데 그 구조와 기능에 따라 구형액틴이 중합하여 두 가닥의 나선구조를 이루는 섬유이다. 액틴과 미오신은 뼈대근육세포의 근육원섬유를 구성하는 근육미세섬유로 구분되며 미오신미세섬유는 굵은 미세섬유이다.

답 5)

50 세포 사이의 공간 내 투과성을 차단하는 효과적인 특수구조는?

1) 부착띠
2) 폐쇄띠
3) 부착반점
4) 교통반점
5) 틈새이음

■ ■ ■
폐쇄띠의 주요 기능으로 세포자유면에서 세포사이공간으로 물질 유입을 방지하며, 인접한 세포막과 서로 단단히 부착하여 세포 사이 수용성 분자의 통과를 방지한다.

답 2)

51 상피조직과 결합조직 사이에 존재하는 확산성 막은?

1) 장막
2) 점막
3) 뇌막
4) 복막
5) 바닥막

■ ■ ■
상피와 그 밑에 있는 결합 조직 사이에서 세포외성의 지지층을 바닥막이라 하며 이것은 단층이 아니라 기저판과 그물판의 2층으로 구성된다.

답 5)

52 조직학적으로 내 · 외분비샘이며 샘포세포, 랑게르한스섬을 갖는 장기는?

1) 간
2) 이자
3) 심장
4) 지라
5) 침샘

■ ■ ■
이자는 이자액을 분비하는 외분비부와 그 속에 몇 가지 호르몬을 분비하는 내분비부로 이루어진 일종의 혼합샘이다. 이런 혼합샘은 이자, 난소, 그리고 고환 등이 있다.

답 2)

53 술잔세포(goblet cell)가 가장 많이 출현하는 장기는?

1) 위
2) 식도
3) 샘창자
4) 돌창자
5) 잘록창자

■ ■ ■
단세포샘인 술잔세포가 가장 많은 장기는 큰창자이다.

답 5)

54 작은창자에서 세포 표면적을 증가시켜 수송과 흡수기능을 담당하는 것은?

1) 섬모
2) 부착띠
3) 부착반
4) 미세융모
5) 틈새이음

■ ■ ■
미세융모는 원주(입방)상피세포의 자유면으로부터 관내강으로 돌출된 손가락 모양의 작은 세포질 돌기로서, 장의 흡수세포(absorptive cells)에서 잘 발달되었으며, 세포 표면적을 증가시켜 수송과 흡수기능을 담당한다.

답 4)

55 상피와 조직의 연결이 바른 것은?

1) 중층원주상피-위장
2) 중층입방상피-피부
3) 중층편평상피-중피
4) 단층원주상피-혈관내피
5) 거짓중층원주상피-기관

피부-중층편평상피, 혈관내피-단층편평상피, 중피-단층편평상피, 위장-단층원주상피

답 5)

56 상피세포의 연접을 이루는 가쪽막의 특수화된 구조는?

1) 섬모
2) 부동섬모
3) 반결합체
4) 미세융모
5) 부착반점(결합체)

상피세포 사이의 연접구조는 폐쇄띠, 부착띠, 부착반점, 틈새이음이다.

답 5)

57 세포막의 가쪽 영역을 따라 위치하는 용접 같은 이음으로 비틀기힘을 이겨내도록 돕는 가쪽막의 부위는?

1) 결합체(desmosome)
2) 틈새이음(gap junction)
3) 부착띠(zonulae adherens)
4) 반결합체(hemidesmosome)
5) 폐쇄띠(zonulae occludentes)

폐쇄띠와 부착띠는 띠모양으로 세포 주위를 감싸고 있으나, 결합체는 세포막의 가쪽 영역을 따라 위치하는 원반 모양의 용접 같은 이음으로 세포에 가해지는 비틀기힘(shearing force)을 분산시키는 역할을 한다.

답 1)

58 바닥막(기저막, basement membrane)에 대하여 옳은 설명은?

1) 상피세포 사이에 있는 부착반점을 말한다.
2) 결합조직과 근조직 사이에 있는 신경총이다.
3) 근육조직 사이에 존재하는 결합조직을 가리킨다.
4) 연골조직 세포에서 만들어지는 그물판이 존재한다.
5) 상피조직과 결합조직 사이에 존재하는 확산성 막이다.

모든 상피세포들은 아래쪽에 위치하는 결합조직과 바닥막에 의해 분리되어 있고, 바닥막 아래에는 바닥판(basal lamina)과 그물판(reticular lamina)이라고 하는 세포외구조가 있다. 바닥판은 상피세포에서 분비되며 상피를 그 아래의 결합조직 사이에 위치하여 상피를 강하게 부착시켜 지지하며, 물질이동에 있어 분자여과 장치의 역할을 한다.

답 5)

59 우산세포와 관련 있는 상피는?

1) 이행상피
2) 기관지상피
3) 위중층원주상피
4) 각화성 중층상피
5) 비각화성 중층상피

■ ■ ■

이행상피는 특수한 상피로서 콩팥술잔(renal calyx)에서 요도(urethra)에 이르는 비뇨기계에만 존재하는 독특한 유형의 상피로서 이완된(비어 있는) 방광에서 상피의 표층세포는 크고, 종종 두 개의 핵을 가지며, 불룩한 둥근 지붕모양의 세포인 우산세포(umbrella cell)들을 볼 수 있다.

답 1)

60 샘(gland)에 대한 설명으로 옳은 것은?

1) 결합조직에 속한다.
2) 외분비샘만으로 구성된다.
3) 상피조직에 의해 지지된다.
4) 특수 물질을 합성, 분비하는 세포집단이다.
5) 아교섬유를 생성하는 섬유모세포가 존재한다.

■ ■ ■

샘세포는 상피세포 중에서 인체의 생리적 기능을 나타내는 화학물질을 합성한 후 분비하도록 특수하게 분화된 세포이다.

답 4)

61 Brunner's gland(브루너 샘)가 존재하는 기관은?

1) 위
2) 식도
3) 돌창자
4) 빈창자
5) 샘창자

■ ■ ■

브루너 샘은 대표적인 복합샘으로 샘창자(십이지장)에 존재하며, 위산에 의해 산성화된 유미즙을 중화하는 데 도움을 주는 알칼리 성분의 점액을 분비한다.

답 5)

62 상피조직의 일반적 형태에 대한 설명으로 옳은 것은?

1) 상피는 혈관이 있다.
2) 상피는 극성(polarity)이 없다.
3) 상피는 화생을 일으킬 수 없다.
4) 상피는 서로 이웃하는 세포와 이음복합체를 통해 연결된다.
5) 상피세포는 반부착반점(hemi-desmosome)에 의해 다른 세포와 부착한다.

■ ■ ■

상피세포의 일반적 특징은 1) 상피를 형성하는 서로 이웃한 세포들은 이음복합체를 통하여 서로 견고하게 연결, 2) 상피세포는 공동이나 외부에 직접 맞닿은 자유로운 표면에 접해 있다. 3) 무생물 조직인 바닥막의 아래에 있는 결합조직에 고정되어 지지, 4) 세포사이공간과 세포외바탕질이 매우 적은 양으로 존재, 5) 혈관이 존재하지 않기 때문에 영양분이나 산소(oxygen)의 공급은 결합조직의 혈관으로부터 확산(diffusion)되는 조직액에서 영양분을 공급, 6) 섬유조직에 의해 형태를 유지하며 높은 재생능력을 보유, 7) 특정 병적상태에서 한 상피형에서 다른 형태의 상피로 변형될 수 있는 화생(metaplasia) 능력이 있다.

답 4)

63 상피세포 중 섬모가 존재하는 상피는?

1) 위 점막상피
2) 질 점막상피
3) 방광 점막상피
4) 기관지 점막상피
5) 작은창자 점막상피

호흡관에서 흡입된 먼지 입자나 분비물을 몸 밖으로 내보내거나, 배란된 난자가 난관을 통하여 자궁에 이르게 하고, 정자가 날세관(ductuli efferentes)을 지나가는 것은 섬모운동 때문이다.

답 4)

64 흡수 · 분비기능이 가장 강한 상피 세포는?

1) 편평세포
2) 원주세포
3) 이행세포
4) 중피세포
5) 입방세포

원주상피의 기능은 점액과 효소의 분비, 흡수, 보호기능을 한다. 편평상피의 기능은 확산과 여과(수동수송)에 의한 물질의 이동에 관여한다.

답 2)

65 방어의 기능이 가장 강한 상피는?

1) 이행상피
2) 단층편평상피
3) 단층원주상피
4) 중층원주상피
5) 중층편평상피

중층편평상피는 세포들이 맨아래층은 입방세포나 원주세포로 되어 있으나 제일 표층을 형성하는 세포들의 모양에 따라 명칭을 부르기 때문에 중층편평상피라고 한다. 이 상피는 매우 튼튼하여 외부 요소의 기계적 마찰로 인한 물리적 외상으로부터 방어나 보호기능이 강하다.

답 5)

66 샘(gland)의 바닥에 위치하는 파네트세포(paneth cell)를 볼 수 있는 장기는?

1) 위
2) 식도
3) 큰창자
4) 작은창자
5) 막창자꼬리(충수)

파네트세포는 소장 장샘(리베르킨샘움 : crypts of Lieberk hn)의 바닥 부분에 위치한다.

답 4)

67 상피세포 표면의 특수화로 이루어진 부동섬모(stereocilia)가 존재하는 부위는?

1) 난소
2) 작은창자
3) 큰창자
4) 부고환
5) 기관지

부동섬모는 섬모라는 명칭이 붙었지만 섬모는 아니며 매우 긴 미세융모로서 부고환과 속귀 달팽이의 털 감각세포에서만 존재한다.

답 4)

68 부동섬모(stereocilia)에 대한 설명으로 옳은 것은?

1) 운동성이 있다.
2) 미세융모는 아니다.
3) 흡수 표면적을 증가시킨다.
4) 모든 상피세포에 존재한다.
5) 물질의 이동과 관련이 있다.

부동섬모는 운동성이 없으며 기능은 흡수 표면적을 증가(부고환)시키거나 소리를 전기신호로 변형(내이) 시킴

답 3)

69 상피의 가쪽면에서 틈새이음(gap junction)을 이루고 있는 막통과 단백질은?

1) 클라우딘(claudin)
2) 코넥손(connexon)
3) E−카데린(E−cadherin)
4) 액틴미세섬유(actin filament)
5) 중간미세섬유(intermediated filament)

틈새이음은 인접세포 사이에 다양한 물질이 통과할 수 있게 하여 세포 사이의 교통을 매개하며, 코넥신(connexin)이라는 원통 모양의 막통과 단백질 6개가 치밀하게 배열하여 이루어진 코넥손(connexon : 6 connexins, hexagonal structure)이라는 통로구조이다.

답 2)

70 중간미세섬유(intermediated filament)가 세포 안쪽으로 부착되어 세포골격을 이루고 있는 가쪽 이음부위는?

1) 틈새이음(gap junction)
2) 부착띠(zonulae adherens)
3) 반결합체(hemidesmosome)
4) 폐쇄띠(zonulae occludens)
5) 부착반점(macula adherens)

부착띠-액틴미세섬유
반결합체-중간미세섬유이지만 바닥쪽 이음부위이다.

답 5)

71 장액샘이며 샘분비샘의 가장 대표적 샘조직은?

1) 술잔세포
2) 귀밑샘(parotid gland)
3) 기름샘(sebaceous gland)
4) 혀밑샘(sublingual gland)
5) 턱밑샘(submandibular gland)

귀밑샘은 외분비샘으로 분비물의 화학적 성상에 의한 분류로서 장액샘에 속하며 샘분비샘이다.

답 2)

결합조직

72 인체의 형태를 만들고 유지시켜주며 조직이나 기관 사이를 연결해주는 것은?

1) 상피조직
2) 결합조직
3) 신경조직
4) 근육조직
5) 림프조직

결합조직은 생체의 통합된 기능을 유지하도록 상피조직, 근육조직, 그리고 신경조직과 연속된 결합체를 형성하고 있다.

답 2)

73 결합조직 섬유 중 육아조직이나 반흔조직의 형성에 관계하는 것은?

1) 섬유소
2) 탄력섬유
3) 그물섬유
4) 호은성 섬유
5) 아교섬유

아교섬유는 아교질이라고 하는 섬유성 단백질로 구성되고, 인체에서 가장 풍부한 단백질로서 결합조직에 가장 많이 분포된다. 상처가 치유될 때 섬유모세포의 증식과 아교질 섬유의 축적이 동반되어 나타난다.

답 5)

74 그물내피계에 속하는 조직은?

1) 폐
2) 뇌
3) 장
4) 골수
5) 횡문근

뼈속질, 말초혈액 및 세포 내 섭취기능이 발달한 조직(간, 뼈속질, 림프절, 폐포상피, 피하조직, 지라 등)에 걸치는 단핵구계에 의해 형성되는 계(系). 뼈속질줄기세포, 단핵구모세포(monoblast)에서 유래하는 단핵구가 혈관 외에 유주하여, 이들의 조직에 부착하고 비대화, 특징화한 큰포식세포가 되어 병원체나 염증산물의 탐식, 다형핵 백혈구의 운동 등의 작용을 통해 생체를 방어하고 있다.

답 4)

75 결합조직 내에서 가장 많은 세포이며, 모든 세포외바탕질 형성에 관여하는 세포는?

1) 백혈구
2) 지방세포
3) 비만세포
4) 큰포식세포
5) 섬유모세포

섬유모세포는 결합조직의 세포외바탕질을 합성하는데, 미분화중간엽세포에서 기원한 세포로 아교섬유와 그물섬유, 탄력섬유를 만드는 기본물질, 즉 전단계물질을 생합성, 분비하며 각종 바탕질 성분을 생산한다.

답 5)

76 결합조직의 고정형세포 중 탐식기능을 가진 세포는?

1) 림프구
2) 비만세포
3) 형질세포
4) 큰포식세포
5) 혈관주위세포

큰포식세포는 뼈속질에서 분화된 단핵구에서 기원하며, 활동성이 없는 고정큰포식세포(조직구)도 있지만 염증과 같은 자극을 받으면 세포질 돌기가 없어지고, 구형 또는 타원형으로 변해서 활발히 움직이는 자유큰포식세포로 된다.

답 4)

77 피부의 표피에 존재하며 포식작용을 하는 세포는?

1) 혈관주위세포(pericyte)
2) 먼지세포(Dust cell)
3) 쿠퍼세포(Kupffer cell)
4) 미세아교세포(Microglia cell)
5) 랑게르한스세포(Langerhans cell)

표피속포식세포(Lanerhans cell)는 피부의 표피에 존재하는 수지상세포(dendrite cell)이며, 폐포큰포식세포(먼지세포, dust cell)는 폐, 별큰포식세포(쿠퍼세포, Kupffer cell)는 간, 미세아교세포(microglia cell)는 중추신경계에 존재하는 포식세포이다.

답 5)

78 아교섬유를 가장 다량으로 함유하고 있는 조직은?

1) 간
2) 폐
3) 흉막
4) 인대
5) 후두덮개

아교섬유는 총 중량의 30%를 차지하며, 힘줄과 인대, 연골, 뼈, 각막 등에서 바탕질의 주된 구성요소이다.

답 4)

79 단핵포식세포계통에 포함되는 것은?

1) 내피세포
2) 그물세포
3) 섬유모세포
4) 미세아교세포
5) 혈관주위세포

단핵포식세포계통에는 미세아교세포 외에 단핵구, 큰포식세포, 뼈파괴세포, 별큰포식세포, 먼지세포, 미세아교세포, 표피속포식세포(수지상세포의 일종) 등이 있다.

답 4)

80 조직이 손상되거나 창상 치유 시 관여하는 세포 성분은?

1) 형질세포
2) 지방세포
3) 비만세포
4) 큰포식세포
5) 섬유모세포

염증 또는 상처 치유와 같은 특수한 상태에 놓이게 되면 섬유모세포는 빠르게 증식하며, 활발한 대사활동을 수행한다.

답 5)

81 헤파린 생산과 관계있는 것은?

1) 림프구
2) 비만세포
3) 형질세포
4) 호산성 백혈구
5) 큰포식세포

비만세포의 세포내 과립에 존재하는 일차 매개체로 헤파린, 히스타민, 콘드로이틴황산염, 중성 단백분해효소, 아릴설파테이즈, 호산성 백혈구화학주성인자, 그리고 호중성 백혈구화학주성인자가 있으며, 막에 존재하는 아라키돈산에 의해 합성되는 이차매개체로 류코트리엔, 스롬복산, 그리고 프로스타글란딘이 있다.

답 2)

82 성긴결합조직에서 가장 많은 세포성분은?

1) 비만세포　2) 지방세포
3) 형질세포　4) 섬유모세포
5) 큰포식세포

성긴결합조직은 고유결합조직의 주성분으로 구성되며 가장 널리 분포되어 있는 조직이다. 성긴결합조직 내 가장 많은 세포는 섬유모세포(fibroblast)이며 그 외 큰포식세포(macrophage), 지방세포(adipose tissue), 비만세포(mast cell), 미분화세포들(undifferentiated cells)이다.

답 4)

83 지방세포는 어느 세포에서 기원하는가?

1) 내배엽(endoderm)
2) 외배엽(ectoderm)
3) 중간엽(mesenchyme)
4) 림프구(lymphocyte)
5) 뼈속질(bone marrow)

지방세포는 미분화된 섬유모세포 유사 간엽세포에서 유래하며 완전히 분화된 세포로 더 이상 세포분열을 하지 않는다.

답 3)

84 결합조직의 섬유성분으로만 이루어진 것은?

1) 아교섬유–신경섬유–근섬유
2) 그물섬유–근섬유–탄력섬유
3) 신경섬유–아교섬유–그물섬유
4) 탄력섬유–아교섬유–그물섬유
5) 탄력섬유–아교섬유–신경섬유

결합조직을 구성성분인 섬유는 세포외바탕질에 존재하며 장력과 탄성력을 제공한다. 섬유의 종류로는 아교섬유, 탄력섬유, 그리고 그물섬유가 있다.

답 4)

85 결합조직 내 고정형세포에 속하는 것은?

1) 단구　2) 림프구
3) 형질세포　4) 지방세포
5) 호염기성 백혈구

고정형 세포는 섬유모세포, 지방세포, 혈관주위세포, 비만세포이며, 이주형 세포는 형질세포, 림프구, 호중구, 호산구, 호염기구, 단구이다. 큰포식세포는 종류에 따라 고정형과 이주형 세포 모두에 포함된다.

답 4)

86 탄력섬유가 가장 많이 분포되어 있는 곳은?

1) 간　2) 삭은창사
3) 이자　4) 림프절
5) 동맥혈관

탄력섬유는 결합조직의 세포외바탕질에서 발견되는 엘라스틴 단백질의 다발로 이루어져 있으며 섬유모세포와 혈관의 민무늬근육에서 생성된다. 탄력섬유가 많이 분포되어 있는 조직은 피부, 폐, 정맥과동맥, 고유결합조직 등이다.

답 5)

87 **그물내피계의 단핵구성 탐식세포와 조직의 연결이 옳은 것은?**

1) 단구–뼈
2) 쿠퍼세포–간
3) 먼지세포–신경
4) 미세아교세포–피부
5) 뼈파괴세포–폐

■ ■ ■

단핵구성 탐식세포(큰포식세포, 단구, 수지상세포)는 조직에 따라 명칭을 달리한다. 간에 존재할 때는 쿠퍼세포(별큰포식세포), 폐는 폐포큰포식세포(먼지세포), 피부의 표피에는 랑게르한스세포, 혈액에서는 단구, 뼈는 뼈파괴세포, 뇌는 미세아교세포, 결합조직에 존재할 때는 조직구로 불린다.

답 2)

88 **형질세포(plasma cell)의 핵 관찰 시 시계판 모양(clockface)이나 수레바퀴 살 모양(spoked nucleus)으로 보이는 것은 어떤 세포내 기관 때문인가?**

1) 핵소체(nucleolus)
2) 염색체(Chromosome)
3) 성긴염색질(euchromatin)
4) 염색질중심체(chromocenter)
5) 뭉친염색질(heterochromatin)

■ ■ ■

형질세포는 항원과 접촉한 B 림프구로부터 분화되며 항체인 면역글로불린을 생성하고 분비한다. 만성 염증 시나 미생물이 조직 내에 침투되어 있는 부위에 많이 존재하며 구형의 핵은 세포질의 한 쪽으로 편재되어 있으며, 핵의 중심에서 방사상으로 짙게 염색되는 이질염색질을 가지고 있어 광학현미경에서 특징적인 시계판 모양(clock face nucleus)이나 수레바퀴살 모양(spoked or wheel nucleus)으로 관찰된다.

답 5)

89 **비만세포에 의해 분비되는 히스타민(histamin)의 작용은?**

1) 혈관 확장
2) 보체활성화
3) 혈소판 응집
4) 민무늬 근육의 확장
5) 염증 장소로 백혈구를 유인

■ ■ ■

비만세포의 세포질 속에 함유되어 있는 과립에는 히스타민, 헤파린, 콘드로이틴황산염 등이 존재하며, 그중 히스타민은 알레르기 반응이나 염증에 관여하는 화학물질로 면역계 세포에서 항원항체 반응으로 유리되어 기관지 수축(알레르기성 천식), 모세혈관 확장, 투과성 증대(콧물이나 부종) 등을 일으킨다.

답 1)

90 **고유결합조직(proper connective tissue)에 속하는 것은?**

1) 뼈조직
2) 적혈구
3) 백혈구
4) 지방조직
5) 연골조직

■ ■ ■

고유결합은 성숙한 결합조직으로 인체에서 가장 널리 분포하며, 성긴결합조직, 치밀결합조직, 그물조직, 지방조직이 이에 속한다.

답 4)

91 일부 형질세포(plasma cell)의 세포질 내에 균질성의 호산성 물질로 보이는 소체는?

1) 바소체(Barr body)
2) 치밀소체(dense body)
3) 러셀소체(Russell body)
4) 네그리소체(Negri body)
5) 구아니리소체(Guarnieri body)

■ ■ ■
형질세포의 일부에서 세포질 내에 균질성의 호산성 물질인 럿셀소체(Russell's body)가 발견되는데, 이것은 세포의 퇴행성 변화의 한 징조이며 사람의 구개편도(palatine tonsil)에서 자주 관찰된다.

답 3)

92 핵이 중앙에 위치하고 있는 세포는?

1) 림프구　2) 조직구
3) 원주세포　4) 형질세포
5) 술잔세포

■ ■ ■
원주세포는 극성으로 인해 세포의 핵이 아래쪽에 위치하고 있다.

답 1)

93 죽은 세포의 잔해나 이물질을 세포 안으로 끌어들여 분해하는 세포는?

1) 힘줄세포　2) 비만세포
3) 쿠퍼세포　4) 형질세포
5) 섬유모세포

■ ■ ■
큰포식세포는 결합조직 중에 존재하며 죽은 세포의 잔해나 이물질을 세포 안으로 끌어들여 분해하는 포식작용을 한다. 말초혈액 중의 단구가 조직으로 들어와 생성된 세포로 생각되며, 조직 중에 큰포식세포를 조직구, 간의 쿠퍼세포, 폐의 폐포큰포식세포, 지라나 림프조직의 큰포식세포 등과 기원이 같다. 이 세포의 특징적인 세포소기관은 용해소체이다.

답 3)

연골조직

94 연골내 뼈형성의 주형이 되는 연골은?

1) 갯솜뼈　2) 치밀뼈
3) 유리연골　4) 탄력연골
5) 섬유연골

■ ■ ■
유리연골은 배아 발생기 동안 연골내 뼈 형성에서 주형 역할을 하며 성장하고 있는 뼈의 뼈끝판(epiphyseal plate)을 구성한다.

답 3)

95 섬유연골에서 많이 포함되는 것은?

1) 아교섬유　2) 탄력섬유
3) 그물섬유　4) 투사섬유
5) 맞교차섬유

■ ■ ■
섬유연골의 바탕질은 제1형 아교질이 주성분이다.

답 1)

96 탄력연골로 분류되는 조직은?

1) 복장뼈
2) 관절원반
3) 귀인두관
4) 척추사이원반
5) 치골결합

■■■

탄력연골은 귓바퀴(pinna), 이개연골(auricular cartilage), 인두관(auditory tube), 후두덮개(epiglottis), 소각연골(corniculate cartilage)에 존재한다.

답 3)

97 기관(trachea)을 구성하는 연골은?

1) 탄력연골
2) 갑상연골
3) 섬유연골
4) 유리연골
5) 그물연골

■■■

유리연골은 생체에서 가장 흔한 연골이며, 코와 후두, 복장뼈(흉골, sternum)와 관절하는 갈비뼈의 앞쪽 끝부분, 기관고리(tracheal ring)와 기관지, 운동관절(movable joint)의 관절면 등에 존재한다.

답 4)

98 연골의 바탕질을 생성하는 세포는?

1) 골파괴세포(osteoclast)
2) 연골막(perichondrium)
3) 연골모세포(chondroblast)
4) 중간엽세포(mesenchymal cell)
5) 연골발생세포(chondrogenic cell)

■■■

연골발생세포는 연골모세포(chondroblast)로 분화하고 세포들 주위의 바탕질을 분비하기 시작하여 자신이 분비한 바탕질에 갇히게 된다.

답 3)

99 연골모세포와 연골세포의 가장 큰 차이점은?

1) 위치
2) 염색성
3) 혈관분포
4) 세포의 수
5) 동형세포 무리의 형성

■■■

연골세포는 연골모세포가 자신이 분비한 바탕질(연골세포방)에 갇힌 세포이다. 연골세포는 연골세포방에 갇힌 후 분열하여 동형세포무리를 형성하는 세포이다.

답 5)

100 유리연골(hyaline cartilage)에 대한 설명으로 맞는 것은?

1) 연골막이 없다.
2) 제I형 아교질이 주성분이다.
3) 기관고리(tracheal ring), 기관지 등에 존재한다.
4) 신체에 압박이나 장력에 대한 저항력이 강하다.
5) 관절연골은 혈관이 존재하여 영양분을 공급받을 수 있다.

■■■

유리연골은 연골막이 존재하며 제II형 아교질이 주성분이다. 관절유리연골은 무혈관성이며, 영양분과 산소가 수화된 바탕질의 물을 통해 확산되어 공급되는 비효율적인 체계로 인해 연골의 두께는 제한된다. 섬유연골은 신체에 압박이나 장력에 대한 저항력이 강하여 몸을 지탱하는 척추원반(intervertebral disc), 치골결합(pubic symphysis), 관절원반(articular disc) 등에 존재한다.

답 3)

101 섬유연골(fibrous cartilage)에 대한 설명으로 맞는 것은?

1) 연골막이 존재한다.
2) 제II형 아교질이 주성분이다.
3) 생체에서 가장 흔한 연골이다.
4) 동형세포무리가 일렬로 배열한다.
5) 귓바퀴, 후두덮개(epiglottis)에 존재한다.

섬유연골은 유리연골이나 탄력연골과는 달리 연골막이 없으며 바탕질은 제1형 아교질을 함유하고 있다. 섬유연골의 광학현미경적 특징은 동형세포무리가 일렬로 배열하는 것이며, 척추원반, 두덩뼈결합 등에 존재한다. 생체에서 가장 흔한 연골은 유리연골이다.

답 4)

102 연골과 관계있는 것은?

1) 해면질
2) 치밀질
3) 하버스관
4) 볼크만관
5) 동형세포무리

연골세포로 성장하였을 경우 연골세포방에서 유사분열이 일어나면 동형세포무리를 형성한다. 볼크만관, 치밀질, 해면질, 하버스관은 뼈의 구조이다.

답 5)

뼈조직

103 막내뼈되기(막내골화)에 의해서 형성된 뼈는?

1) 노뼈
2) 자뼈
3) 이마뼈
4) 위팔뼈
5) 넙다리뼈

뼈의 형성은 두 가지 방식으로 발생하는데, 중간엽조직에서 발생하는 막내뼈되기(intramembranous bone formation)와 이미 형성된 유리연골에서 뼈로 치환되는 연골내뼈되기(endochondral bone formation) 방식이 있다. 대부분 납작뼈는 막내뼈되기에 의하여 생성된 것이다.

답 3)

104 뼈의 내부구조에서 신경과 혈관이 지나가는 통로로 뼈의 길이를 따라 뚫린 관의 이름은?

1) 뼈막
2) 중심관
3) 목동맥관
4) 폴크만관
5) 뼈세포방

치밀뼈의 뼈단위 구조는 중심관(haversian canal)으로 알려진 혈관 공간 주위를 동심원상으로 배열된 층판들로 구성된다.

답 2)

105 해면뼈(cancellous or spongy bone)와 비교하여 치밀뼈(compact bone)의 구조적인 특징은?

1) 혈관이 없다.
2) 뼈속질공간에서 직접 확산에 의해 영양을 공급한다.
3) 뼈가시라고 하는 뼈돌기들로 이루어져 있다.
4) 뼈속질공간(marrow cavity)을 덮고 있는 구멍이 많은 뼈이다.
5) 얇은 뼈의 층들인 4개의 층판구조(lamella system)로 구성된다.

▪▪▪

치밀뼈는 모든 뼈의 바깥쪽 표면을 형성하고 있으며 해면뼈의 바깥쪽은 항상 치밀뼈로 덮여 있다. 치밀뼈는 얇은 뼈의 층들인 층판(lamella)으로 구성되며, 층판은 긴뼈의 뼈몸통에서 잘 관찰할 수 있는데, 4개의 층판구조이다.

답 5)

106 뼈발생세포(osteoprogenitor cell)의 기원은?

1) 외배엽(ectoderm)
2) 연골모세포(chondroblast)
3) 조혈모세포(hematopoietuc stem cell)
4) 배아 중간엽세포(embryonic mesenchyme)
5) 과립백혈구-큰포식세포 발생세포(granulocyte-macrophageprogenitor cell, GM-CFU)

▪▪▪

뼈발생세포는 뼈막의 속세포층, 중심관(central canal, Haversian canal)의 안쪽면, 그리고 뼈속막(endosteum)에 위치하고 있다. 배아의 간엽세포에서 기원하는 세포들은 유사분열을 하며 뼈모세포로 분화할 수 있는 잠재능을 가지고 있다.

답 4)

107 뼈막(periosteum)의 구성성분은?

1) 단층구조
2) 혈관이 없다.
3) 성긴결합조직
4) 수산화인회석 결정
5) 관통섬유(Sharpey's fiber)

▪▪▪

뼈막은 뼈의 바깥면을 싸고 있는 두꺼운 치밀결합조직층으로서 속층, 중간층 및 바깥층으로 구별된다. 속층은 뼈발생층(osteogenic layer)이라고도 하며, 뼈모세포가 엉성하게 배열해 있고 혈관이 풍부한 층으로 관통섬유가 통과하고 있다. 중간층은 미분화성 뼈발생세포가 있는 부위이다. 그리고 바깥층은 불규칙하게 배열한 아교 및 탄력섬유로 된 두꺼운 섬유결합조직층으로서 섬유층(fibrous layer)이라고도 부르며, 그 속에 소수의 섬유모세포들이 존재하고 신경섬유와 혈관들도 많다. 수산화인회석 결정은 뼈의 무기질 성분이다.

답 5)

108 치밀뼈의 가장 많은 부분으로 100~500 um의 동심원상 구조이며, 장축을 따라 가는 결합선(cementingline)에 의해 경계되어 있는 구조는?

1) 뼈단위(osteon)
2) 뼈잔기둥(bone trabecular)
3) 사이질층판(interstitial lamella)
4) 속주위층판(inner circumferential lamella)
5) 바깥주위층판(outer circumferential lamella)

뼈단위는 치밀뼈에서 풍부하게 존재하며 뼈단위의 구조는 중심관을 중심으로 동심원상으로 배열된 층판들로 구성된다. 각각의 뼈단위는 장축을 따라 가는 결합선에 의해 경계된다.

답 1)

109 뼈세포 중 기원이 다른 세포는?

1) 뼈세포(osteocyte)
2) 뼈모세포(osteoblast)
3) 뼈파괴세포(osteoclast)
4) 뼈내층세포(bone lining cell)
5) 뼈발생세포(osteoprogenitor cell)

뼈세포 중 뼈발생세포, 뼈모세포, 뼈내층세포, 뼈세포는 배아의 간엽세포에서 유래하였으나, 뼈파괴세포는 과립백혈구-큰포식세포 발생세포로부터 유래한다.

답 3)

110 뼈파괴세포(osteoclast)의 형태학적 특징은?

1) 호염기성 세포질이다.
2) 뼈세포 중 가장 작다.
3) 뼈세포방(lacuna)이 존재한다.
4) 돌기가 없는 난원형 모양이다.
5) 6~50개 이상의 핵을 보유하고 있다.

뼈파괴세포는 6~50개의 핵을 보유하는 40 um의 큰 세포로, 매우 불규칙한 모양으로 세포질에 많은 돌기가 있다. 일반조직 표본에서 세포질은 호산성으로 보이며 세포질 내에는 많은 거품 모양의 공포가 존재한다.

답 5)

111 뼈바탕질의 무기질에 대한 설명은?

1) 건조체중의 약 35%임
2) 여러 종류의 당단백질이 존재
3) 성분은 주로 아교질(collagen)임
4) 수산화인회석 결정 형태로 존재
5) 주성분은 칼륨과 인임

뼈의 무기질은 건조 체중의 약 65% 정도이며, 성분의 대부분은 칼슘(calcium)과 인(phosphate)으로 구성되며, 칼슘과 인은 일차적으로 수산화인회석 결정(hydroxyapatite crystal) 형태로 존재하며 제1형 아교섬유의 주행 방향에 따라 배열된다. 뼈에서 무기질이 제거되면 원래의 모양은 유지되나 유연성이 커져서 고무처럼 꺾인다.

답 4)

112 치밀뼈(compact bone)에서 작은 물질들의 교환이 이루어지는 곳은?

1) 뼈세관(canaliculi)
2) 중심관(haversian canal)
3) 뼈속질공간(marrow cavity)
4) 관통섬유(perforating fiber)
5) 볼크만관(Volkmann's canal)

뼈세관은 뼈방에서 방사 모양으로 뻗어 있으며 뼈세포의 세포질돌기(cell process)가 놓여 있다. 이 돌기들은 이웃하는 뼈세포들의 돌기들과 접촉하여 틈새이음(gap junction)을 형성하는데, 틈새이음을 통해 이온들과 작은 분자들이 세포에서 세포 사이로 이동한다.

답 1)

113 뼈단위(osteon)에 대한 설명으로 옳은 것은?

1) 1개만 층판으로 구성
2) 중앙에 중심관이 존재
3) 뼈막의 바로 안쪽에 존재
4) 관통관은 존재하지 않음
5) 뼈가 재형성될 때 흡수되고 남아 있는 잔재물을 뼈단위라 함

뼈단위는 중앙에 중심관이 존재하여 중심관의 혈관으로부터 뼈세포에 영양분을 공급받는다.

답 2)

114 골수의 단핵구를 발생시키는 골수전구체인 과립백혈구-큰포식세포 발생세포로부터 유래한 다핵세포이며, 몸 안의 칼슘과 인의 장기적인 항상성을 책임지는 세포는?

1) 뼈방(lacunae)
2) 뼈세포(osteocytes)
3) 뼈모세포(osteoblasts)
4) 뼈파괴세포(osteoclasts)
5) 뼈발생세포(osteoprogenitor cells)

뼈파괴세포에 관한 설명으로 단핵구로부터 유래된 다핵세포이며 뼈의 흡수를 책임지며, 뼈의 형성, 재형성, 수선뿐만 아니라 몸 안의 칼슘과 인의 장기적인 항상성을 책임지게 된다.

답 4)

혈액

115 혈액은 무슨 조직에 속하는가?

1) 상피조직
2) 신경조직
3) 결합조직
4) 지방조직
5) 근육조직

혈액, 연골, 뼈조직은 특수결합조직이다.

답 3)

근육조직

116 내장과 혈관을 구성하는 근육은?

1) 심장근
2) 뼈대근(골격근)
3) 백색근과 적색근
4) 민무늬근(평활근)
5) 가로무늬근(횡문근)

민무늬근육은 독립적인 기관을 이루지 않고 피부의 진피와 체벽, 혈관, 내장 벽의 구성요소로 존재한다.

답 4)

117 뼈대근육 세포의 특징은?

1) 자동성이다.
2) 민무늬근이다.
3) 불수의근이다.
4) 사이원반이 존재한다.
5) 핵이 가장자리에 존재한다.

뼈대근육은 수의근이며, 가로무늬가 있고 근육섬유는 서로 연결됨 없이 독립적으로 존재한다. 세포의 형태는 원통형의 다핵성으로 세포질 가장자리에 위치하고 있다.

답 5)

118 심장근육세포의 특징에 해당하는 것은?

1) 수축성이 없다.
2) 맘대로근(수의근)이다.
3) 가로무늬(횡문)가 없다.
4) 사이원반에 의해 이웃세포와 부착된다.
5) 많은 핵이 세포의 가장자리에 존재한다.

심장근육세포는 독립적인 뼈대근육세포나 민무늬 근육세포와는 달리 세포들이 긴 사슬처럼 서로 연결되어 근육섬유를 이루고 있는데, 이는 세포와 세포사이를 연결해주는 이음복합체가 발달되어 있기 때문이다. 심장근육섬유에서 심장근육세포가 서로 연결되고 있는 부위를 사이원반(intercalated disc)이라 한다. 각 세포는 대부분 하나의 크고 타원형의 핵을 중앙에 가지고 있고, 근원섬유는 근미세섬유의 규칙적인 배열에 의해 가로무늬를 나타낸다.

답 4)

119 뼈대근육 섬유의 구조적 · 기능적 단위인 근육원섬유마디의 구조는 어디인가?

1) I~I
2) H~H
3) A~A
4) Z~Z
5) M~M

근원섬유구역의 두 연속되는 Z 원반과 Z 원반 사이의 길이 2.5 μm를 근원섬유마디(근섬유분절, sarcomere)라 한다.

답 4)

120 적색근육섬유의 특징에 해당하는 것은?

1) 섬유의 직경이 굵다.
2) 미오글로빈 함량 적다.
3) 풍부한 혈관을 공급한다.
4) 비교적 미토콘드리아가 적다.
5) 수축 속도가 빠르고 빨리 피로를 느낀다.

■ ■ ■

근육섬유는 세포 주위에 모세혈관이 높은 밀도로 존재하며, 이 근육의 에너지는 주로 산화적 인산화반응(oxidative phosphorylation)에 의해 얻어지므로, ATP 생산에 필요한 미토콘드리아가 많다. 혈관분포가 좋아 신선한 상태에서 붉은색을 나타내며 근형질 내에는 미토콘드리아가 풍부하며 시토크롬, ATPase 등도 많이 함유하고 있다, 운동신경섬유의 종말인 운동종말판(motor end plate)이 비교적 작고 단순한 형태로 연접을 형성하고 있다.

답 3)

121 유사분열이 일어나는 근육은?

1) 뼈대근육
2) 백색근육
3) 심장근육
4) 적색근육
5) 민무늬근육

■ ■ ■

민무늬근육은 외상이나 병변에 의하여 손상을 받을 경우 활발한 재생 능력을 보이는데, 일부는 유사분열에 의하여 그리고 상당 수는 근처의 미분화 중간엽세포로부터 분화해 나와 증식한다.

답 5)

122 뼈대근육을 구성하고 있는 근원섬유마디에서 미오신으로만 구성된 부위는?

1) I 띠
2) H 띠
3) 근육세사
4) 트로포닌
5) Z 원반(Z-line)

■ ■ ■

뼈대근육세포의 근원섬유마디를 구성하는 띠에서 A 띠는 액틴과 미오신이 포함되어 있는 띠이지만, A띠의 가운데를 통과하는 엷은 구역인 H 띠는 미오신만 존재하는 부위이다.

답 2)

123 미오글로빈, 미토콘드리아에서 기원된 효소, ATPase 등 활성도에 따라 분류하는 조직은?

1) 근육섬유
2) 그물섬유
3) 아교섬유
4) 탄력섬유
5) 액틴섬유

■ ■ ■

뼈대근육의 세포에는 많은 양의 미토콘드리아가 있으며, 조직화학적으로 미토콘드리아 내에 있는 효소인 ATPase, NADH-TR, 숙신산탈수소효소 등을 염색하면 골격근세포는 적색섬유, 백색섬유, 중간섬유의 세 유형으로 분류한다.

답 1)

124 뼈대근육섬유의 유형 중 풍부한 혈관공급을 받으며, 섬유직경은 상대적으로 작고, 산화효소가 풍부한 근육섬유는?

1) A형 근육섬유
2) 2형 근육섬유
3) 적색근육섬유
4) 백색근육섬유
5) 중간근육섬유

■ ■ ■

적색근육섬유는 주위에 모세혈관이 높은 밀도로 존재하며, 이 근육의 에너지는 주로 산화적 인산화반응(oxidative phosphorylation)에 의해 얻어지므로, ATP 생산에 필요한 미토콘드리아가 많다. 백색섬유에 비해 섬유의 직경이 작다.

답 3)

125 민무늬근육(smooth muscle)의 특징은?

1) 사이원반
2) 가로무늬가 보인다.
2) 내배엽에서 기원한다.
4) 대부분 내장기관을 구성하는 데 관여한다.
5) 수축기능 외 단백질 합성과는 관련이 없다.

민무늬근육은 중배엽의 미분화 중간엽세포에서 기원되며, 근육세포는 가로무늬가 없기 때문에 민무늬근육이라고 한다. 어떤 민무늬근육은 근육의 고유기능인 수축 외에도 단백질 합성에 관여하며 소화계통, 비뇨계통, 생식계통, 순환계통, 그리고 호흡계통의 여러 기관 등 대부분의 내장기관을 구성하는 데 관여하여 내장근이라고도 한다.

답 4)

126 민무늬근육(smooth muscle)에서 관찰되는 소체는?

1) 바소체
2) 치밀소체
3) 하살소체
4) 말피기소체
5) 가로무늬소체

민무늬근육의 중간미세섬유(intermediate filament)는 세포뼈대 단백질은 데스민(desmin)과 바이멘틴(vimentin)으로 구성되며, 근육세포의 길이로 그리고 비스듬히 다발을 이루면서 치밀소체의 사이를 연결하여 세포뼈대그물을 형성하고 있다.

답 2)

127 심장근세포에서 가장 많이 존재하는 세포내 소기관은?

1) 핵소체
2) 리보솜
3) 골지장치
4) 미토콘드리아
5) 무과립세포질그물

미토콘드리아는 뼈대근육세포보다 더 많고 크며, 심장근육세포 부피의 절반은 미토콘드리아로 채워져 있다. 이는 심장근육세포가 많은 양의 에너지를 소비하고 있음을 보여준다.

답 4)

128 근육섬유에 대한 설명으로 맞는 것은?

1) 근육섬유는 혈관이 존재하지 않는다.
2) 민무늬근은 가로무늬가 잘 나타난다.
3) 근육섬유에는 결합조직이 존재하지 않는다.
4) 근육섬유는 수축을 위해 특수화된 근육세포이다.
5) 모든 근섬유는 내배엽(endoderm)에서 기원한다.

모든 근육섬유는 중배엽의 중간엽세포에서 기원하며 수축운동이라고 하는 독특한 기능을 위하여 분화된 근육세포와 이들을 연결하는 결합조직으로 구성된다. 결합조직 속에는 대사물질의 운반을 위한 혈관과 수축조절에 관여하는 신경이 분포한다.

답 4)

129 가로무늬근(횡문근)에 대한 설명으로 옳은 것은?

1) 뼈대근육과 민무늬근육에 있다.
2) A−band의 길이는 수축 시 불변한다.
3) 근섬유 하나에 2개의 세포가 존재한다.
4) I band 및 H−band는 수축 시 불변한다.
5) myosin의 직경은 actin의 직경보다 작다.

가로무늬는 뼈대근육과 심장근육에 존재한다. 근육이 수축하면 I 띠는 점점 좁아지고 H 띠는 점차 사라지고, A 띠와 I 띠의 경계면이 서로 다가서기 때문에 Z 원반은 서로 가깝게 이동된다. A 띠의 너비는 변하지 않는다.

답 2)

130 근섬유의 구조에 있어서 Z-line은?

1) I band 사이에 있다.
2) I band와 H zone 사이에 있다.
3) A band와 I band 사이에 있다.
4) A band와 H zone 사이에 있다.
5) 액틴필라멘트와 미오신팔라멘트 사이에 있다.

Z 원반은 각 I band의 밝은 부분 가운데 나타나는 0.1 μm의 얇고 짙은 가는 선이다.

답 1)

131 뼈대근육의 근육원섬유(myofibrils)에 대한 설명 중 옳은 것은?

1) H band는 Z disk에 의해 양분된다.
2) A band는 Z disk에 의해 양분된다.
3) Z disk와 Z disk 사이가 근원섬유마디이다.
4) I band는 광학현미경에서 어둡게 보이는 부분이다.
5) A band가 밝게 보이는 이유는 가는 액틴미세섬유만 보이기 때문이다.

근원섬유 구역의 두 연속되는 Z 원반과 Z 원반 사이의 길이 2.5 μm를 근원섬유마디(근섬유분절, sarcomere)라 한다. 근원섬유에서 I band는 가는 액틴미세섬유만 보이기 때문에 밝게 보이며, A band는 두꺼운 미오신미세섬유와 액틴미세섬유가 중첩되므로 어둡게 보인다.

답 3)

132 근육섬유에 대한 설명으로 맞는 것은?

1) 적색섬유는 미오글로빈 함량이 적다.
2) 적색섬유는 미토콘드리아 함량이 적다.
3) 백색근육 섬유에는 ATPase가 많이 존재한다.
4) 백색섬유는 NADH-TR 염색에서 짙게 염색된다.
5) 적색섬유의 근육에너지는 산화적 인산화반응으로 얻는다.

적색근육섬유는 백색근육세포에 비하여 직경이 작고 가늘며, 세포 주위에 모세혈관이 잘 발달된다. 적색근육섬유에는 미오글로빈이 풍부하고 미토콘드리아, 산화효소가 풍부하나 ATPase는 약한 활성을 나타내며, 근육의 에너지는 산화적 인산화반응으로 얻는다.

답 5)

133 뼈대근과 민무늬근 조직을 모두 같이 볼 수 있는 장기는?

1) 위
2) 후두
3) 식도
4) 인두
5) 샘창자

식도의 근육층은 상부 1/3은 뼈대근육, 중간부위는 뼈대근육과 민무늬근육, 하부 1/3은 민무늬근육으로 이루어져 있다.

답 3)

134 뼈대 근육의 설명으로 맞는 것은?

1) 핵이 중앙 또는 가장자리에 있다.
2) 핵은 없지만 가로무늬(횡문)가 있다.
3) 핵이 중앙에 있고 가로무늬(횡문)가 있다.
4) 핵이 가장자리에 있고 가로무늬(횡문)는 없다.
5) 많은 핵이 가장자리에 있고 가로무늬(횡문)가 있다.

뼈대근육의 특징은 가로무늬가 존재하며 다핵성이다. 또한 핵은 세포의 가장자리에 있고 세포들은 서로 연결됨 없이 독립적으로 존재하는 수의적인 근육이다.

답 5)

135 세포가 분지와 문합하는 특징을 가지고 있고 핵이 세포의 중심에 위치하는 근육은?

1) 심장근
2) 내장근
3) 뼈대근(골격근)
4) 민무늬근(평활근)
5) 제대로근(불수의근)

답 1)

136 근육조직의 형태와 기능에 따른 분류가 바르게 연결된 것은?

1) 심장근육 – 맘대로근 – 가로무늬근
2) 뼈대근육 – 맘대로근 – 가로무늬근
3) 민무늬근 – 맘대로근 – 가로무늬근
4) 뼈대근육 – 제대로근 – 가로무늬근
5) 민무늬근 – 제대로근 – 가로무늬근

근육의 형태
1) 가로무늬 맘대로근 : 뼈대근육
2) 가로무늬 제대로근 : 심장근육
3) 가로무늬가 없는 제대로근 : 민무늬근

답 2)

137 근육세포질그물(sarcoplasmic reticulum)이 잘 발달되어 둘러싸고 있는 곳은?

1) 근육(muscle)
2) 근원섬유(myofibril)
3) 근육섬유(muscle fiber)
4) 근육미세섬유(myofilament)
5) 근육섬유다발(muscle fiber bundle)

근육세포질그물은 무과립세포질그물인 망상구조물이며 근육섬유(muscle fiber)를 구성하는 근원섬유 주위에 발달되어 있고 수축에 필요한 칼슘을 저장한다.

답 2)

신경조직

138 신경세포의 니슬소체(Nissle body)와 관련이 깊은 구조는?

1) 핵산
2) 용해소체
3) 미토콘드리아
4) 말이집
5) 과립세포질그물

▪▪▪

니슬소체는 신경세포체와 가지돌기에서 보이는 과립세포질그물과 리보솜으로 구성된다.

답 5)

139 중추신경계통에서 찌꺼기와 손상 받은 구조물을 제거하는 신경아교세포는?

1) 별아교세포
2) 말이집세포
3) 뇌실막세포
4) 미세아교세포
5) 희돌기아교세포

▪▪▪

중추신경아교세포 중 단핵구에서 유래된 많은 돌기가 있는 단핵성 탐식세포가 미세아교세포이다.

답 4)

140 말초신경계에 존재하는 신경아교세포는?

1) 별아세포
2) 말이집세포
3) 뇌실막세포
4) 미세아교세포
5) 희돌기아교세포

▪▪▪

중추신경계에 존재하는 신경아교세포는 별아교세포, 희소돌기아교세포, 미세아교세포, 뇌실막세포이며, 말초신경계에 존재하는 신경아교세포는 슈반세포(말이집세포)와 신경절아교세포이다.

답 2)

141 신경아교세포에서 기원이 다른 것은?

1) 별아교세포
2) 뇌실막세포
3) 신경집세포
4) 미세아교세포
5) 희돌기아교세포

▪▪▪

신경조직의 발생은 외배엽에서 기원된다. 하지만 탐식작용이 있는 미세아교세포는 단핵구에서 기원된다.

답 4)

142 신경세포에서 니슬소체에 대한 설명으로 맞는 것은?

1) 전자현미경상 골지체가 니슬소체로 보인다.
2) 손상 시 니슬소체는 핵 주변으로 이동한다.
3) 수상돌기에도 니슬소체가 존재하지 않는다.
4) 축삭에는 존재하지 않지만 축삭둔턱에는 존재한다.
5) 호반물질은 RNA와 단백질로 구성된 구조물이다.

▪▪▪

니슬소체는 RNA와 단백질로 구성된 과립형의 작은 구조물로 손상을 받은 초기에는 니슬소체가 핵 주변으로부터 세포체 주변으로 이동하고 나중에는 전부가 소실된다. 정상적으로 신경세포의 세포체와 수상돌기에는 니슬소체가 존재하지만, 축삭과 축삭둔턱에는 존재하지 않는다.

답 5)

143 혈관과 신경세포(neuron) 사이에 위치하여 신경섬유를 지지하고 신경조직과 혈액, 뇌척수액 사이에 일어나는 영양, gas 교환 등의 대사과정에 참여하는 세포는?

1) 별아교세포(astrocyte)
2) 미세아교세포(microglia)
3) 뇌실막세포(ependymal cell)
4) 신경절아교세포(satellite cell)
5) 희돌기아교세포(oligodendrocyte)

중추신경아교세포 중 별아교세포는 혈관과 신경세포 사이를 연결하여 신경섬유를 지지하고, 신경조직과 혈액, 뇌척수액 사이에 일어나는 영양, 가스교환 등의 대사과정에 참여한다.

답 1)

144 중추신경계에서 말이집(myelin)을 형성하는데 관여하는 세포는?

1) 별아교세포(astrocyte)
2) 신경초세포(Schwann cell)
3) 뇌실막세포(ependymal cell)
4) 신경절아교세포(satellite cell)
5) 희돌기아교세포(oligodendrocyte)

답 5)

145 중추신경계에서 수초를 생산하는 기능을 가진 세포는?

1) 별아교세포(astrocyte)
2) 위성세포(satellite cell)
3) 신경집세포(Schwann cell)
4) 뇌실막세포(ependymal cell)
5) 희돌기아교세포(oligodendrocyte)

중추신경계에서 수초를 생산하는 세포는 희돌기아교세포이며, 말초신경계에서 수초를 생산하는 세포는 슈반세포(말이집세포)이다.

답 5)

146 말초신경세포의 지지와 영양공급을 담당하는 세포는?

1) 별아교세포(astrocyte)
2) 미세아교세포(microglia)
3) 뇌실막세포(ependymal cell)
4) 희돌기아교세포(oligodendrocyte)
5) 신경절아교세포(위성 세포, satellite cell)

신경절아교세포는 말초신경계통의 신경세포를 세포체를 둘러싸고 있어 지지와 영양공급을 한다.

답 5)

147 신경의 축삭과 가지돌기 사이에 위치하여 전기적 또는 화학적 신호를 다른 세포로 전달하는 도구는?

1) 신경연접(synapse)
2) 별아교세포(astrocyte)
3) 미세아교세포(microglia)
4) 뇌실막세포(ependymal cell)
5) 희돌기아교세포(oligodendrocyte)

시냅스는 다른 신경세포에서 다른 신경세포로 신호를 전달하는 연결 지점이다. 신경세포가 신호를 각각의 표적세포로 전달하는 역할을 한다면 시냅스는 신경세포가 그러한 역할을 할 수 있도록 하는 도구이다.

답 1)

148 신경세포에서 니슬소체가 호염기성으로 뚜렷하게 나타나는 이유는?

1) 핵에 있는 DNA 때문이다.
2) 핵에 있는 RNA 때문이다.
3) 리보솜에 있는 DNA 때문이다.
4) 리보솜에 있는 RNA 때문이다.
5) 니슬소체가 염기성 물질이기 때문이다.

니슬소체를 구성하는 RNA 성분 때문에 염기성 아닐린 염료에 친화성이 있어 호염기성으로 염색된다.

답 4)

149 신경세포 손상에서 위치가 변하며 소실되는 특징을 가진 것은?

1) 수초
2) 수상돌기
3) 축삭돌기
4) 니슬소체
5) 신경원섬유

신경세포가 손상을 받을 때 핵 근체에 존재하는 니슬소체는 세포질 바깥 부분 쪽으로 이동한 후 소실되는 특징이 있다.

답 4)

150 신경아교세포(neuroglial cell)에서 섬모를 가지는 세포는?

1) 별아교세포(astrocyte)
2) 미세아교세포(microglia)
3) 슈반세포(Schwann cell)
4) 뇌실막세포(ependymal cell)
5) 희돌기아교세포(oligodendrocyte)

뇌실막세포는 뇌와 척수의 내강(cavity)을 덮고 있으며 이 내강을 채워주는 뇌척수액(cerebrospinal fluid, CSF)과 닿아 있다. 대부분의 뇌실막세포의 표면에는 수많은 미세융모(microvilli)가 있으며, 대부분의 경우 움직일 수 있는 섬모(cilia)가 하나 이상 있어 뇌척수액(CSF)을 움직이게 한다.

답 4)

151 말이집 형성에서 희돌기아교세포와 유사한 기능을 하는 말초신경계 신경아교세포는?

1) 별아교세포
2) 뇌실막세포
3) 말이집세포
4) 미세아교세포
5) 신경절아교세포

■ ■ ■

희소돌기아교세포의 기능은 중추신경계통의 축삭에서, 절연체 기능을 하는 말이집(myelin)의 형성과 유지를 담당하며 말초신경계통의 말이집세포와 유사한 기능을 한다. 희돌기아교세포는 여러 개의 축삭을 둘러싸지만, 하나의 말이집세포는 하나의 축삭만 둘러싼다.

답 3)

152 중추 신경계통이 손상되었을 경우 증식하여 흉터조직(scar tissue)을 형성하며, 신경세포의 이온 및 화학적 환경을 조절하는 신경아교세포는?

1) 별아교세포
2) 뇌실막세포
3) 미세아교세포
4) 신경절아교세포
5) 희돌기아교세포

■ ■ ■

중추신경계통의 주변부에 위치하는 별아교세포는 혈관을 덮는 연속적인 층을 형성하고 혈액과 중추신경조직 사이의 대사물질 교환, 항생제, 화학물질, 박테리아 독소 등의 물질이 혈관으로부터 뇌조직으로 들어가는 것을 막는 혈액-뇌장벽을 유지하는 것을 돕는다. 별아교세포는 중추신경계통이 손상되었을 경우 증식하여 흉터조직을 형성하는 재생과정에도 관여하며 신경세포의 이온 및 화학적 환경의 조절에 참여한다.

답 1)

순환기계

153 한 층의 내피세포로 되어 있는 관은?

1) 동맥
2) 정맥
3) 세동맥
4) 세정맥
5) 모세혈관

■ ■ ■

모세혈관은 혈관의 종말가지로 내피세포만으로 이루어진 직경이 4~10 μm의 매우 가는 혈관으로 모세혈관앞세동맥과 모세혈관뒤세정맥을 연결하고 있으며 매우 복잡한 그물구조를 이루고 있다.

답 5)

154 민창모세혈관과 창모세혈관의 가장 큰 차이점은?

1) 창의 유무
2) 내강의 크기
3) 바닥판 두께
4) 혈관벽의 두께
5) 혈관주위세포의 유무

■ ■ ■

모세혈관은 내피의 연속성과 굵기와 같은 전자현미경적 특징에 따라
연속모세혈관(continuous capillaries; 민창모세혈관, non-fenestrated capillaries), 창모세혈관(fenestrated capillaries), 불연속모세혈관(discontinuous capillaries; 굴모세혈관, sinusoid)으로 나뉜다.

답 1)

155 혈관과 림프관 내면을 구성하는 상피는?

1) 단층원주상피
2) 단층입방상피
3) 중층편평상피
4) 단층편평상피
5) 거짓중층섬모원주상피

■■■
혈관속막은 내피세포(단층편평상피)와 성긴결합조직인 내피밑층, 아주 약간의 민무늬근육으로 구성된다. 동맥과 큰 정맥의 속막에는 뚜렷한 경계선인 속탄력판(internal elastic lamina, 속탄력막 internal elastic membrane)이 존재하며, 탄력판에는 구멍이 있어 혈액 내의 물질이 혈관벽의 바깥쪽까지 확산될 수 있다.

답 4)

156 심장바깥막을 덮고 있는 상피 종류는?

1) 이행상피
2) 단층편평상피
3) 단층입방상피
4) 중층편평상피
5) 단층원주상피

■■■
심장바깥막은 단층편평(중피, mesothelium)와 이를 지지해주고, 혈관과 신경을 포함하는 성긴결합조직층으로 구성된다. 심장바깥막은 심장을 싸고 있는 심장막(pericardium) 중 내장쪽층 심장막(visceral layer of pericardium)에 해당된다.

답 2)

면역계와 림프기관

157 가슴샘에서 볼 수 있는 구조물은?

1) 니슬소체
2) 핫살소체
3) 러셀소체
4) 헤링소체
5) 말피기소체

■■■
가슴샘 속질에서 가장 특징적인 구조인 가슴샘소체(하살소체, thymic corpuscle, Hassalls corpuscle)는 동심원적으로 배열되어 있는 납작한 상피그물세포로 구성되며, 이 세포들은 퇴행되어 세포질이 각질화될 수 있으며, 석회화되기도 한다.

답 2)

158 림프절의 기능으로 적절한 것은?

1) 림프여과
2) 물질운반
3) 적혈구 여과
4) B 림프구 파괴
5) T 림프구 성숙

■■■
림프절은 림프관을 따라 몸 전체에 분포하고 있지만, 겨드랑이(axilla), 샅(groin) 부위, 목의 큰 혈관 주위, 흉부, 복부, 특히 창자간막(mesentery)에 많이 존재하며, 림프를 여과하는 역할을 한다.

답 1)

159 지라의 기능은?

1) 혈액응고 2) 혈관확장
3) 물질운반 4) 외분비샘의 역할
5) 노후된 적혈구 파괴

지라(spleen)는 몸에서 가장 큰 림프기관으로 주된 기능은 순환으로부터 오는 노화되어 수명이 다하거나 손상된 적혈구와 입자들을 제거하며, 혈액을 통해 전달되는 미생물 같은 항원에 대한 적응면역반응을 개시하므로 혈액매개병원체(blood-bornepathogen)에 대한 면역반응을 조절하는 기관이다.

답 5)

160 지라의 동맥주위림프구집 부위에서 분포하는 세포들은?

1) B 림프구 2) T 림프구
3) 형질세포 4) 기억세포
5) 큰포식세포

백색속질은 치밀하게 채워진 림프구들의 수많은 집단으로 구성되며, 그 기능은 혈액을 통해 전달되는 항원에 대한 적응면역반응을 증진시키는 것이다. 조직학적 구조는 백색속질 속으로 뻗어 있는 중심동맥(central artery)이 더 작은 어러 가지인 세동맥으로 나누어지며, 가장자리굴을 싸고 있는 가장자리구역(marginal zone)으로 들어간다. 세동맥 주위는 주로 T 림프구들이 테두리로 둘러싸여 있는 세동맥주위림프집(periarteriolar lymphoid sheath, PALS)을 형성한다.

답 2)

소화기계

161 소화관을 구성하는 4층에서 가장 바깥쪽에 위치하고 있는 층은?

1) 점막 2) 장막
3) 근육층 4) 창자간막
5) 점막밑조직

소화관은 네 개의 조직층(4 layer tunica)으로 구성되며, 이 층들은 자율신경(교감 및 부교감 신경)과 감각신경섬유에 의해 조절된다. 소화관은 점막(mucosa), 점막밑조직(submucosa), 근육층(muscularis externa), 장막(또는 바깥막, serosa or adventitia)으로 구성된다.

답 2)

162 고유식도샘이 존재하는 부위는?

1) 점막층 2) 근육층
3) 장막층 4) 점막밑층
5) 점막근육판

점막밑층(submucosa)의 조직학적 특성은 치밀불규칙결합조직이며 잘 발달된 탄력섬유로 구성된다는 것이다. 식도벽이 유연성을 갖는 이유는 두터운 아교섬유와 탄력섬유로 구성되기 때문이다. 점막밑층에는 고유식도샘(esophageal gland proper)이 존재하여 점막층을 윤활하게 하고 보호하는 기능을 하며, 큰 혈관과 림프관, 부교감신경절을 포함하고 있다.

답 4)

163 작은창자의 점막에 있는 세포는?

1) 벽세포
2) 으뜸세포
3) 목점액세포
4) 파네트세포
5) 퍼진신경내분비세포

■■■
파네트세포(paneth cells)는 피라미드 모양(pyramidal shape)의 세포로, 창자샘움(intestinal crypts)의 바닥 부위에 위치하며, 세포질 내에 분비과립(secretory granule)을 가지는 외분비장액세포(exocrine serous secretary cells)이다.

답 4)

164 술잔세포가 가장 많이 출현하는 소화관은?

1) 위
2) 식도
3) 샘창자
4) 돌창자
5) 잘록창자

■■■
술잔세포의 수는 샘창자에서 가장 적고 돌창자 쪽으로 갈수록 그 수가 증가하고, 잘록창자에서 가장 많이 관찰된다.

답 5)

165 인체 위장벽을 층별로 안쪽부터 나열한 것은?

1) 장막 – 점막밑층 – 점막 – 근층
2) 장막 – 근층 – 점막밑층 – 점막
3) 점막 – 장막 – 근층 – 점막밑층
4) 점막 – 점막밑층 – 근층 – 장막
5) 점막 – 근층 – 장막 – 점막밑층

■■■
157번 참고

답 4)

166 으뜸세포, 벽세포, 목점액세포, 퍼진신경 내분비세포를 볼 수 있는 장기는?

1) 위
2) 간
3) 식도
4) 큰창자
5) 작은창자

■■■
위바닥샘의 단층원주상피는 여섯 종류의 세포로 구성되는데, 표면상피세포(surface lining cell), 목점액 세포(mucous neck cell), 벽세포(parietal or oxyntic cell), 재생세포(stem or regenerative cell), 으뜸세포(chief or zymogenic cell), 창자내분비세포(enteroendocrine cell; 퍼진신경내분비계통 diffuse neuroendocrine system, DNES) 등이다.

답 1)

167 소화산물의 흡수를 효과적으로 하기 위해 창자 융모와 돌림주름이 잘 발달한 부위는?

1) 식도
2) 빈창자
3) 돌창자
4) 샘창자
5) 잘록창자

■■■
돌림주름들은 빈창자까지는 높고 규칙적으로 이루어져 있는 데 비하여 돌창자의 아래부위로 내려갈수록 점차 낮아지고 불규칙하게 이루어져 있다.

답 2)

168 상피층에 존재하는 단세포샘으로 점액을 분비하는 세포는?

1) 큰포식세포
2) 비만세포
3) 형질세포
4) 술잔세포
5) 파네트세포

술잔세포(goblet cells)는 단세포샘으로 바닥부쪽이 좁은 긴 술잔모양으로 그 꼭대기면에는 작은 미세융모가 성글게 나 있고 꼭대기면 쪽의 넓은 세포질에는 다양한 둥근 점액과립(mucous granules)이 모여 있다.

답 4)

169 샘창자샘(부르너샘)이 존재하는 곳은?

1) 점막층
2) 장막층
3) 점막밑층
4) 점막고유판
5) 점막근육판

브루너샘은 샘창자의 점막밑층에 존재하는 복합대롱 꽈리샘으로 주요기능은 알칼리 성분이 풍부한 점액을 분비(mucus-rich alkaline secretion)하여 위(stomach)에서 소화된 산(acid)이 풍부한 유미즙(chyme)을 중화하는 데 도움을 준다.

답 3)

170 소화기관 중 파이어반(Peyer's patch)이 잘 발달된 곳은?

1) 샘창자
2) 빈창자
3) 돌창자
4) 곧창자
5) 잘록창자

파이어반(Peyer's patch)은 작은창자와 회장에서 관찰되는 림프절 집합체이며, 병원체-특이성 T 세포(pathogen-specific T cell)의 활성을 유도하는 가지세포(dendritic cell)를 가지고 있어 적응성 면역반응(adaptive immune response)을 유도할 수 있다.

답 3)

171 작은창자에서 세포 표면적을 증가시켜 수송과 흡수 기능을 담당하는 것은?

1) 섬모
2) 부착띠
3) 부착반
4) 미세융모
5) 틈새이음

작은창자의 미세융모(microvillus)는 1세포당 약 3천 개의 미세융모가 있고 세포의 자유표면적이 증가함에 따라 물질흡수의 능률을 상승시켜 체내 물질의 수송 및 흡수 기능을 담당한다. 1개의 미세융모에는 수~수십 개의 액틴섬유 다발이 포함되어 있고 미세융모의 형을 안정하게 보전함과 동시에 그 수축에 도움이 되어 물질 흡수의 효율을 높인다.

답 4)

172 작은창자에 속하는 것은?

1) 막창자
2) 돌창자
3) 곧창자
4) 잘록창자
5) 막창자꼬리

작은창자는 위와 큰창자 사이에 있는 길고 좁은 관으로 대부분의 음식을 소화, 흡수하는 부위로 샘창자, 빈창자, 돌창자의 세 부분으로 나눈다. 작은창자의 실제 길이는 큰창자의 3배이지만 큰창자보다 굵기가 작기 때문에 '작은창자'라 지칭한다. 작은창자는 장간막에 매달려 뱃속에서 구불구불 포개져 있다.

답 2)

173 간의 조직학적 구조와 관계없는 것은?

1) 중심정맥
2) 파네트세포
3) 굴모세혈관
4) 소엽간 결합조직
5) 별큰포식세포(쿠퍼세포)

파네트세포(Paneth cell)는 작은창자의 점막에 있는 세포. 오스트리아 출신의 19세기 생리학자 요제프 파네트가 1887년에 발견하였다. 장선의 저부에 에오진에 잘 염색되는 큰 과립을 가진 원주상의 세포이며, 샘 바닥에 존재하며 리소자임을 생산한다.

답 2)

174 식도표면을 덮고 있는 상피와 같은 형태를 가진 상피조직은?

1) 위
2) 폐포
3) 콩팥
4) 갑상샘
5) 바깥자궁목

중층편평상피는 표면세포가 핵을 보유하고 있으면 비각질중층편평상피(non-keratinized stratified squamous epithelium)라 하며, 입(oral cavity), 인두(pharynx), 식도(esophagus), 질(vagina), 바깥자궁목(exocervix), 각막의 상피 등 보통 표면이 젖어 있는 부위에서 볼 수 있다.

답 5)

175 소화와 연관된 전자현미경적 구조물로 옳은 것은?

1) cilia
2) microvilli
3) desmosome
4) brush border
5) intercellular bridge

작은창자에서 영양물을 흡수하는 면적을 넓히기 위해 만들어진 구조물로 광학현미경학적으로는 솔가장자리(brush border)라고 하지만, 전자현미경학적으로는 미세융모(microvilli)라고 부른다. microvilli와 cilia는 유사한 구조지만 cilia는 운동성을 가지고 있는 것이 특징이다.

답 2)

호흡기계

176 호흡기계통 중 호흡 부분에 해당되는 기관은?

1) 비강, 코인두, 후두
2) 종말세기관지, 세기관지
3) 호흡세기관지, 허파꽈리관, 허파꽈리
4) 세기관지 종말세기관지, 호흡세기관지
5) 기관, 허파꽈리관, 세기관지 종말세기관지

호흡기계통은 폐(lung)와 그 부속구조로 구성된다. 그 주요한 기능은 공기 속의 산소(O2)와 혈액(blood) 속의 이산화탄소(carbon dioxide, CO2)를 교환하는 것이며, 실제 산소와 이산화탄소의 교환은 폐 속의 폐포(alveolus)에서 이루어진다. 호흡부분은 실제로 공기 중의 산소와 혈액 내의 이산화탄소의 교환이 일어나는 곳으로 폐포나무(alveolar tree)를 말한다. 허파꽈리나무는 종말세기관지(terminalbron-chiole), 호흡세기관지(respiratory bronchiole), 허파꽈리관(alveolar duct), 허파꽈리방(atrium), 허파꽈리소낭(alveolar saccule), 허파꽈리(alveolus)로 다시 세분할 수 있다.

답 3)

177 정상적으로 기관지 점막을 구성하고 있는 상피의 명칭은?

1) 중층편평상피 2) 단층원주상피
3) 단층편평상피 4) 단층입방상피
5) 거짓중층섬모원주상피

호흡상피는 거짓중층원주상피이며, 세포성분은 표면에 섬모가 있는 섬모세포(ciliated cell), 아직 섬모는 없으나 기저소체(basal body)가 세포꼭대기에 있어 곧 섬모세포로 분화되는 과정에 있는 미성숙세포(immature cell), 표면에 섬모가 없고 미세융모(microvilli)만 있는 솔모양세포(brush cell, penicillate cell), 단세포샘이며 점액(mucin)을 분비하는 술잔세포(goblet cell), 세포의 표면쪽 끝이 자유 표면에 닿아 있지 않으며 위의 세포들의 전구세포가 되는 기저세포(basal cell), 일종의 신경내분비세포(neuroendocrine cell)인 작은과립세포(small granule cell, oat cell) 등으로 구성된다.

답 5)

178 허파조직에서 먼지세포(대식세포)가 위치하는 곳은?

1) 허파꽈리 2) 엽기관지
3) 분절기관지 4) 호흡세기관지
5) 종말세기관지

허파꽈리사이중격에서는 허파꽈리큰포식세포(alveolar macrophage, alveolar phagocyte, dust cell)가 흔히 관찰된다. 이 세포는 허파꽈리공간(alveolar lumen)에서도 발견되는 세포로, 세포질에 이질포식공포(heterophagic vacuole)가 있어 쉽게 구별되는 큰 포식세포계통(macrophage system)의 세포이다.

답 1)

비뇨기계

179 토리곁세포(juxtaglomerular cell)를 관찰할 수 있는 곳은?

1) 콩팥깔대기(신우) 2) 세관(세뇨관)
3) 수입세동맥벽 4) 토리(사구체)
5) 토리(사구체)주머니

토리곁세포(방사구체세포, 사구체세포, juxtaglomerular cell)는 콩팥의 토리수입세동맥 중막의 민무늬세포가 상피모양으로 특수화한 세포이며, 이 부위를 극침이라고 한다. 토리의 가장 가까이에 있어 세포질이 풍부하고 Bowie의 염색법으로 염색이 잘 되는 과립을 갖는다. 토리곁장치의 중심이고 여러 세포가 레닌을 함유하고 있다.

답 3)

180 각 콩팥에 수백만 개의 기능적 단위는?

1) 토리
2) 요관
3) 콩팥소체
4) 콩팥깔때기
5) 콩팥단위(신원)

콩팥단위는 소변을 만들어내는 콩팥의 구조와 기능의 기본 단위로, 토리(사구체)와 이를 싸고 있는 보우만주머니, 요세관으로 구성된다.

답 5)

181 콩팥(신장, kidney) 조직에서만 볼 수 있는 세포는?

1) 간질세포
2) 술잔세포
3) 문어발세포
4) 파네트세포
5) 세르톨리세포

문어발세포(다리세포, podocyte)는 신소체의 보우만주머니(사구체포)에 위치한 내엽세포로 사구체의 모세혈관에 달라 붙어 있는 많은 돌기, 즉 소족(小足)을 뻗고 있다. 인접하는 소족은 짝을 이루고 있지만 밀착되지 않아 이 간극에서 원뇨가 여과된다.

답 3)

182 레닌을 분비하는 세포는?

1) 으뜸세포
2) 부신 겉질
3) 토리곁세포
4) 뇨세관의 세포
5) 토리밖혈관사이세포

토리곁세포(방사구체세포, 사구체곁세포, juxtaglomerular cell)는 콩팥의 사구체수입세동맥 중막의 민무늬세포가 상피모양으로 특수화한 세포이며, 레닌(renin)분비하여 엔지오텐신(angiotensin) 알도스테론(aldosteron)계통을 활성화시킨다.

답 3)

183 콩팥겉질에서 볼 수 있는 것은?

1) 토리
2) 집합관
3) 콩팥유두
4) 콩팥술잔
5) 콩팥피라밋

콩팥단위를 구성하는 핵심 구조물로 소동맥에서 나온 모세혈관들이 털 뭉치처럼 얽혀 있는 기관으로 콩팥 겉질에 분포한다. 토리는 콩팥의 중요한 기능인 혈액의 여과 작용을 한다.

답 1)

184 솔모양가장자리가 가장 잘 발달된 요세관은?

1) 먼쪽세관
2) 집합세관
3) 토리쪽세관
4) 토리곁복합체
5) 콩팥세관고리(헨레고리)

■ ■ ■

토리쪽세관(근위세관, proximal tubule; 토리쪽곱슬세관, proximal convoluted tubule)의 형태는 먼쪽곱슬세관에 비해 보다 불규칙한 타원형이고, 내강도 불규칙한 별모양(star shape)인 경우가 많으며 외경(outer diameter)도 더 크다. 토리곱슬세관을 이루는 변연세포(limbic cell)는 표면에 미세융모(microvilli)로 구성된 솔모양가장자리(brush border)가 뚜렷하며, 핵과 핵 사이의 간격이 넓고, 세포 사이의 경계가 불명확하다.

답 3)

185 콩팥(신장)에서 치밀반은 어느 부분에 있는 것을 말하는가?

1) 집합관
2) 콩팥소체(사구체)
3) 콩팥세관고리(헨레고리)
4) 먼쪽세관(원위곡세뇨관)
5) 토리쪽세관(근위곡세뇨관)

■ ■ ■

콩팥세관고리의 하행각의 가는 마디는 속질 부위에서 고리를 형성하여 상행각의 굵은 마디로 이행한다. 이는 다시 토리 방향으로 되돌아가 사구체의 구심성 소동맥에 밀착되어 통과하는데 소동맥 벽에는 레닌이라는 호르몬을 분비하는 사구체에 인접세포가 있고 그 부위의 세뇨관 세포는 조직학적으로 변화된 치밀반을 형성하고 있다. 이 치밀반이 콩팥세관 고리의 종점이다.

답 4)

남성생식기계

186 고환에서 남성호르몬인 테스토스테론(testosterone)을 분비하는 세포는?

1) 정자세포
2) 버팀세포
3) 파네트세포
4) 세르톨리세포
5) 사이질(간질)세포

■ ■ ■

사이질(간질세포, interntitial cell)은 간세포, 사이세포라고도 하며, 정소, 난소 등의 간질에 존재하는 내분비기능을 갖춘 세포이다. 정소의 간질세포는 레이디세포(Leydig cell)라고도 하며, 정세관사이에 섬 모양으로 집합하여 존재하며, 사춘기 이후는 하수체 호르몬의 간질세포 자극호르몬의 자극으로 남성호르몬인 테스토스테론(testosterone)을 분비한다.

답 5)

187 세르톨리세포(Sertoli's cell)와 관계가 있는 것은?

1) 고환(testis)
2) 난소(ovary)
3) 자궁(uterus)
4) 정낭(seminal vesicle)
5) 전립샘(prostate gland)

■■■

정자 내벽의 세정관은 세르톨리 세포(Sertoli cell)에 의해서 지지되고 있는데, 세르톨리 세포는 정원세포의 자가 분열과 정자의 분화, 쓸모 없어진 잉여 정자들의 파괴를 담당한다. 또한, 정조세포에서 분열에 의해 정자가 형성되는데 대해서, Sertoli 세포는 정자형성을 위한 지지영양을 담당한다. Sertoli 세포끼리 긴밀하게 서로 연락해서 망상이 되어, 이른바 blood testicula barrier를 형성하고 있다.

답 1)

여성생식기

188 바깥자궁목 및 질의 점막을 피복하는 상피는?

1) 이행상피
2) 단층편평상피
3) 단층원주상피
4) 중층편평상피
5) 섬모원주상피

■■■

정상상태에서 바깥자궁목은 비각화성중층편평상피 세포로 구성되어 있고, 속자궁목은 단층원주상피 세포로 구성되어 있다. 자궁속막은 원주상피 세포와 간질세포로 구성되어 있다.

답 4)

189 여성생식기 중 바깥자궁목을 구성하고 있는 상피는?

1) 이행상피
2) 단층원주상피
3) 단층입방상피
4) 중층편평상피
5) 거짓중층섬모원주상피

■■■

정상상태에서 바깥자궁목은 비각화성중층편평상피세포로 구성되어 있고, 속자궁목은 단층원주상피세포로 구성되어 있다. 그리고 자궁속막은 원주상피세포와 간질세포로 구성되어 있다.

답 4)

피부조직

190 피부 표피층의 배열순서가 맞는 것은?

1) 각질층 – 과립층 – 바닥층 – 가시층
2) 과립층 – 각질층 – 가시층 – 바닥층
3) 각질층 – 과립층 – 가시층 – 바닥층
4) 과립층 – 각질층 – 바닥층 – 가시층
5) 각질층 – 가시층 – 과립층 – 바닥층

■■■

표피는 모두 다섯 층으로 구성되는데 층 사이의 구별은 현미경으로만 가능하다. 표피의 층은 바닥쪽에서부터 바닥층(basal layer), 가시층(spinous layer), 과립층(granular layer), 투명층(clear layer) 및 각질층(horny layer)으로 되어 있다.

답 3)

191 피부의 표피층에 존재하며 포식작용을 하는 세포는?

1) 먼지세포(dust cell)
2) 쿠퍼세포(Kupffer cell)
3) 혈관주위세포(pericyte)
4) 미세아교세포(microglia cell)
5) 랑게르한스세포(Langerhans cell)

■ ■ ■

랑게르한스세포(Langerhans cell)는 피부표피 전층에 걸쳐서 산재하는 수지상 세포(dendritic cell)로 감염(infection)과 염증(inflammation)에 대한 피부 반응을 조절하는 기능을 담당한다.

답 5)

192 세포의 분열이 일어나고 피부색을 결정하는 멜라닌 색소를 함유한 층은?

1) 각질층
2) 투명층
3) 과립층
4) 바닥층
5) 피부밑층

■ ■ ■

피부는 표피, 진피, 피하조직층 및 부속기관으로 구성되어 있는데, 이중 멜라닌 세포는 표피층 맨 밑의 바닥층 속에 존재하는 세포로 나뭇가지 모양으로 생겨서 수지상세포라고 한다.

답 4)

조직학

조직학 실기

01 H&E 염색에서 사진과 같은 부위는 어느 장기에서 볼 수 있나?

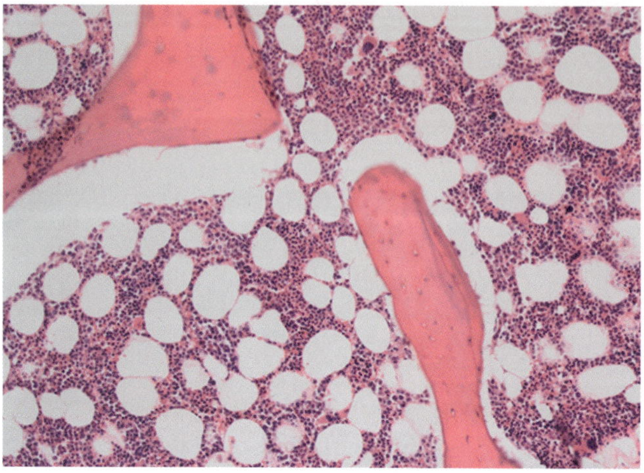

1) 간
2) 폐
3) 뼈속질
4) 갑상샘
5) 지방조직

답 3)

02 H&E 염색표본에서 화살표가 가리키는 상피는 어떤 기관에서 볼 수 있나?

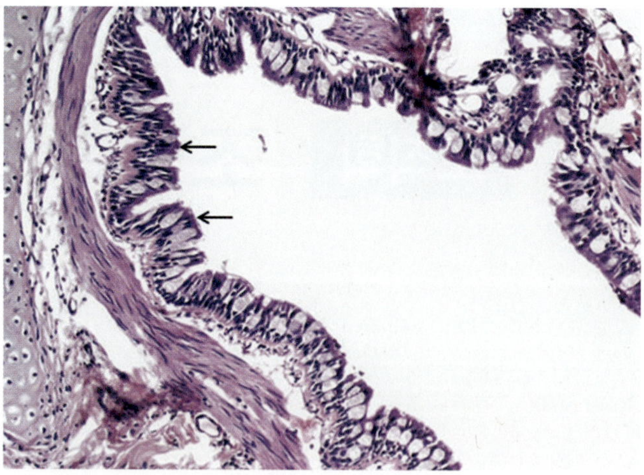

1) 식도
2) 피부
3) 코안
4) 인두
5) 기관지

답 5)

03 H&E 염색에서 사진과 같은 부위는 어느 장기에서 볼 수 있나?

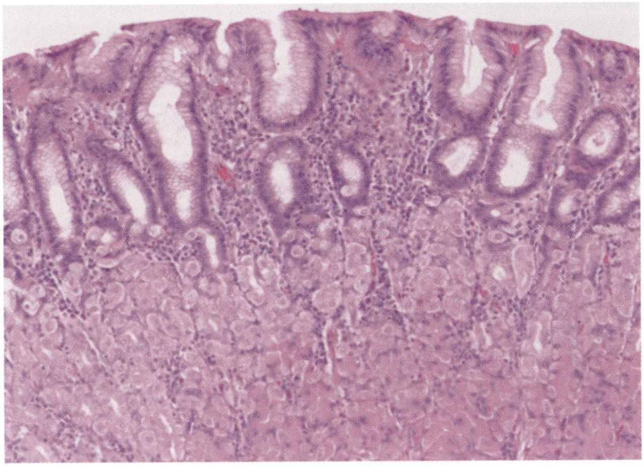

1) 위
2) 샘창자
3) 막창자
4) 빈창자
5) 잘록창자

답 1)

04 H&E 염색에서 사진과 같은 부위는 어느 장기에서 볼 수 있나?

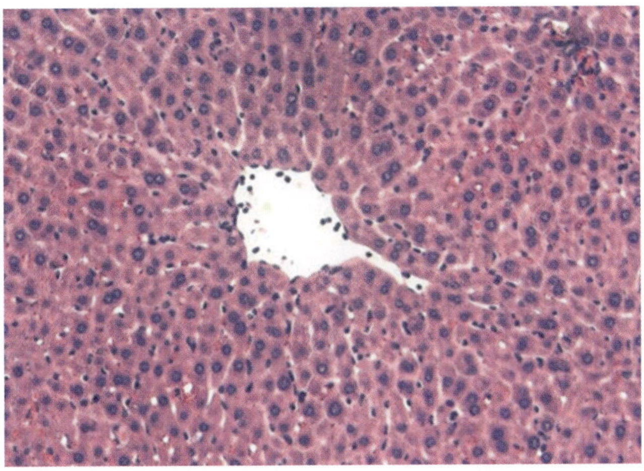

1) 간
2) 콩팥
3) 이자
4) 림프절
5) 갑상샘

답 1)

05 H&E 염색에서 사진과 같은 부위는 어느 장기에서 볼 수 있나?

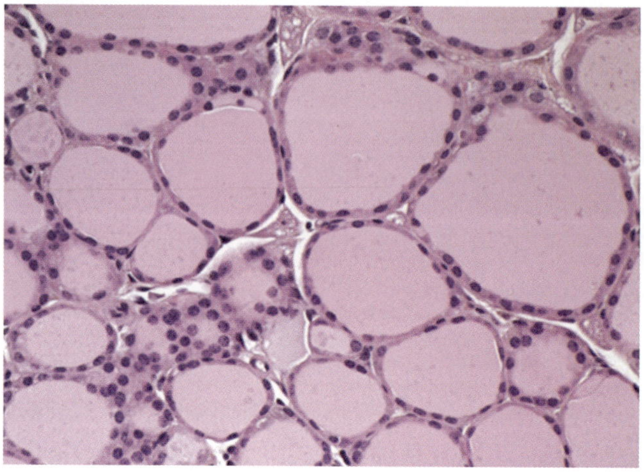

1) 간
2) 폐
3) 뼈속질
4) 갑상샘
5) 지방조직

답 4)

06 남성생식기관의 H&E 염색 사진이다. 화살표가 가리키는 것은?

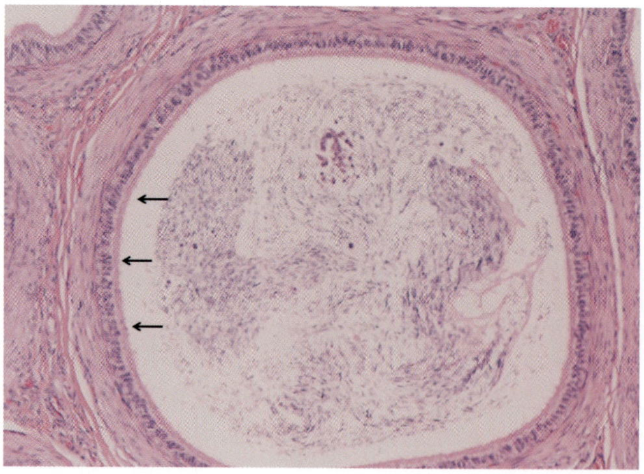

1) 섬모
2) 편모
3) 부동섬모
4) 미세융모
5) 줄무늬가장자리

답 3)

07 H&E 염색에서 사진과 같은 조직을 볼 수 있는 장기는?

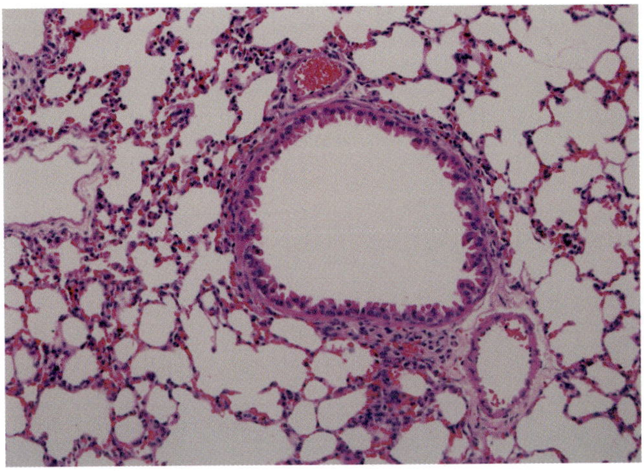

1) 폐
2) 이자
3) 지라
4) 침샘
5) 콩팥

답 1)

08 H&E 염색에서 사진과 같은 조직을 볼 수 있는 장기는?

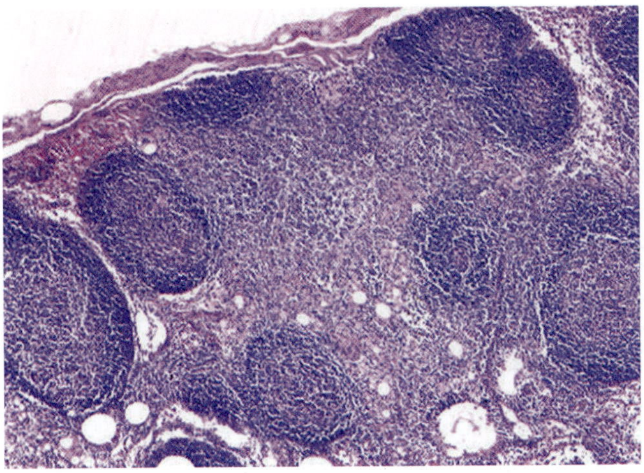

1) 폐
2) 간
3) 지라
4) 림프절
5) 가슴샘

답 4)

09

H&E 염색 사진이다. 어떤 종류의 상피인가?

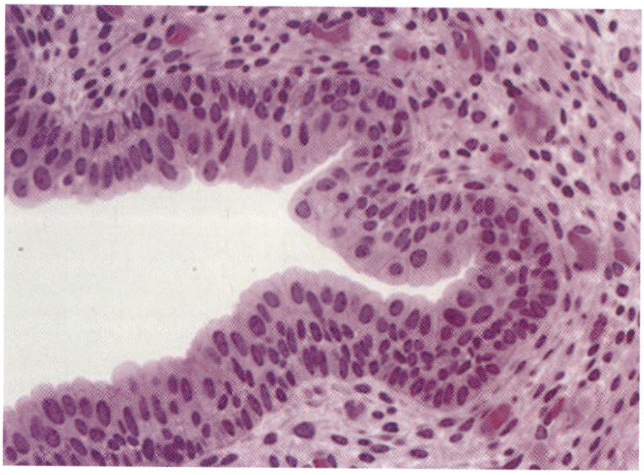

1) 단층편평상피
2) 단층원주상피
3) 중층입방상피
4) 이행상피
5) 거짓중층섬모원주상피

답 4)

10

H&E 염색에서 사진과 같은 조직을 볼 수 있는 장기는?

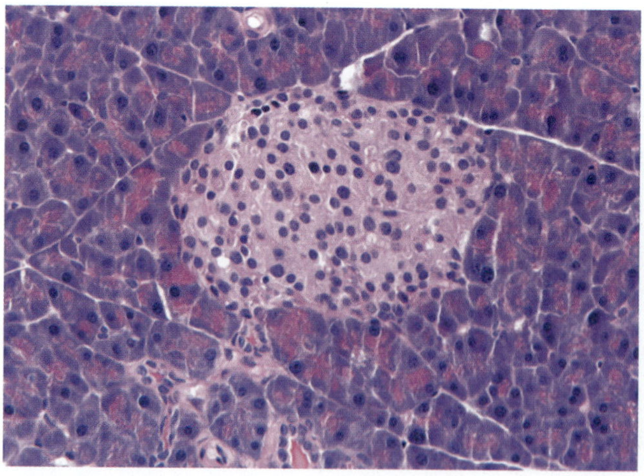

1) 간
2) 침샘
3) 이자
4) 지라
5) 콩팥

답 3)

11 H&E 염색에서 사진과 같은 조직을 볼 수 있는 장기는?

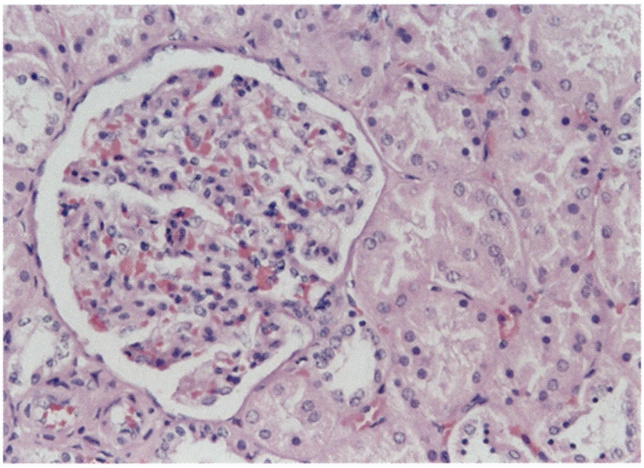

1) 간
2) 침샘
3) 이자
4) 지라
5) 콩팥

답 5)

12 H&E 염색에서 사진과 같은 조직을 볼 수 있는 장기는?

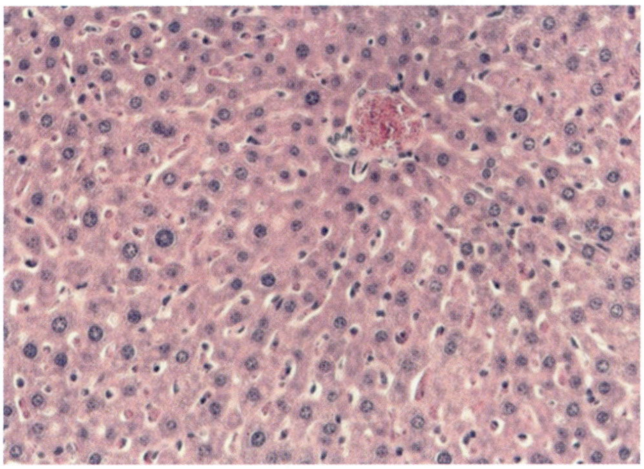

1) 간
2) 이자
3) 쓸개
4) 콩팥
5) 갑상샘

답 1)

13 H&E 염색에서 사진과 같은 조직을 볼 수 있는 장기는?

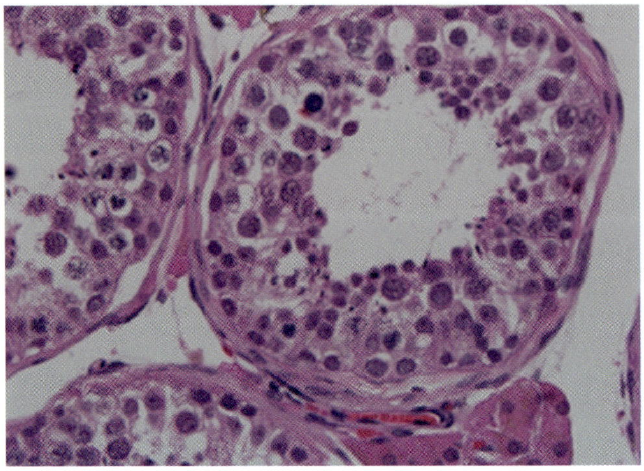

1) 정관
2) 정낭
3) 전립샘
4) 정세관
5) 부고환

답 4)

14 H&E 염색에서 사진과 같은 조직을 볼 수 있는 장기는?

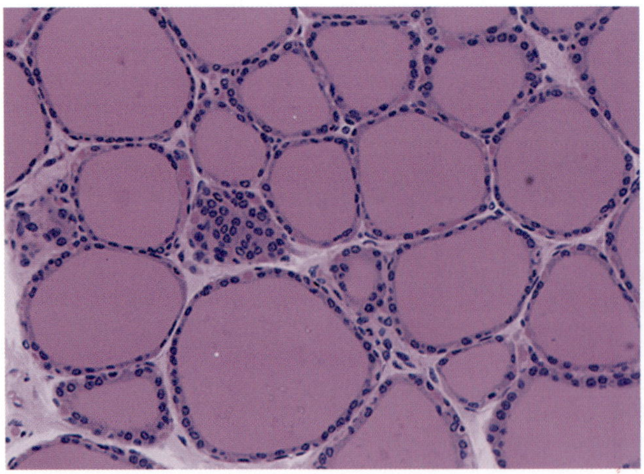

1) 부신
2) 이자
3) 콩팥
4) 갑상샘
5) 뇌하수체

답 4)

15 H&E 염색에서 사진과 같은 조직을 볼 수 있는 장기는?

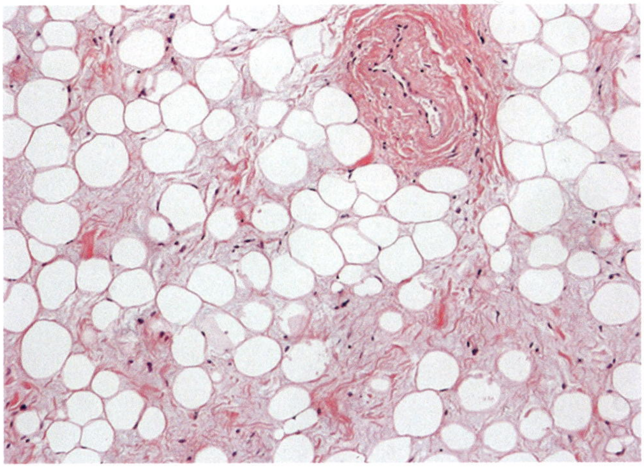

1) 간 2) 폐
3) 뼈속질 4) 갑상샘
5) 지방조직

답 5)

16 H&E 염색 사진이다. 어느 부위에서 볼 수 있는가?

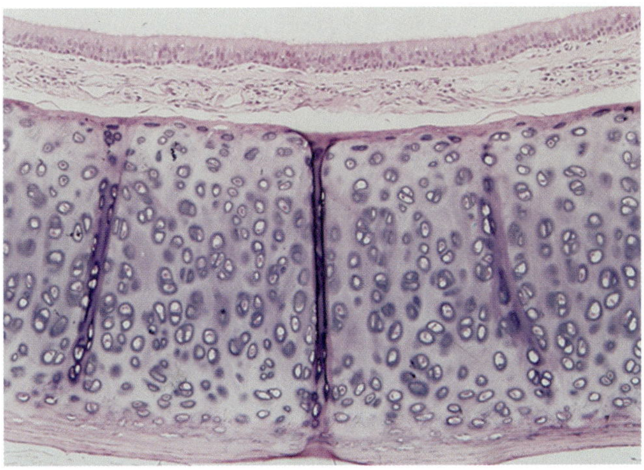

1) 위 2) 식도
3) 작은창자 4) 기관지
5) 전립샘

답 4)

17 H&E 염색에서 사진과 같은 조직을 볼 수 있는 장기는?

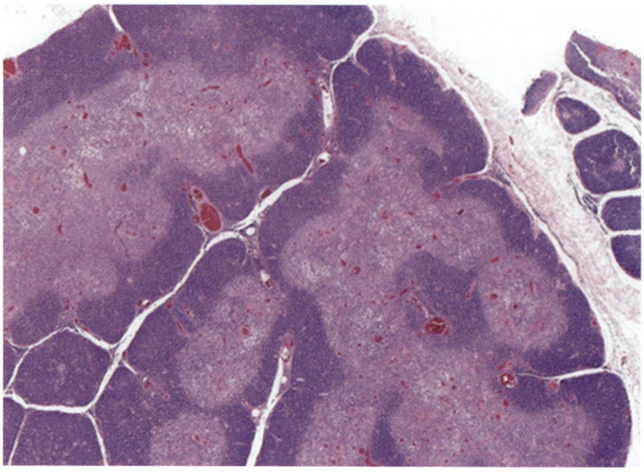

1) 지라　　2) 림프절
3) 가슴샘　　4) 혀편도
5) 목구멍편도

답 3)

18 H&E 염색에서 사진과 같은 조직을 볼 수 있는 장기는?

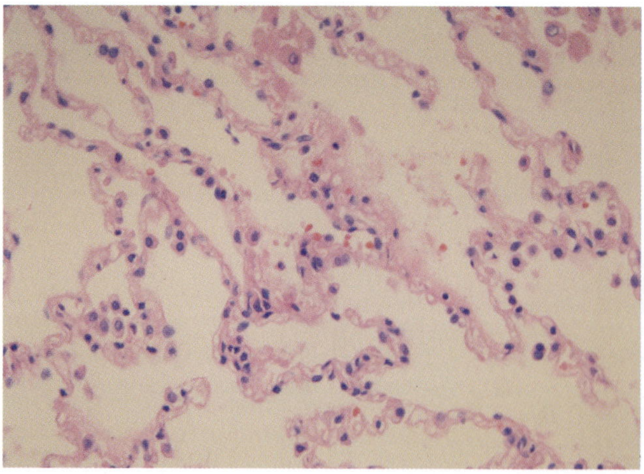

1) 간　　2) 폐
3) 콩팥　　4) 갑상샘
5) 지방조직

답 2)

19 전자현미경 사진이다. 화살표가 가리키는 구조의 기능은?

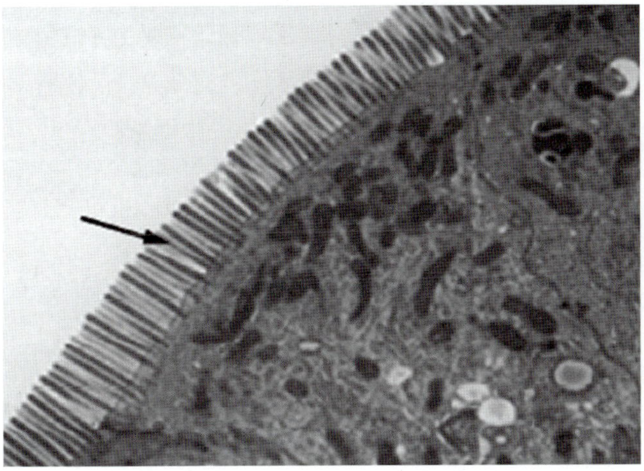

1) 분비
2) 흡수
3) 여과
4) 방어
5) 운반

답 2)

20 H&E 염색표본에서 관찰되는 상피는 어떤 기관에서 볼 수 있나?

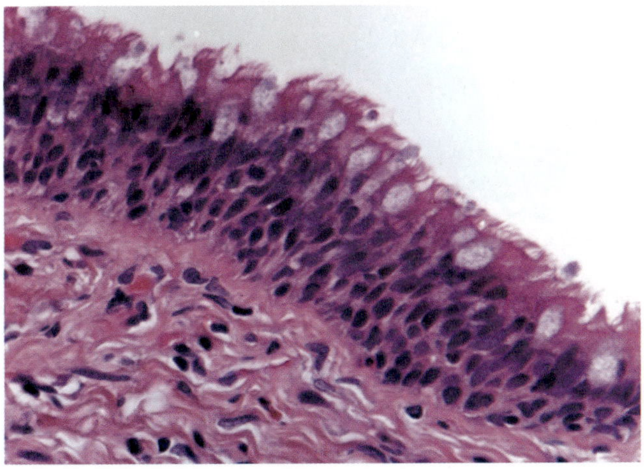

1) 식도
2) 피부
3) 코안
4) 큰창자
5) 기관지

답 5)

21

H&E 염색 사진이다. 구조가 관찰되는 부위는?

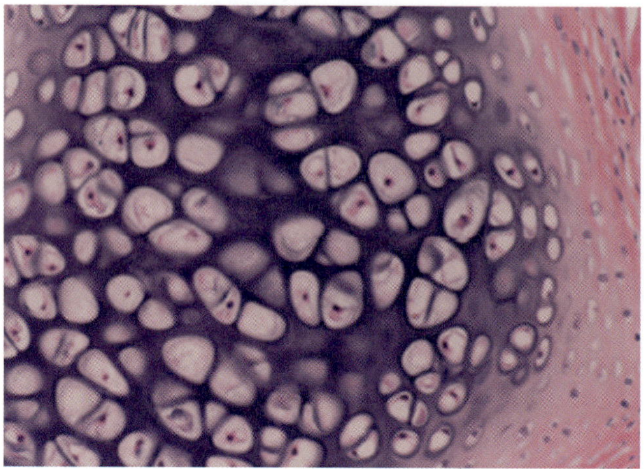

1) 위
2) 간
3) 심장
4) 콩팥
5) 기관

답 5)

22

H&E 염색에서 사진과 같은 조직을 볼 수 있는 장기는?

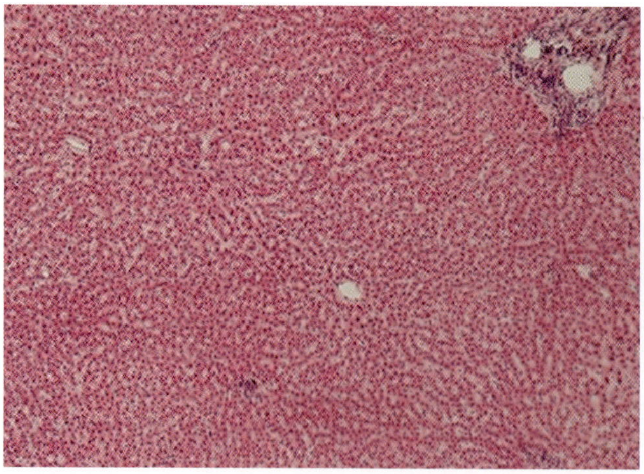

1) 간
2) 폐
3) 심장
4) 콩팥
5) 이자

답 1)

23 화살표가 가리키는 구조의 기능은?

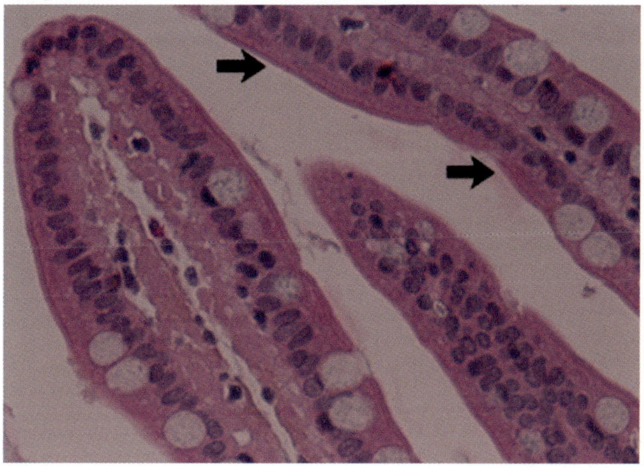

1) 이동
2) 분비
3) 흡수
4) 방어
5) 연접

답 3)

24 H&E 염색 사진이다. 사진과 같은 상피를 볼 수 있는 부위는?

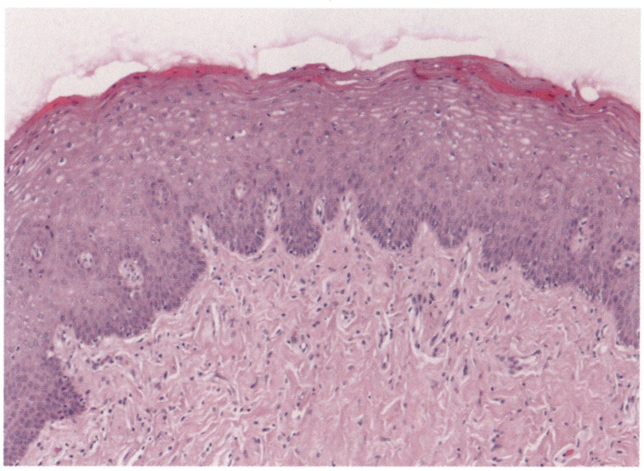

1) 위
2) 피부
3) 작은창자
4) 방광
5) 기관지

답 2)

25 잘록창자의 H&E 염색이다. 화살표가 가리키는 부위는?

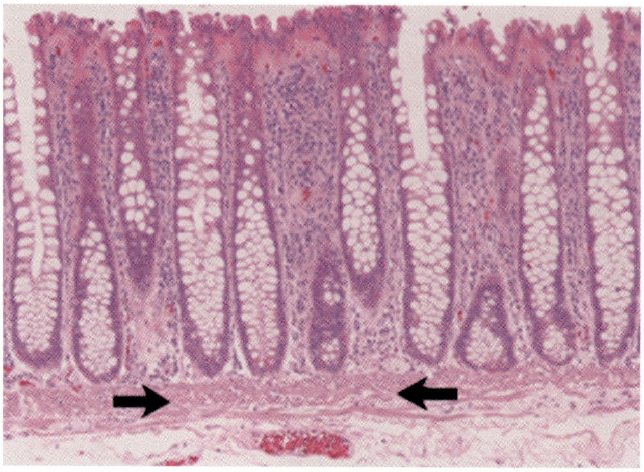

1) 상피
2) 고유판
3) 근육층
4) 점막밑층
5) 점막근층

답 5)

26 H&E 염색 사진이다. 화살표가 가리키는 구조는?

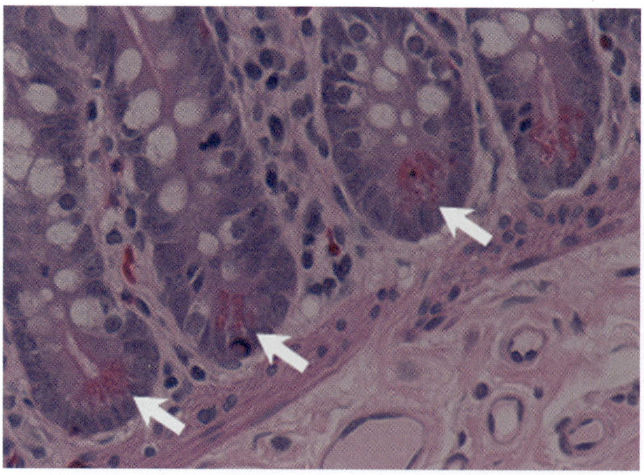

1) 벽세포
2) 주세포
3) 술잔세포
4) 파네트세포
5) 목점액세포

답 4)

27 여성생식기계를 구성하는 장기 중 하나이다. 해당 장기는?

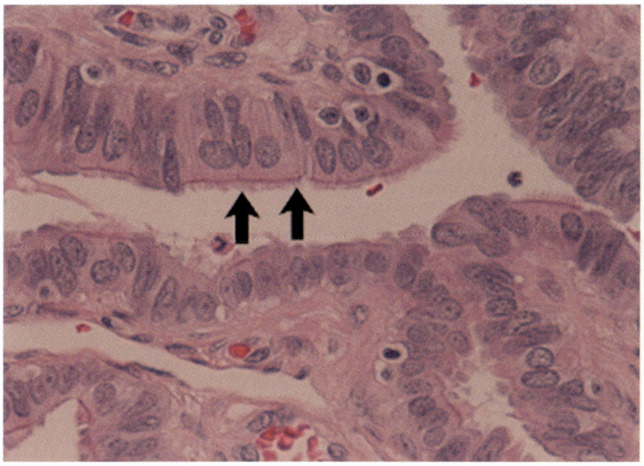

1) 질
2) 난관
3) 난소
4) 자궁목
5) 자궁몸통

답 2)

28 콩팥의 H&E 염색 사진이다. 화살표가 가리키는 구조는?

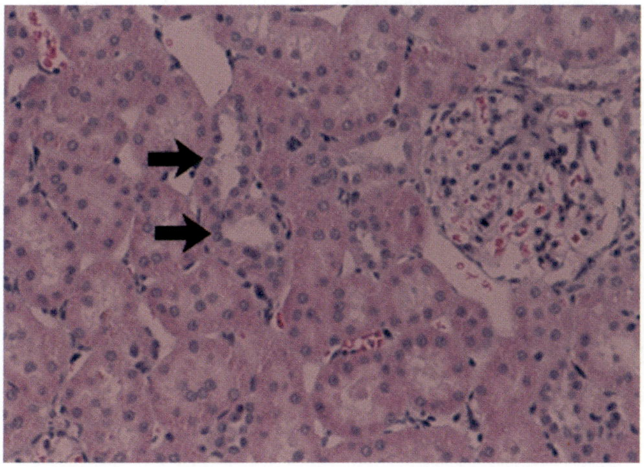

1) 토리
2) 헨렌고리
3) 보우만주머니
4) 먼쪽곱슬세관
5) 토리쪽곱슬세관

답 4)

29 간의 문맥부위이다. 화살표가 가리키는 구조는?

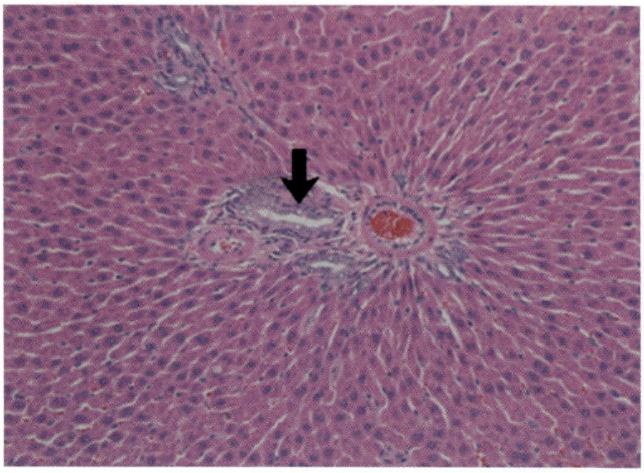

1) 동맥
2) 정맥
3) 담관
4) 쿠퍼세포
5) 동모양혈관

답 3)

30 자궁의 H&E 염색 사진이다. 화살표가 가리키는 구조는?

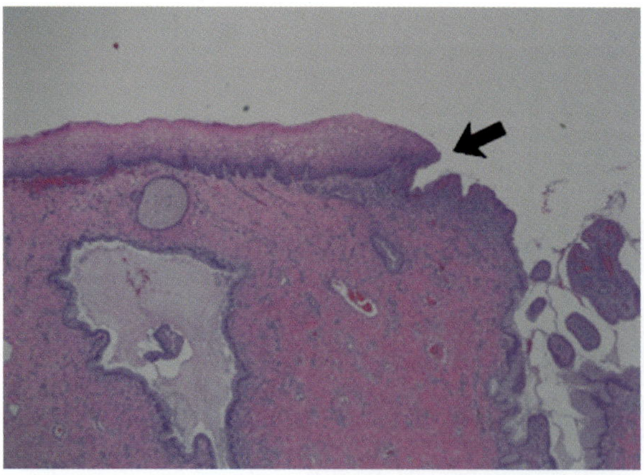

1) 외음부와 질 경계
2) 편평-원주접합부
3) 바깥자궁구멍-속자궁구멍 사이
4) 자궁속막-난관 이행부
5) 속자궁목-자궁속막 이행부

답 2)

31 H&E 염색에서 사진과 같은 조직을 볼 수 있는 장기는?

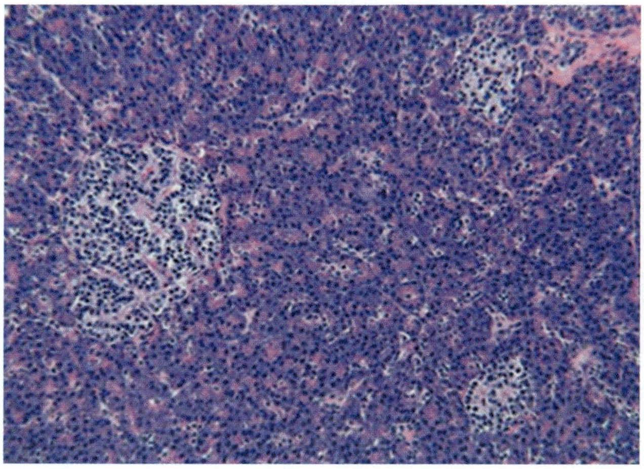

1) 간
2) 지라
3) 이자
4) 콩팥
5) 이하선염

답 3)

32 헤마톡실린과 에오신(H&E) 염색사진으로 장기명은?

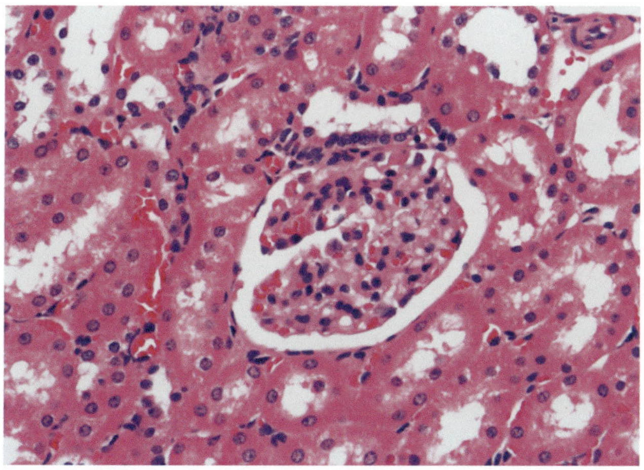

1) 간
2) 뇌
3) 콩팥
4) 전립샘
5) 갑상샘

답 3)

33 콩팥의 H&E 염색 사진이다. 화살표가 가리키는 상피의 구조는?

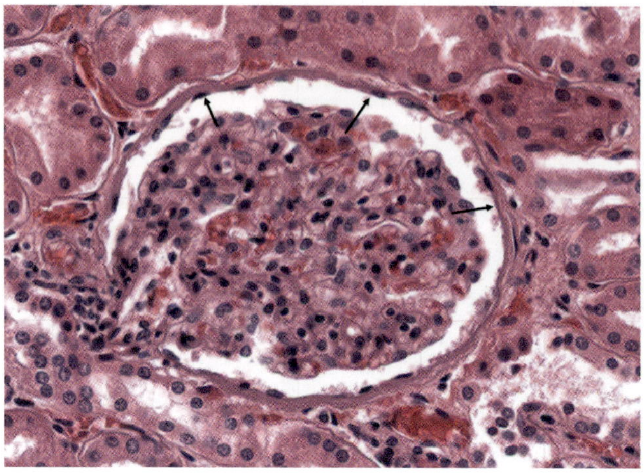

1) 이행상피
2) 단층편평상피
3) 단층입방상피
4) 중층입방상피
5) 거짓중층원주상피

답 2)

34 H&E 염색 사진이다. 화살표가 가리키는 상피는?

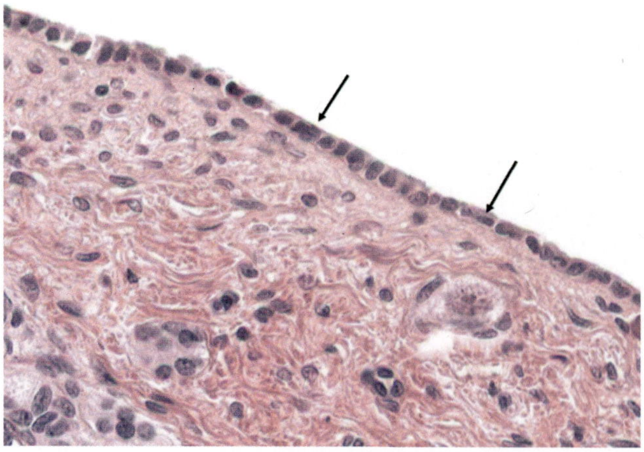

1) 이행상피
2) 단층입방상피
3) 중층입방상피
4) 단층편평상피
5) 거짓중층원주상피

답 2)

35 H&E 염색 사진이다. 구성하고 있는 상피는?

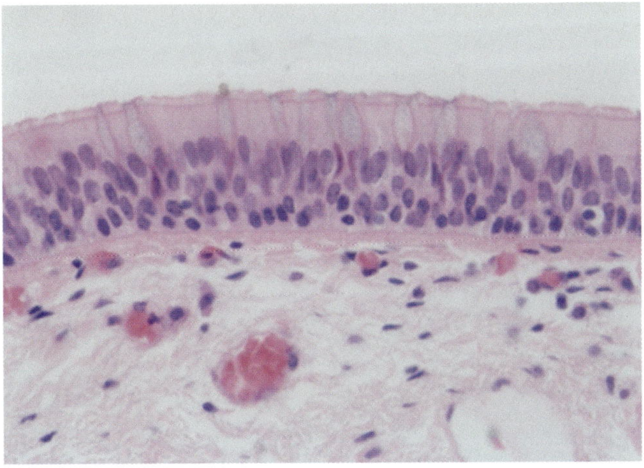

1) 이행상피
2) 단층입방상피
3) 중층입방상피
4) 단층편평상피
5) 거짓중층원주상피

답 5)

36 H&E 염색 사진이다. 화살표가 가리키는 상피는?

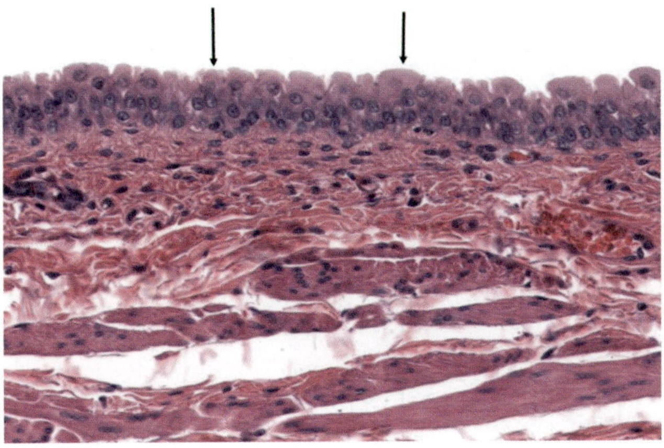

1) 이행상피
2) 중층입방상피
3) 중층입방상피
4) 중층원주상피
5) 거짓중층원주상피

답 1)

37 H&E 염색 사진이다. 구성하고 있는 상피는?

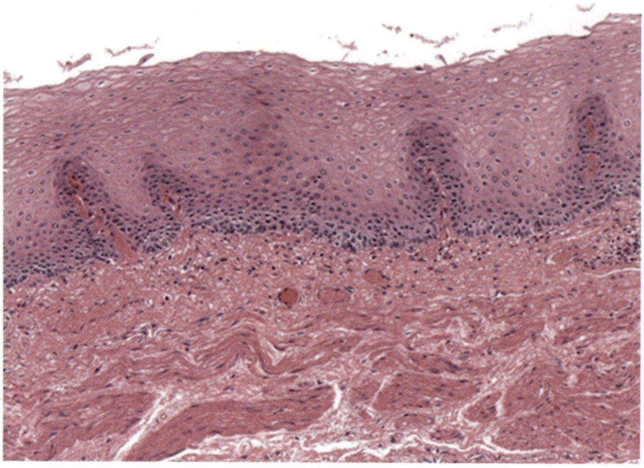

1) 이행상피
2) 중층편평상피
3) 중층입방상피
4) 중층원주상피
5) 거짓중층원주상피

답 2)

38 H&E 염색에서 사진과 같은 조직을 볼 수 있는 장기는?

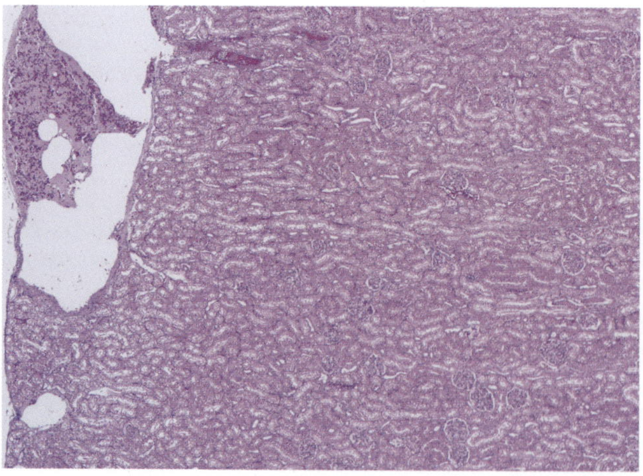

1) 간
2) 폐
3) 이자
4) 콩팥
5) 갑상샘

답 4)

39 중간엽조직의 H&E 염색 사진이다. 조직의 바른 분류는?

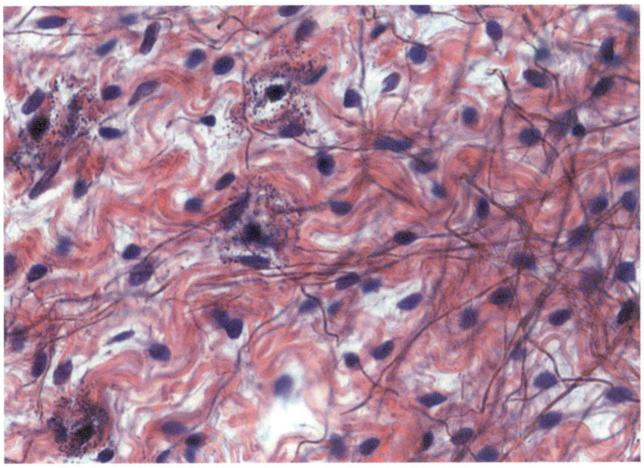

1) 신경조직
2) 그물조직
3) 지방조직
4) 성긴결합조직
5) 치밀불규칙결합조직

답 5)

40 H&E 염색에서 사진과 같은 조직을 볼 수 있는 장기는?

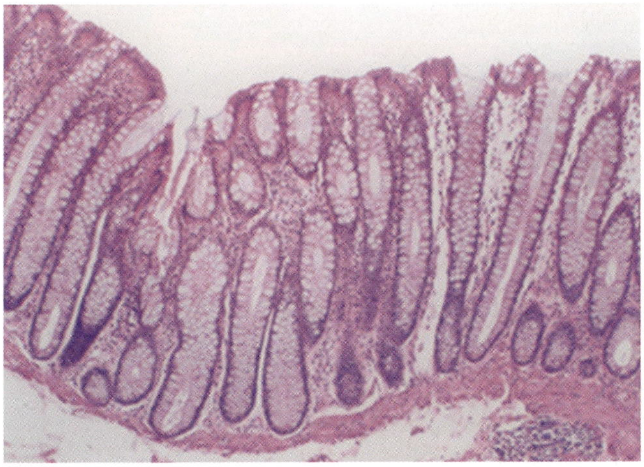

1) 콩팥
2) 피부
3) 자궁
4) 기관지
5) 잘록창자

답 5)

41 각막(cornea)의 H&E 염색 사진이다. 치밀규칙결합조직 내 화살표가 가리키는 세포는?

답 4)

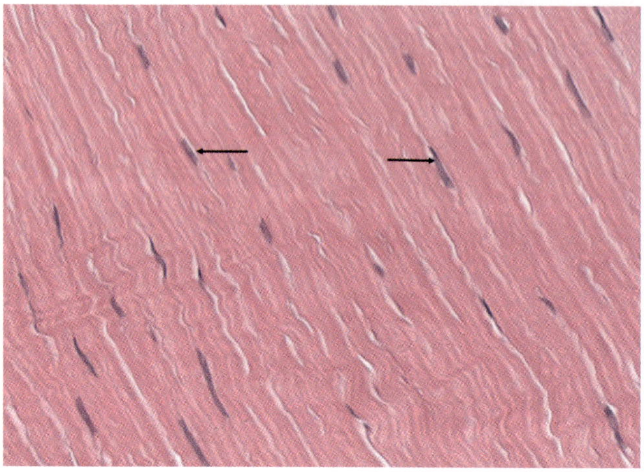

1) 림프구
2) 호중구
3) 비만세포
4) 섬유모세포
5) 큰포식세포

42 H&E 염색 사진이다. 조직의 바른 분류는?

답 3)

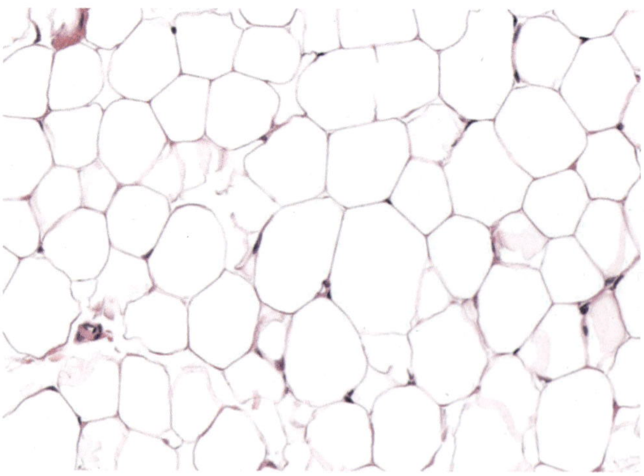

1) 신경조직
2) 그물조직
3) 지방조직
4) 성긴결합조직
5) 치밀불규칙결합조직

43 다음 장기의 근육층을 구성하는 근육의 종류는?

답 3)

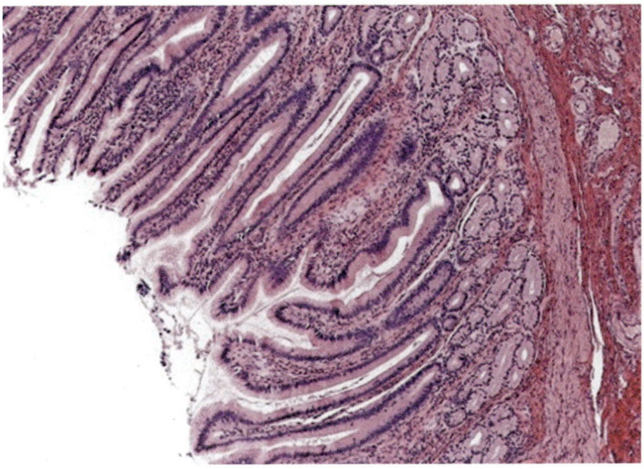

1) 심장근육
2) 뼈대근육
3) 민무늬근육
4) 가로무늬근육
5) 수의근(맘대로근)

44 H&E 염색 사진이다. 근육의 분류는?

답 2)

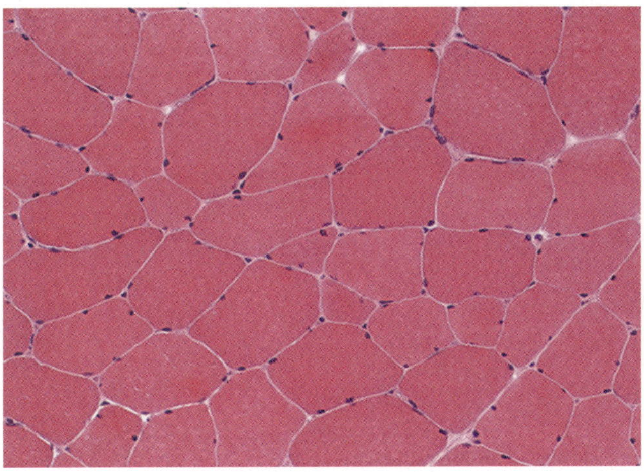

1) 내장근육
2) 뼈대근육
3) 심장근육
4) 민무늬근육
5) 제대로근

45 H&E 염색에서 사진과 같은 부위는 어느 장기에서 볼 수 있나?

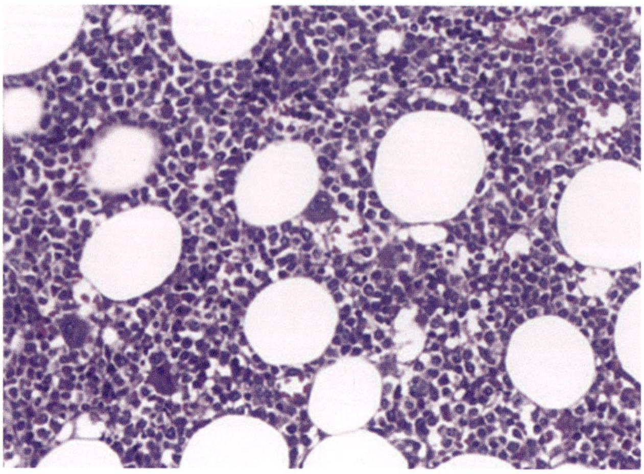

1) 간
2) 폐
3) 뼈속질
4) 갑상샘
5) 지방조직

답 3)

46 근육의 H&E 염색 사진이다. 이 근육의 특징은?

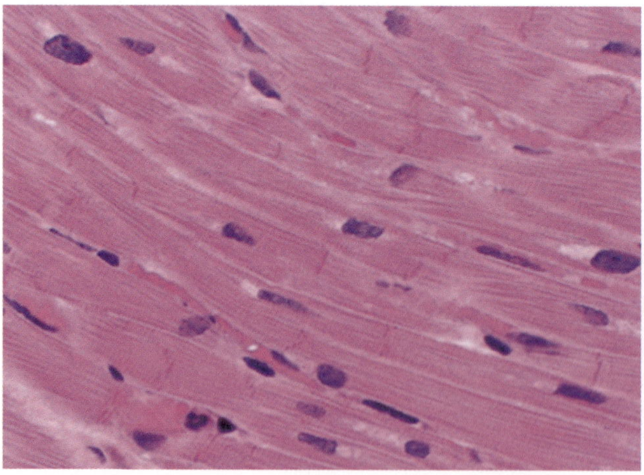

1) 다핵성
2) 사이원반
3) 가로무늬가 없다.
4) 수의근육(맘대로근육)
5) 핵이 세포질 주변에 위치

답 2)

47 치밀뼈조직의 H&E 염색 사진이다. 화살표가 표시된 뼈의 구조는?

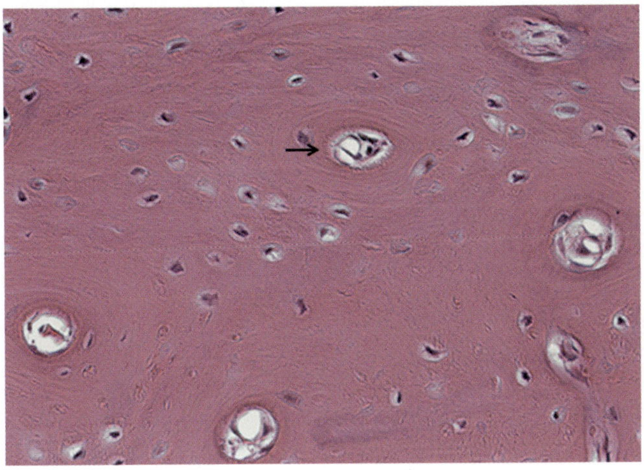

1) 중심관
2) 뼈세관
3) 관통섬유
4) 볼크만관
5) 사이질층판

답 1)

48 연골의 H&E 염색 사진이다. 이 연골의 종류는?

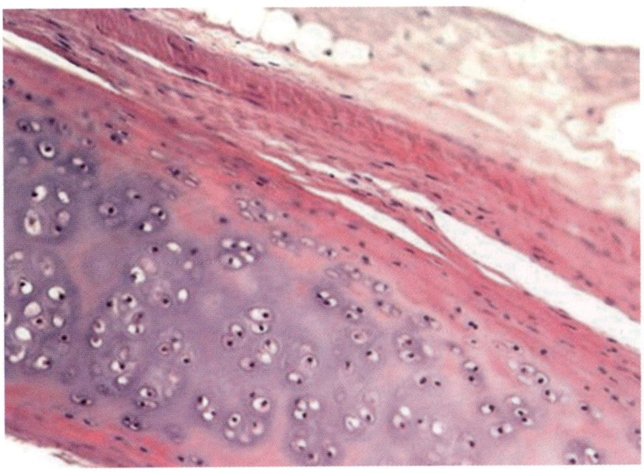

1) 유리연골
2) 관절연골
3) 탄력연골
4) 섬유연골
5) 제1형아교질연골

답 1)

49 H&E 염색에서 사진과 같은 조직을 볼 수 있는 장기는?

답 2)

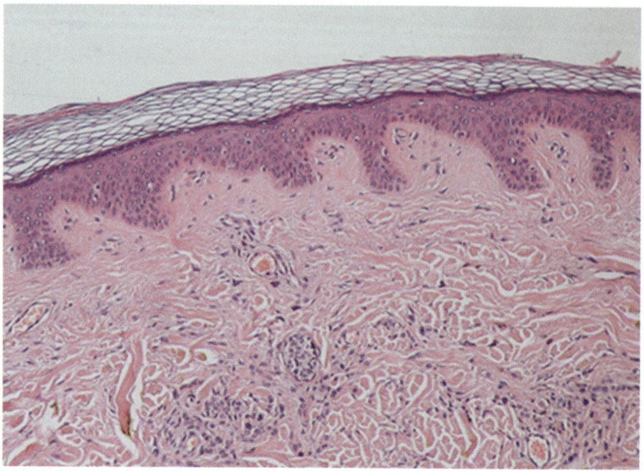

1) 위
2) 피부
3) 식도
4) 방광
5) 기관지

50 치밀뼈조직이다. 화살표가 표시된 뼈의 구조는?

답 2)

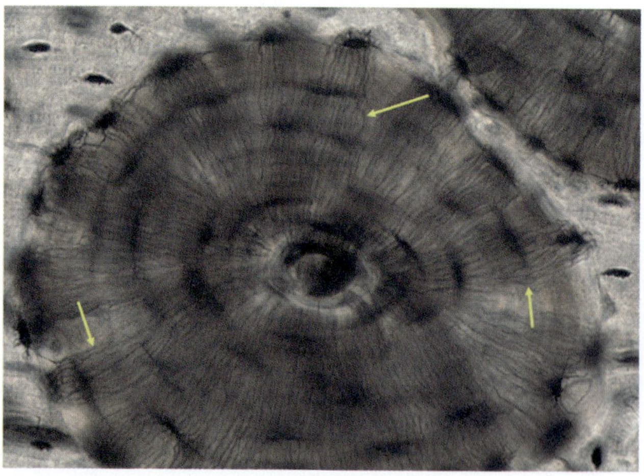

1) 중심관
2) 뼈세관
3) 관통섬유
4) 볼크만관
5) 사이질층판

51 신경의 H&E 염색 사진이다. 화살표 구조물을 구성하는 물질은?

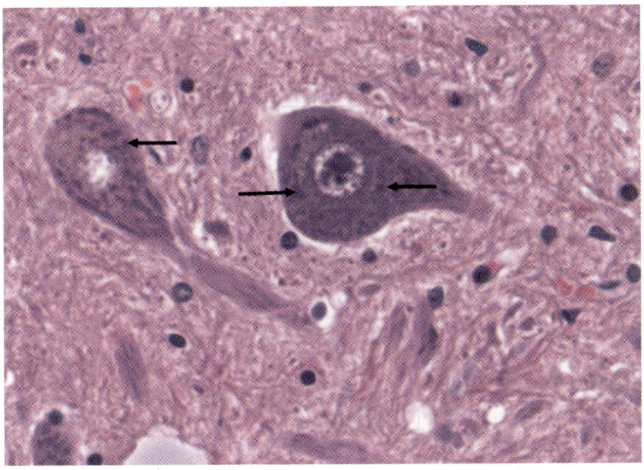

1) DNA
2) 골지장치
3) 성염색질
4) 미토콘드리아
5) 과립세포질그물

답 5)

52 샘꽈리의 H&E 염색 사진이다. 화살표와 같은 구조를 이루고 있는 샘조직은?

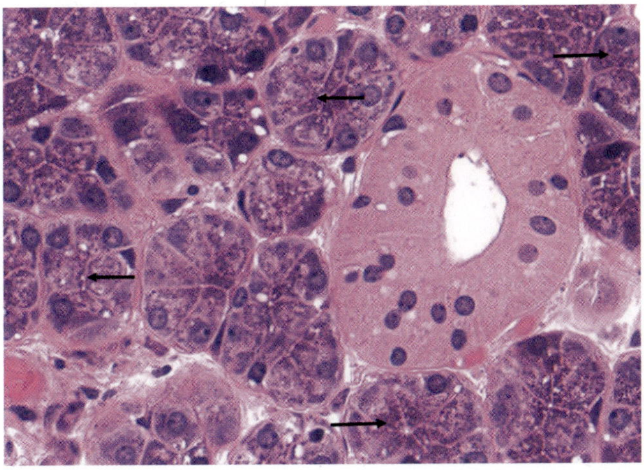

1) 혀밑샘
2) 귀밑샘
3) 턱밑샘
4) 술잔세포
5) 구강의 작은 침샘

답 2)

53 샘꽈리의 H&E 염색 사진이다. 화살표와 같은 구조에서 분비하는 샘조직은?

답 1)

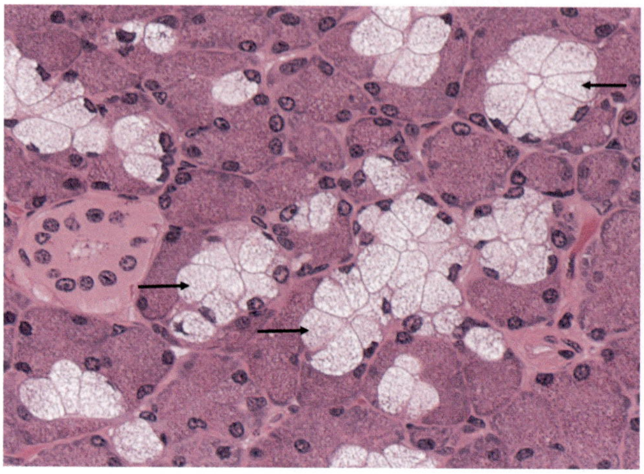

1) 점액샘
2) 장액샘
3) 혼합샘
4) 온분비샘
5) 부분분비샘

54 혀(tongue)의 H&E 염색 사진이다. 사진의 혀유두 종류는?

답 5)

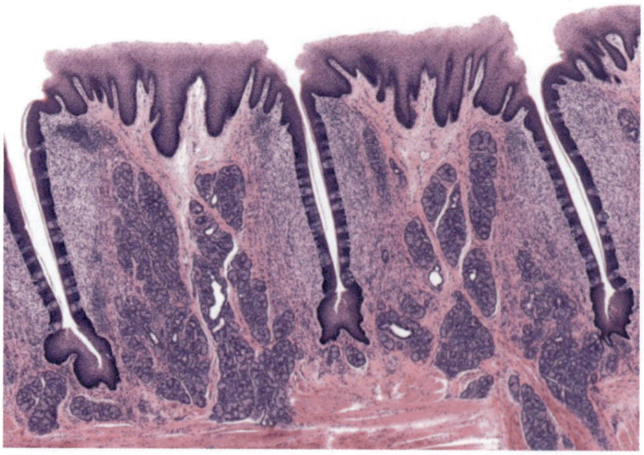

1) 실유두
2) 버섯유두
3) 맛봉오리
4) 성곽유두
5) 잎새유두

55 H&E 염색 사진이다. 화살표와 같은 구조를 갖고 있는 장기는?

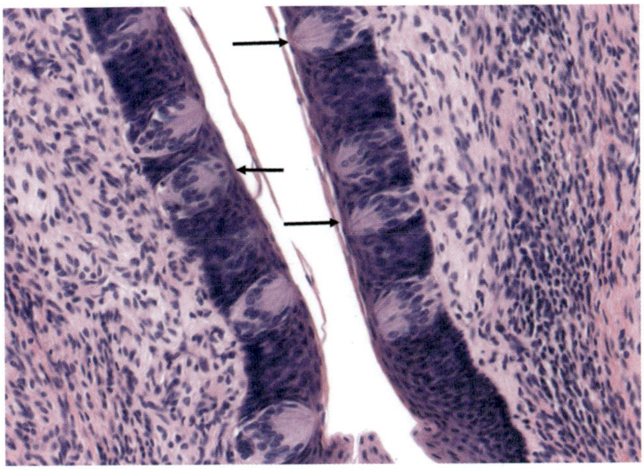

1) 혀
2) 입술
3) 인두
4) 물렁입천장
5) 단단입천장

답 1)

56 큰창자의 H&E 염색 사진이다. 화살표가 표시하는 세포는?

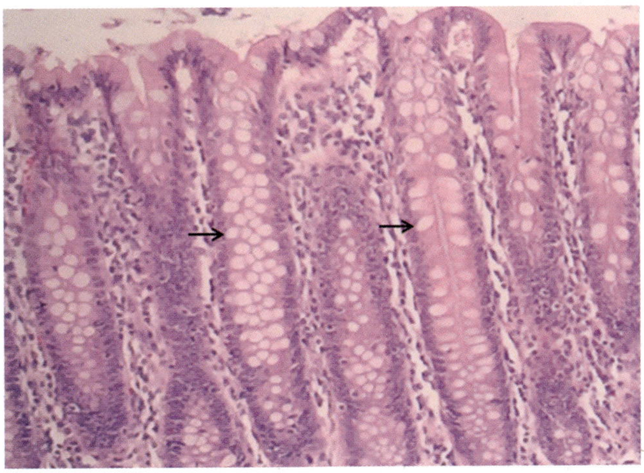

1) 으뜸세포
2) 벽세포
3) 술잔세포
4) 음와(샘움)세포
5) 파네트세포

답 3)

병리학

병리학 이론

서론

01 질병의 발생기전을 연구하고 신체의 구조와 기능을 관찰하는 학문은?

1) 해부학
2) 병리학
3) 생리학
4) 조직학
5) 미생물학

병리학은 질병을 연구하는 학문이라는 뜻이다. 임상진료와 기초과학을 연결하는 학문이며, 환자의 징후와 증상을 파악하기 위한 발병기전뿐만 아니라 질병의 원인을 연구하는 것을 포함한다.

답 2)

02 질병의 연구에서 DNA 또는 유전자 변화 등을 연구하는 학문은?

1) 장기병리학
2) 조직병리학
3) 세포병리학
4) 분자병리학
5) 소기관병리학

분자병리학은 미세구조를 규정하고 있는 분자의 변화에 기초하는 병변, 유전자로 규정되고 있는 질환 등, 질병의 단위를 분자 수준에서 연구하는 학문이다.

답 4)

03 우리 몸의 전체나 일부가 일시적 또는 계속적으로 장애를 일으켜 정상적인 기능을 할 수 없는 상태는?

1) 증상
2) 면역
3) 질병
4) 변성
5) 쇼크

질병(disease)은 심신의 전체 또는 일부가 일차적 또는 계속적으로 장애를 일으켜서 정상적인 기능을 할 수 없는 상태로, 감염성 질환과 비감염성 질환으로 나눌 수 있는데, 감염성 질환은 바이러스, 세균, 곰팡이, 기생충과 같이 질병을 일으키는 병원체가 동물이나 인간에게 전파 · 침입하여 질환을 일으킨다. 반면, 비감염성 질환은 고혈압이나 당뇨와 같이 병원체 없이 일어날 수 있고, 발현기간이 길다.

답 3)

세포손상과 세포적응

04 저산소 상태에서 먼저 손상을 받는 세포소기관은?

1) 골지체
2) 리보솜
3) 세포막
4) 용해소체
5) 미토콘드리아

저산소증일 때 가장 먼저 영향을 받는 세포소기관은 핵 다음으로 미토콘드리아이다. 미토콘드리아의 주 기능은 ATP 생산이므로 저산소증일 때는 ATP가 감소한다.

답 5)

05 세포에 손상을 일으키는 가장 흔한 원인은?

1) 온도
2) 감염
3) 외상
4) 자외선
5) 산소결핍

■ ■ ■

세포손상의 원인
산소결핍 : 저산소증(hypoxia) 또는 산소결핍증(oxygen deficiency)은 호기성 산화 호흡을 방해하여, 세포손상과 세포사의 주된 원인이다.

답 5)

06 자유라디칼의 일종인 활성산소에 의해 손상을 많이 받는 세포소기관은?

1) 골지체
2) 리보솜
3) 세포막
4) 용해소체
5) 미토콘드리아

■ ■ ■

자유라디칼에 의해 매개된 세포손상에는 세포막의 지질과산화가 있다. 세포막에서 불포화 지질의 이중결합은 산소로부터 유래된 자유라디칼의 공격에 취약하다. 지질라디칼의 상호작용은 과산화물을 만들어낸다.
과산화물은 그 자체로 불안정하며, 반응적이며, 자가촉매적 연쇄 반응을 초래한다.

답 3)

07 화학적 세포손상을 일으키는 원인으로 옳은 것은?

1) 약물
2) 곰팡이
3) 자외선
4) 과민반응
5) 영양결핍

■ ■ ■

화학적 손상에는 화학물질이 세포에 직접 결합하여 손상을 유발하는 경우와 자체 독성은 없으나 표적세포에 손상을 주는 물질로 인한 것 등이 있다.

답 1)

08 세포의 가역적인 변화의 하나로 외부 자극에 의해 나타나는 변성과 거리가 먼 것은?

1) 공포변성
2) 색소변성
3) 유전변성
4) 지방변성
5) 점액변성

■ ■ ■

세포종창은 거의 모든 형태의 세포손상에서 가장 먼저 나타나는 것인데, 세포종창이 많은 세포에 영향을 주면 세포가 창백해지고, 팽창하며, 기관의 무게가 증가한다. 이러한 치명적이지 않은 손상 형태는 때로 수포성 변화(hydrophic change) 또는 공포성 변성(vacuolar degeneration)이라 불린다. 색소변성(pigmental degeneration)이란 생체 내에 이상하게 색소가 출현하는 것이다. 지방변성(fatty change, steatosis)은 트리글리세리드(중성 지방, triglyceride)가 실질세포에 비정상적으로 축적된 상태이다. 점액변성(mucinous degeneration)은 세포내, 조직 간질에 점액물질이 고이는 변성의 한 형태를 말한다.

답 3)

09 세포의 변화 중 비가역적인 변화에 해당하는 것은?

1) 화생
2) 괴사
3) 비대
4) 세포종창
5) 지방변화

■■■

괴사(necrosis)란 비가역성 손상의 형태학적 변화를 말하며, 치명적인 손상을 받은 세포에 지속적인 효소의 파괴 작용에 의해 유발된다. 괴사세포는 핵과 세포질에 변화가 일어난다. 세포질은 보통 붉게 보이며, 유리질 같은 균질상을 보인다. 핵은 핵농축(pyknosis), 핵융해(karyolysis), 핵붕괴(karyorrhexis) 등을 나타낸다.

답 2)

10 지방변성이 가장 잘 관찰되는 장기는?

1) 뇌
2) 간
3) 콩팥
4) 심장
5) 근육

■■■

지방변성(fatty change, steatosis)은 트리글리세리드(중성 지방, triglyceride)가 실질세포에 비정상적으로 축적된 상태를 말한다. 지방 대사의 주요 장기인 간에서 가장 자주 관찰되지만 심장, 골격근, 콩팥 그리고 다른 장기에서도 볼 수 있다.

답 2)

11 가역성 세포손상 시 가장 먼저 일어나는 세포 내 변화는?

1) 핵 응집
2) 세포종창
3) 지방축적
4) 세포막 파괴
5) 단백질 응집

■■■

가역성 세포손상은 손상 초기 단계 또는 경한 형태의 손상에서 손상자극이 사라지는 세포의 기능적 그리고 형태적 변화가 가역적인 손상이다. 세포종창(celuular swelling)은 손상된 세포막을 통해 수분과 전해질이 세포질 내로 들어와서 정상보다 수분 및 전해질의 양이 많아져 세포가 커져 있는 상태. 변성 중 가장 흔하며 경한 형태로 모든 자극에서 관찰될 수 있는 소견이다.

답 2)

12 장기 또는 조직수준에서 발생하는 혈액의 공급이 제대로 되지 않아 발생하는 순환장애는?

1) 경색
2) 울혈
3) 출혈
4) 충혈
5) 허혈

■■■

답 5)

13 허혈성 세포손상에 대한 감수성이 높은 것은?

1) 간세포
2) 신경세포
3) 섬유모세포
4) 신상피세포
5) 혈관내피세포

■■■

뇌와 심장은 매우 민감하기 때문에 동맥의 폐쇄 후 수분 내에 경색증이 발생한다. 이와는 대조적으로 골격근, 뼈, 섬유조직 등은 큰 변화 없이 허혈을 수시간 동안 버틸 수 있다.

답 2)

14 괴사에서 핵의 변화로 바르게 짝지어진 것은?

1) 핵농축 – 핵붕괴 – 핵융해
2) 핵농축 – 핵이탈 – 핵붕괴
3) 핵농축 – 핵융해 – 핵중복
4) 핵중복 – 핵융해 – 핵이탈
5) 핵융해 – 핵이탈 – 핵전이

핵은 DNA와 염색질의 파괴로 핵농축(pyknosis), 핵붕괴(karyorrhexis), 핵융해(karyolysis)의 세 가지 중 하나의 형태로 변화한다.

답 1)

15 혈액공급의 급격한 차단으로 인하여 세포질 내 단백질이 변성되어 발생하는 괴사는?

1) 액화괴사
2) 응고괴사
3) 지방괴사
4) 건락괴사
5) 괴저괴사

혈류가 급격히 감소되는 것을 허혈이라고 하며 완전히 또는 지속적인 폐쇄 후에는 비가역적 손상인 경색이 발생될 수 있다. 응고괴사는 뇌를 제외한 모든 조직의 허혈 괴사 부위(경색)에서 나타나며 이러한 괴사세포는 단단한 구조를 가진다. 괴사세포는 손상에 의해 구조 단백질뿐만 아니라, 효소 단백질까지 변성되어 효소에 의한 분해를 차단시킨다.

답 2)

16 세포의 죽음 중 발생 등 정상적인 세포에서 발생하는 것은?

1) 세포위축
2) 편평화생
3) 응고괴사
4) 건락괴사
5) 세포자멸사

답 5)

17 괴사(necrosis)와 세포자멸사(apoptosis)에 대한 설명으로 옳은 것은?

1) 괴사부위는 염증반응이 동반된다.
2) 응고괴사는 주로 뇌에서 나타난다.
3) 치즈괴사는 지방조직에서 볼 수 있다.
4) 세포자멸사는 병적 자극에 의해서만 일어난다.
5) 세포자멸사 세포는 세포막이 파열되는 특징을 나타낸다.

괴사(necrosis)와 세포자멸사(apoptosis)의 특징

구분	괴사(necrosis)	세포자멸사 (apoptosis)
자극	저산소증, 독소	생리적, 병적
초기 변화	세포종창	위축
핵의 변화	응축, 붕괴, 용해	분열, 응축
세포막 유지	분절 및 파열	기능적 유지
죽는 세포의 수	군집	개별
결과	파열 및 해체 용해 잔재물 남음, 염증 유발	자멸사체 형성 탐식 잔재물 없음, 염증 없음

답 1)

18 괴사 중 가장 흔한 양상이며 허혈성 상태에서 보이는 괴사로 옳은 것은?

1) 응고괴사
2) 액화괴사
3) 지방괴사
4) 건락괴사
5) 섬유소모양괴사

응고괴사(coagulative necrosis)는 괴사의 가장 흔한 형태로 일반적으로 핵은 소실되나 적어도 수일간 세포의 모양이 보존되어 세포 윤곽이나 조직의 구조를 인식할 수 있다. 허혈에 의한 세포사의 특징으로 뇌를 제외한 모든 조직의 경색(허혈 괴사) 부위에서 올 수 있다.

답 1)

19 심장이나 콩팥의 경색 시 나타나는 괴사로 옳은 것은?

1) 응고괴사
2) 액화괴사
3) 지방괴사
4) 건락괴사
5) 섬유소모양괴사

경색증의 특징적인 조직학적 소견은 허혈성 응고괴사이다. 수시간 내에 경색부위 가장자리에 따라 염증반응이 나타나며, 대개 1~2일 이내에 명확해진다. 그리고 보존된 가장자리로부터 회복반응이 진행된다.

답 1)

20 허혈상태의 뇌에서 볼 수 있는 괴사로 옳은 것은?

1) 응고괴사
2) 액화괴사
3) 지방괴사
4) 건락괴사
5) 섬유소모양괴사

액화괴사(Liquefactive necrosis)는 뇌조직의 허혈성 손상에서 특징으로 볼 수 있는 괴사이다. 액화괴사는 강한 가수분해 효소의 작용으로 발생한다.

답 2)

21 외견상 치즈 모양과 유사하며 결핵 감염 병소의 중앙부에서 볼 수 있는 괴사로 옳은 것은?

1) 액화괴사
2) 응고괴사
3) 건락괴사
4) 지방괴사
5) 괴저괴사

건락괴사는 결핵 결절 중앙부위에서 관찰되며 괴사부위는 크림 또는 치즈 같은 회백색이고, 건락성 괴사주위를 육아종성 염증세포(림프구, 이물형 거대세포, 유상피세포)로 둘러싸게 된다.

답 3)

22 반유동성 조직에서 자주 나타나고 용해소체의 작용으로 인한 자가 용해와 농양 및 염증을 수반할 수 있는 괴사로 옳은 것은?

1) 액화괴사
2) 응고괴사
3) 치즈괴사
4) 지방괴사
5) 괴저괴사

액화괴사는 촉매효과(용해소체의 효소)의 소화작용이 강할 때 발생한다. 이 형태의 괴사는 뇌조직의 허혈성 파괴(뇌경색)의 특징적인 소견이다. 호중성 백혈구에서 방출된 단백분해효소의 작용으로 이질용해가 심하게 일어나는 괴사이다.

답 1)

23 결핵에서 잘 관찰되는 괴사의 형태로 옳은 것은?

1) 응고괴사
2) 액화괴사
3) 지방괴사
4) 건락괴사
5) 섬유소양괴사

19번 참고

답 4)

24 괴사된 부위에 흔히 침착하는 물질은?

1) 칼슘
2) 점액
3) 당원
4) 아밀로이드
5) 유섬유소

죽은 세포는 큰 소용돌이 모양의 인지질인 미엘린상(myelin form)으로 대치되기도 하는데, 기원은 손상된 세포막으로부터 나온 것이다. 인지질 침전은 다른 세포에 의해 탐식되거나 지방산으로 파괴되어 생긴다. 이런 지방산 찌꺼기의 칼슘 침착은 칼슘비누화를 만든다. 따라서 죽은 세포는 결국 석회화 된다.

답 1)

25 핵이 응집, 붕괴 및 융해되는 세포학적 특징을 나타내는 것은?

1) 화생
2) 괴사
3) 비대
4) 세포종창
5) 지방변화

괴사일 때 핵은 농축, 수축하여 진한 염기성 덩어리로 변하는 핵농축, 농축된 핵이 여러 개의 작은 염기성 파편으로 갈라지는 핵 붕괴, 농축된 핵이 용해소체의 핵산분해효소에 의해 용해되는 핵융해 과정을 거치게 된다.

답 2)

26 생리적 자극이나 병적 자극에 의해 세포가 서서히 스스로 사멸되는 것은?

1) 화생
2) 괴사
3) 지방변화
4) 세포종창
5) 세포자멸사

세포자멸사는 개체의 성장, 발육, 장기형성, 면역반응에서 없어져야 할 세포가 스스로 사멸하는(계획된 죽음) 현상을 의미하며, 여러 상황에서 정상적으로 발생하고, 잠재적인 유해 세포와 필요 이상으로 오래 존재한 세포를 제거하는 역할을 한다. 또한 손상이 세포의 DNA나 단백질에 영향을 미쳐, 세포가 치유될 수 없는 손상을 입은 경우에는 치유 불가능하게 손상된 세포가 세포자멸사에 의해 제거된다.

답 5)

27 자가면역질환에 흔히 나타나는 괴사로 옳은 것은?

1) 응고괴사
2) 액화괴사
3) 건락괴사
4) 효소성 지방괴사
5) 섬유소모양괴사

섬유소모양괴사는 결합조직을 침범하는 괴사로 특히 자가면역성 질병(류마티스 열, 결정성 다발 동맥염, 전신홍반 루푸스 등)에서 잘 나타난다. 혈관의 중막을 이루고 있는 교원 섬유와 민무늬근을 특히 잘 침범하고, 악성 고혈압 때 세동맥 벽에 이 형태의 괴사가 잘 발생한다.

답 5)

28 자극에 의해 세포에 나타나는 가역적 변화로 옳은 것은?

1) 색전
2) 괴사
3) 경색
4) 세포적응
5) 세포자멸사

세포 손상은 상해성 자극의 정도에 따라 가역성 손상을 일으키는 경한 손상으로부터 세포의 죽음에 이르는 치사성 반응까지 여러 정도를 나타낸다. 자극의 정도가 약하고, 지속시간이 짧으면 손상을 받는 세포는 원상태로 회복하는데 이런 반응을 가역성 세포 손상이라고 하며 변성이라고 불린다.

답 4)

29 세포의 크기가 작아지거나 수가 감소하게 되는 원인이라고 할 수 없는 것은?

1) 혈액공급의 감소
2) 신경지배의 단절
3) 영양섭취의 불균형
4) 장기작업량의 증가
5) 내분비자극의 소실

자극에 의해 세포질을 구성하는 성분의 손실로 세포의 크기가 작아지거나 세포의 수가 감소하는 변화를 위축(atrophy)이라고 하며, 원인으로는 혈액공급의 감소, 내분비자극의 소실, 영양섭취불균형, 신경지배의 단절, 작업량의 감소, 노령화 등이 있다.

답 4)

30 노인성 위축과 관련된 갈색위축에서 관찰되는 색소로 옳은 것은?

1) 혈색소
2) 리포푹신
3) 담즙색소
4) 아밀로이드
5) 피브리노이드

지방갈색소(lipofuscin)는 황갈색의 미세한 과립상 색소로 인지질과 단백질의 혼합으로 구성되며, 소기관 단위막의 손상을 받은 결과 세포질 내에 축적하게 된다. 심근세포, 간세포, 신경세포에서 자주 나타나며, 이때 장기들의 실질세포는 위축되는데 이를 갈색위축(brown atophy)이라고 한다.

답 2)

31 뇌하수체가 손상되었을 때 부신, 갑상샘, 난소 등에서 나타날 수 있는 세포의 변화로 옳은 것은?

1) 위축
2) 화생
3) 비대
4) 과형성
5) 이형성

내분비 자극의 소실로 인한 뇌하수체 손상으로 갑상샘, 부신, 난소 등에서 위축현상이 발생한다.

답 1)

32 **고혈압 환자에서 대동맥의 혈압이 증가하여 심장의 크기가 비정상적으로 커졌을 경우에 관찰되는 세포의 적응으로 옳은 것은?**

1) 위축
2) 비대
3) 이형성
4) 역형성
5) 과형성(증식)

비대는 장기를 구성하는 세포가 커진 결과 장기의 크기가 증가한 상태로서 세포의 복제에 의해 세포의 수가 증가하는 것은 아니다. 그 대표적인 예가 심장이나 골격근의 횡문세포는 작업 부하량의 증가에 반응하여 비대가 일어나는 것이다. 고혈압 같이 대동맥 내의 혈압이 증가하면 흔히 심장비대(cardiac hypertrophy)가 일어난다.

답 2)

33 **세포 하나하나의 용적만이 증가된 세포의 변화로 옳은 것은?**

1) 비대
2) 화생
3) 위축
4) 역형성
5) 과형성

세포의 수에는 변동 없이 세포 하나하나의 용적이 증가된 상태를 비대(hypertrophy)라고 한다.

답 1)

34 **세포 과형성이 관찰되지 않는 사례는?**

1) 빈혈 시 뼈속질
2) 간 절제 후의 간세포
3) 사춘기 여성의 유선
4) 호르몬 분비 시 자궁속막
5) 에스트로겐 분비 시기의 질상피

세포의 기능을 항진하는 자극이 세포분열을 일으키고 세포의 수적 증가를 초래하는 반응을 세포과형성이라고 하며, 세포 분열이 가능한 세포에 자극이 가해졌을 때 발생한다. 생리적 증식으로 임산부의 유선 증식, 사춘기 여성의 유방상피 증식, 대상성 증식으로 절제한 간세포 증식, 병적 증식으로 자궁속막 증식 등이 있다. 순환하는 적혈구가 감소된 상태를 빈혈이라고 하며, 말초조직에 산소공급의 감소인 저산소증을 초래하게 되며, 이는 세포의 위축을 초래하게 된다.

답 1)

35 **세포의 기능을 항진하는 자극이 세포분열을 일으키고 세포의 수적 증가를 초래하여 나타나는 변화로 옳은 것은?**

1) 비대
2) 화생
3) 위축
4) 역형성
5) 과형성

세포의 기능을 항진하는 자극이 세포분열을 일으키고 세포의 수적 증가를 초래하는 반응을 증식(과형성)이라고 하며, 세포 분열이 가능한 세포에 자극이 가해졌을 때 발생한다. 생리적 증식으로 임산부의 유전 증식, 사춘기 여성의 유방상피 증식, 대상성 증식으로 절제한 간세포 증식, 병적 증식으로 자궁속막 증식 등이 있다.

답 5)

36 임산부의 유선이 증식하거나 섬유아세포에 의한 창상 치유에서 관찰되는 세포의 변화로 옳은 것은?

1) 비대　　2) 위축
3) 변성　　4) 화생
5) 과형성증

■ ■ ■

답 5)

37 만성 자극을 극복하기 위한 방어작용으로 나타나는 세포의 변화로 옳은 것은?

1) 비대　　2) 위축
3) 변성　　4) 화생
5) 과형성증

■ ■ ■

한 형태의 성숙세포가 지속적인 자극에 의해 한 형태의 성숙한 세포에서 다른 형태의 성숙한 세포로 대치되는 현상을 화생(metaplasia)이라고 하며, 만성 자극에 노출되어 있는 호흡 기도의 점막상피, 자궁목상피 등에서 주로 관찰된다.

답 4)

38 지속적인 자극에 의해 한 형태의 성숙한 세포가 다른 형태의 성숙한 세포로 변화되는 가역적인 세포변화로 옳은 것은?

1) 증식　　2) 화생
3) 위축　　4) 비대
5) 역형성

■ ■ ■

35번 참고

답 2)

39 화생이 잘 관찰되는 장기로 옳은 것은?

1) 간　　2) 큰창자
3) 콩팥　　4) 갑상샘
5) 자궁목

■ ■ ■

35번 참고

답 5)

40 이형성증에 대한 정의로 옳은 것은?

1) 세포의 수가 증가하는 것
2) 세포의 크기가 커지는 것
3) 세포의 크기가 작아지는 것
4) 성숙세포가 다른 성숙세포로 변화되는 것
5) 세포질의 변화 없이 핵 성숙의 이상이 있는 경우

■ ■ ■

1번은 과형성, 2번은 비대, 3번은 위축, 4번은 화생에 대한 각각의 정의로 어떤 자극에 의해 세포가 적응과정에 나타나는 변화임

답 5)

41 **자궁목에서 관찰할 수 있는 화생의 종류와 정상적으로 속자궁목을 덮고 있는 상피세포가 바르게 연결된 것은?**

1) 장상피화생 – 중층편평상피
2) 편평상피화생 – 단층원주상피
3) 장상피화생 – 위중층원주상피
4) 아포크린화생 – 단층원주상피
5) 편평상피화생 – 위중층원주상피

바깥자궁목는 중층편평상피세포, 속자궁목은 단층원주상피세포로 구성되어 있다. 자궁목의 지속적인 자극에 의해 정상적인 단층섬모원주상피세포가 중층편평상피로 변화하는 편평상피화생이 발생한다.

답 2)

42 **증식된 세포들의 크기, 형태, 배열 등이 무질서하게 변화된 상태로 암의 바로 전단계로 판단되기도 하는 세포의 변화로 옳은 것은?**

1) 궤양
2) 비내
3) 화생
4) 염증
5) 이형성증

자궁목의 발암과정에서 최초로 인식될 수 있는 비정형성 변화(atypical change)가 이형성증(dysplasia)이라고 하며 정도에 따라 경도(mild), 중등도(moderate), 고도(severe)로 분류된다.

답 5)

43 **죽상동맥경화증의 주된 원인으로 옳은 것은?**

1) 칼슘
2) 단백질
3) 비타민
4) 탄수화물
5) 콜레스테롤

죽상동맥경화증은 동맥의 내막 안에 지질의 축적으로 생긴 죽종이 원인으로, 죽종을 구성하는 지질은 주로 콜레스테롤로 시간이 지남에 따라 점점 커져 동맥 내강이 좁아져 혈액 흐름을 방해하게 된다. 이로 인하여 동맥 내막의 석회침착, 내막의 궤양, 혈전형성, 동맥류 형성 등의 합병증이 동반된다.

답 5)

44 **심부전세포(Heart failure cell)가 관찰되는 장기로 옳은 것은?**

1) 간
2) 폐
3) 심장
4) 지라
5) 콩팥

만성 울혈일 경우 폐포 내로 적혈구가 유입되어 오랫동안 머물게 되는데, 이때 대식세포가 적혈구를 잡아먹고 혈철소를 가지게 되는데 이 세포를 심부전세포(Heart failure cell)라고 한다.

답 2)

45 심부전세포가 발견되는 위치와 세포내 침착물질이 맞게 연결된 것은?

1) 폐포 – 혈철소
2) 폐포 – 리포푹신
3) 심내막 – 리포푹신
4) 굴모양혈관 – 혈철소
5) 굴모양혈관 – 담즙색소

■■■

답 1)

46 알코올성 간질환에서 간세포 내에 축적되는 물질을 이르는 말로 옳은 것은?

1) 쿠퍼세포 소체
2) 러셀소체(Russel body)
3) 네그리소체(Negri body)
4) 말로리소체(Mallory body)
5) 염기호성 소체(Basophilic body)

■■■

형질세포 중에는 자신이 만든 면역글로불린이 과립세포질그물 안에 축적되어 둥근 호산성 봉입체를 만들기도 하는데, 이를 러셀소체(Russell Bodies)라고 한다. 세포 내의 단백질 축적은 특정 형태의 세포 손상에서도 볼 수 있는데, 말로리소체(Malloy body)나, 알코올 유리체(alcoholic hyaline)는 간세포 중 알코올성 간질환에서 매우 특징적인 호산성 세포질성 봉입체로, 파괴에 저항하는 중간 미세섬유들이 응집된 것으로 생각된다.

답 4)

47 간에서 분비되는 담즙에 정상적으로 존재하는 색소물질이지만 비정상적으로 증가되어 황달을 일으키는 색소로 옳은 것은?

1) 혈철소
2) 혈색소
3) 멜라닌
4) 리포푸신
5) 빌리루빈

■■■

빌리루빈은 간에서 분비되는 담즙에 정상적으로 존재하는 색소로 소변, 대변에 섞여 몸 밖으로 배설되어야 하나, 과잉으로 생산되거나 배설에 장애가 있으면 세포와 조직에 침착되는 황달 증세를 일으키게 된다.

답 5)

48 세포 내 물질 축적에 관한 설명으로 옳은 것은?

1) 외부물질의 세포 내 유입이 원인이다.
2) 간세포성 황달은 가족성으로 발생한다.
3) 리포푸신은 주로 결합조직세포에서 발견된다.
4) 멜라닌은 자외선에 노출이 많을 경우 감소한다.
5) 혈철소는 파괴된 적혈구 내의 헤모글로빈에서 유래한다.

■■■

세포내 물질 축적은 비정상적인 대사로 인한 축적, 분해효소의 결핍으로 인한 축적, 소화불능 입자의 탐식으로 인한 축적으로 분류된다. 리포푸신은 주로 심근세포, 간세포, 신경세포에서 주로 발견된다. 간세포성 황달은 간세포의 심한 손상에 의해 빌리루빈 흡수의 감소, 결합과 배설의 저하로 혈청 빌리루빈의 수치가 증가된 상태를 의미한다. 멜라닌은 자외선 노출이 많을 경우 증가한다.

답 5)

49 간세포의 세포질 내에 축적되는 물질로 H&E 염색상에서 투명하지만 다소 지저분하게 관찰되는 물질로 옳은 것은?

1) 당원
2) 지방
3) 색소
4) 점액
5) 단백질

당원이 세포내 과잉 축적되는 것은 포도당이나 당원의 대사 이상이 있는 환자에서 볼 수 있다. 당뇨병은 포도당 대사 이상의 대표적 질환으로 축적된 당원이 토리쪽세뇨관 원위부의 상피세포 안에서 보이며, 그외 심장근육세포, 랑게르한스섬의 β 세포에서도 보인다. 당원은 당원 축적질환이라고 불리는 유전성 질환의 세포들 내에서도 축적될 수 있다. 이런 질환에서는 합성 과정에서 효소의 결함이나, 당원의 파괴가 광범위한 축적과 함께 이차적 손상과 세포사를 일으킨다.

답 1)

50 단백질 대사이상으로 인한 요독증과 관련된 증상은?

1) 황달
2) 심부전
3) 질소혈증
4) 간성 혼수
5) 암모니아혈증

요독증(Uremia)은 콩팥질환이나 비정상적인 콩팥 기능 때문에 소변으로 배출되어야 할 노폐물이 배설되지 못하고 체내에 축적되어 발생하는 다양한 증상들을 지칭함.
질소혈증은 콩팥의 기능이 저하되어 질소 함유 화합물이 혈액 속에 지나치게 많은 들어 있는 상태를 지칭하며 혈액에 단백질을 제외한 질소화합물인 요소(Urea), 크레아티닌(Creatinine) 등이 비정상적으로 높다고 알려져 있다.

답 3)

51 효소결핍에 의한 대사이상 질환과 해당 물질이 맞게 연결된 것은?

1) Gaucher 병 – 당지질
2) Tay–sachs 병 – 당원
3) Nimann–Pick 병 – 당원
4) Pompe's disease – 지질
5) Glycogen storage disease – 점액다당류

Gaucher disease는 beta-glucocerebrosidase 결핍으로 인하여 이 효소가 처리해야 될 glucocerebroside가 lysosome 내에 쌓여 거대한 세포(Gaucher cell)로 변하고, 이 세포들이 지라, 간 및 뼈속질공간 등 그물내피조직(reticuloendothelial system)에 축적되어 지라비대, 간비대, 빈혈 및 골병변을 초래하는 희귀한 대사성 질환을 지칭한다.
Glycogen storage disease는 당원(글리코겐)이 체내, 특히 간, 콩팥, 근육에 축적되는 탄수화물의 선천성 대사이상 질환이며, Niemann-Pick disease은 그물내피 세포에 지질이 축적되는 질환으로 상염색체 열성으로 유전되는 질환이다.
Pompe disease는 당원이 축적되어 생기는 병이며, Tay-Sachs disease는 지질대사의 장애에 의하여 중추신경 및 기타의 장기에 지질이 축적하는 질환이다.

답 1)

52 염색질의 농축과 핵의 단편화를 특징으로 하는 세포의 죽음으로 옳은 것은?

1) 위축
2) 변성
3) 화생
4) 과형성증
5) 세포자멸사

■ ■ ■

Apoptosis라고도 불리는 세포 자멸사는 다세포 생물체에서 볼 수 있는 세포 예정사(programmed cell death)의 일종이다. 이 과정은 세포의 팽창과 균열, 세포막의 변화, 핵 단편화, 염색질 응축과 염색체 절단, 세포자멸체가 주변의 세포나 큰포식세포(macrophage)에 의해 먹히는 것(phagocytosis)으로 끝나 염증 반응을 동반하지 않는다.

답 5)

53 DNA의 손상이나 면역학적 자극에 의해 개개의 세포에서 발생하는 세포의 죽음으로 염증반응을 동반하지 않는 특징을 가지고 있는 것으로 옳은 것은?

1) 위축
2) 변성
3) 화생
4) 과형성증
5) 세포자멸사

■ ■ ■

답 5)

염증

54 알레르기, 기생충 감염이 있을 때 관찰되는 염증 세포로 옳은 것은?

1) 림프구
2) 호중구
3) 호산구
4) 호염기구
5) 큰포식세포

■ ■ ■

호산구는 알레르기와 기생충 감염 시 출현하는 세포로 기생충(창자에 있는 선충 등)을 죽이는 역할을 한다. 염증이 유발될 때 가장 먼저 병소 부위로 이동하여 미생물을 제거하는 세포는 호중구이다. 호염기구는 특히 알레르기 반응을 매개하는 세포로 알려져 있으며, 호염기구에 존재하는 혈관확장제인 히스타민은 조직으로 흐르는 혈류량을 증가시킨다고 알려져 있다.

답 3)

55 생체에 해로운 자극으로 혈관의 변화가 두드러지게 나타나는 반응으로 옳은 것은?

1) 암
2) 괴사
3) 궤양
4) 염증
5) 세포자멸사

■ ■ ■

염증(inflammation)이란 병원균, 손상된 세포 또는 자극성 물질에 대한 혈관조직의 복잡한 생물학적 반응이다.

답 4)

56 염증을 유발하는 요인이 아닌 것은?

1) 생물적 요인
2) 물리적 요인
3) 영양적 요인
4) 화학적 요인
5) 면역학적 요인

염증을 유발하는 요인으로는 물리적 자극, 기계적 자극, 화학적 자극, 생물학적 자극 등이 있다.

답 3)

57 염증의 5대 징후가 아닌 것은?

1) 발적
2) 종창
3) 발열
4) 통증
5) 수포

염증의 5대 징후는 발열(heat), 발적(redness), 종창(swelling), 통증(pain), 기능상실(loss of function)이다.

답 5)

58 염증의 5대 징후 중 혈액 성분의 삼출과 관련 있는 증상은?

1) 발열
2) 발적
3) 종창
4) 통증
5) 기능상실

종창(swelling)은 유해한 자극으로 침해된 조직의 혈관주위로 혈액의 액성 성분이 삼출되는 현상이다.

답 3)

59 결합조직에 존재하는 고정세포로 염증반응과 밀접한 관계에 있는 것으로 옳은 것은?

1) 단구, 림프구
2) 호중구, 호산구
3) 호염기구, 혈소판
4) 림프구, 큰포식세포
5) 큰포식세포, 섬유모세포

결합조직 내 고정세포성분으로는 중간엽세포(mesenchymal cell), 섬유세포 및 섬유모세포, 그물세포, 지방세포, 혈관주위세포, 비만세포, 큰포식세포, 형질세포, 색소세포 등이 있다. 고정세포란 그 수와 위치가 비교적 고정되어 있는 세포로 큰포식세포, 섬유모세포가 대표적이다.

답 5)

60 백혈구가 병소로 이동하도록 유도하는 현상으로 옳은 것은?

1) 출혈
2) 울혈
3) 누출
4) 삼출
5) 화학주성

■ ■ ■

화학주성(추화성, 유주) : 비만세포에서 탈과정된 NCF(호중구 화학주성인자, neutrophil chemotafic factor)의 자극으로 인해 백혈구가 염증 병소로 이동하는 현상, 출혈 : 혈관의 손상에 의해 혈액이 혈관 밖으로 나오는 현상, 울혈 : 몸속 장기나 조직에 혈액의 과잉 또는 비정상적으로 축적되는 현상, 삼출 : 혈관의 투과성이 비정상적으로 높아져 혈액의 세포 성분과 액체 성분이 조직이나 체강 속으로 나오는 현상으로 염증이 있을 때 관찰되는 주요한 병변, 누출 : 염증과는 관련이 없는 상태로, 혈관이 정수압이 증가하면서 혈액의 액체성분이 혈관에서 빠져나와 체강 또는 조직에 병적으로 축적되는 현상이다.

답 5)

61 급성 염증에 주로 출현하는 세포는?

1) 호중구
2) 호산구
3) 조직구
4) 형질세포
5) 호염기구

■ ■ ■

급성 염증 반응은 유해한 자극에 의해 초기에 일어나는 염증 반응을 말하며, 혈관의 손상 부위로 혈장과 백혈구의 이동이 증가된다. 이에 따른 일반적 증상으로 발열, 동통, 부종, 발적 등의 징후가 나타난다. 이러한 급성 염증 반응이 일어나게 되면 면역세포 중 1차 방어 기능을 담당하는 호중구가 염증부위로 가장 먼저 이동하여 유해 물질을 제거하게 된다.

답 1)

62 염증의 화학적 매개물질 중에서 세로토닌(serotonin)을 분비하는 세포는?

1) 혈소판
2) 림프구
3) 술잔세포
4) 형질세포
5) 호중구

■ ■ ■

답 1)

63 급성 염증 시 히스타민(histamin)을 분비하는 세포는?

1) 조직구
2) 림프구
3) 호중구
4) 비만세포
5) 형질세포

■ ■ ■

비만세포는 히스타민이나 세로토닌과 같은 혈관 활성 물질을 분비하므로 두드러기(urticaria)와 화끈거림(flushing, 작열감)이 나타난다.

답 4)

64 급성 염증의 초기에 작용하는 화학적 중개물질로써 비만세포와 혈소판에서 생산, 방출되어 혈관을 확장시켜 혈관투과성을 높이는 데 관여하는 물질은?

1) 히스타민
2) 산소자유기
3) 브라디키닌
4) 용해소체효소
5) 프로스타글란딘

히스타민은 기관지 민무늬근 수축, 혈관투과성 항진, 점액분비의 증가를 일으킨다. 이 물질들은 초기 5~30분의 조직 반응을 일으키며 60분 이내에 소실된다.

답 1)

65 염증의 화학적 중개물질 중 비만세포의 세포질 내 존재하는 혈관 확장 물질은?

1) 키닌
2) 보체
3) 류코드리엔
4) 히스타민
5) 프로스타글란딘

61번 참고

답 4)

66 점막조직 깊은 곳까지의 손상되어 조직이 결손된 상태를 이르는 말로 옳은 것은?

1) 암
2) 괴사
3) 궤양
4) 미란
5) 종창

염증, 괴사로 인해 상피 조직이 탈락하여 조직 표면이 국소적으로 손상되거나 함몰된 것을 의미한다. 궤양은 조직의 염증이 진행되어 발생하거나 조직으로의 산소 및 영양분의 공급이 원활하게 이루어지지 못해 발생하게 된다. 궤양은 피부를 비롯하여 소화기, 호흡기, 심혈관, 비뇨생식기 등에 발생한다.

답 3)

67 질병 중 화농성 염증을 일으키는 것은?

1) 매독
2) 임질
3) 결핵
4) 나병
5) 트리코모나스 감염

화농성 염증이란 농, 고름을 동반한 염증을 의미한다. 임질은 대표적 성병으로 임질 구균 감염자와의 성관계로 인해 전염된다. 임질 구균에 감염 시 남성의 경우 화농성 요도염이 가장 빈번하게 나타난다. 이 경우 감염 후 2~7일 정도가 지난 뒤 배뇨통을 동반한 농성 분비물이 요도를 통해 배출된다. 여성의 경우 임질 구균 감염 시 자궁목염의 증상이 나타나며 질을 통해 농성 분비물이 배출된다. 노한 물임이 될 수도 있다.

답 2)

68 연쇄상 알균의 감염과 밀접한 관련이 있는 염증으로 옳은 것은?

1) 화농성 염증
2) 괴사성 염증
3) 출혈성 염증
4) 육아종성 염증
5) 세포증식성 염증

포도상 알균과 연쇄상 알균과 같은 그람양성 알균의 감염으로 화농성 염증을 유발한다.

답 1)

69 염증의 가장 초기에 나타나는 염증으로 저단백성 액체의 유출이 특징인 것으로 옳은 것은?

1) 궤양
2) 장액성 염증
3) 화농성 염증
4) 출혈성 염증
5) 섬유소성 염증

가장 초기의 염증 시에 액상 삼출물이 나오게 되는데 이것을 장액성 염증이라 부른다. 이후에 섬유소가 유출되면 이를 섬유소성 염증이라고 한다. 급성 염증의 마지막에는 혈관으로부터 호중구가 빠져나와 손상 부위로 이동하여 화농성 염증을 유발한다.

답 2)

70 다형핵 백혈구가 많이 관찰되는 염증으로 옳은 것은?

1) 위막성 염증
2) 화농성 염증
3) 점액성 염증
4) 출혈성 염증
5) 섬유소성 염증

화농성 염증은 화농을 일으키는 염증성 병변으로 화농(농을 만듦)은 액화괴사에 의해 형성되며 농양(abscess)은 화농이 피막을 형성하며 주변과 경계를 지은 상태를 만들며 그 중심에 호중구 침윤을 동반한다.

답 2)

71 만성 염증 시 나타나는 조직학적 변화로 옳지 않은 것은?

1) 호중구의 침윤
2) 림프구의 침윤
3) 결합조직의 증가
4) 큰포식세포의 침윤
5) 섬유모세포의 증식

호중구의 침윤은 급성 염증 시 나타나며 화농성 염증을 발생시킨다.

답 1)

72 종양세포나 바이러스에 감염된 세포를 죽이는 세포는?

1) B-림파구
2) 비만세포
3) 큰포식세포
4) 수지상세포
5) 자연살해세포

자연살해 세포(natural killer, NK Cell)는 T-세포에서 기원한다고 알려져 있으며 세포독성 림프구 모양의 세포이다. 이것은 세포 살해 기능을 갖는 세포로 여러 종류의 종양 세포에 대해서 비특이적으로 반응하여 암세포를 살해하는 능력도 있다.

답 5)

73 만성 염증 시 주로 관찰되는 세포로 옳은 것은?

1) 호중구
2) 호산구
3) 림프구
4) 호염기구
5) 비만세포

■ ■ ■

만성 염증의 3대 요인은 결합조직의 증가, 림프구, 형질세포, 큰포식세포의 침윤임

답 3)

74 만성 염증 시 나타나는 현상에 해당되는 것은?

1) 통증
2) 고열
3) 림프구 증가
4) 짧은 지속시간
5) 백혈구 유주현상

■ ■ ■

70번 참고

답 3)

75 만성 염증을 관찰할 수 있는 대표적인 병변으로 옳은 것은?

1) 혈종
2) 육아종
3) 림프종
4) 흑색종
5) 지방종

■ ■ ■

만성 염증의 대표적인 염증은 육아종성 염증이며, 림프종, 흑색종, 지방종은 종양이다.

답 2)

76 만성 육아종 염증을 일으킬 수 있는 질환은?

1) 결핵
2) 루푸스
3) 당뇨병
4) 피부경화증
5) 포도상알균 감염증

■ ■ ■

육아종성 염증의 대표적인 예는 결핵이다. 피부경화증과 루푸스는 자가면역 질환의 하나이고 당뇨병은 만성 소모성 질환이며 포도상구균의 감염은 급성 염증을 유발한다.

답 1)

77 육아종성 염증 질환으로 묶인 것은?

1) 당뇨병–암–괴양
2) 관절염–당뇨병–암
3) 결핵–나병–진균증
4) 동맥경화–석회화–암
5) 고혈압–당뇨병–동맥경화증

■ ■ ■

염증은 감염성 질병과 관련되어 발생한다. 동맥경화, 고혈압은 순환기 장애에 의해 유발되기 때문에 염증과는 상관이 없고 당뇨병도 호르몬의 작용과 관련된 질병임으로 염증과 무관하다. 암은 증식성 질환이다.

답 3)

78 **결핵 감염과 관계없는 것은?**

1) 응고괴사
2) 결핵육아종
3) 랑거한스거대세포
4) 감염부위의 석회화
5) 상피모양세포(유상피세포)

결핵은 육아종성 염증을 대표하는 질병으로 중앙 부위에 건락괴사를 유발한다.

답 1)

79 **조직상에서 변형된 큰포식세포인 상피모양세포(유상피세포) 주위에 림프구와 형질세포가 둘러싸고 있으며, 랑그한스 세포와 건락괴사가 특징인 조직 병변은?**

1) 수복
2) 괴사
3) 궤양
4) 급성 염증
5) 만성 염증

결핵은 만성 염증의 한 형태로 육안으로는 치즈덩어리처럼 연하고, 부스러지기 쉬운 회백색의 밀가루 반죽 또는 치즈같이 보이므로 건락(치즈모양) 괴사라고 묘사하고 있다. 이 괴사는 결핵균에 대한 면역 반응으로 상피 모양으로 변형된 대식구인 상피모양세포(epithelioid cell)에서 기원한 단백분해효소에 의한다.

답 5)

80 **간경화증과 관련된 임상적으로 관찰되는 병변과 거리가 먼 것은?**

1) 복수
2) 지라종대
3) 간의 종대
4) 식도 정맥류
5) 간의 섬유화

간경화로 발전하면 간에 결합조직의 증가로 간이 위축됨

답 3)

81 **알레르기성 질환으로 옳은 것은?**

1) 잠함병
2) 규폐증
3) 심근경색증
4) 기관지 천식
5) 급성 토리 콩팥염

잠함병은 갑작스런 압력의 변화로 혈액 내 가스전색이 발생하여 생기는 병이고 규폐증은 폐에 규소가 지속적으로 침착됨으로 유발되는 질병이며 심근경색증은 관상동맥에 경색으로 인해 혈액공급이 되지 않아서 발생하는 질병임, 급성 사구체 신염은 다양한 원인에 의해 사구체에 PMNs이 침윤이 증가됨으로 발생한다.

답 4)

82 **육아조직에서 주로 관찰되는 세포로 옳은 것은?**

1) 형질세포
2) 큰포식세포
3) 섬유모세포
4) 횡문근육세포
5) 중층편평상피세포

육아조직은 수복과정에서 나타나는 조직으로 혈관의 신생 및 증가, 다수의 섬유모세포가 관찰된다.

답 3)

83 조직의 재생과 수복과정에서 손상부위를 대치하는 새로운 조직은?

1) 석회화 2) 반흔조직
3) 육아조직 4) 신경조직
5) 연골조직

■■■
손상된 조직이 재생과 수복과정에서 육아조직으로 바뀌고 치유과정을 거쳐 반흔조직으로 변한다.

답 3)

84 새로운 혈관의 생성과 섬유모세포에 의한 결합조직이 증식되는 과정으로 옳은 것은?

1) 화생 2) 석회화
3) 과형성증 4) 반흔형성
5) 조직수복

■■■
육아조직은 수복과정에서 나타나는 조직으로 혈관의 신생 및 증가, 다수의 섬유모세포가 관찰된다.

답 5)

85 재생능력이 강한 세포로 옳은 것은?

1) 뼈세포 2) 신경세포
3) 근육세포 4) 콩팥세포
5) 조혈줄기세포

■■■
세포는 불안정세포, 안정세포, 영구세포로 구분할 수 있고 재생능력이 강한 것은 불안정세포의 특징이다.

답 5)

86 손상을 받으면 재생될 수 없는 영구세포에 해당되는 것으로 옳은 것은?

1) 간엽세포 2) 지방세포
3) 위성 세포 4) 심장근육세포
5) 조혈간세포

■■■
영구세포에는 신경세포, 뼈대근, 심근 등이 있다.

답 4)

87 영구세포에 해당하는 것으로 짝지어진 것은?

1) 간, 신, 폐
2) 모낭세포, 생식세포, 기저세포
3) 신경세포, 심근세포, 뼈대근세포
4) 뼈모세포, 연골모세포, 섬유모세포
5) 내피세포, 조혈줄기세푸, 상피세포

■■■
83번 참고

답 3)

88 불안정세포에 속하는 것으로 옳은 것은?

1) 뼈대근
2) 간세포
3) 기저세포
4) 신경세포
5) 섬유모세포

불안정세포에는 외피, 장상피, 모근과 같은 정상 세포와 줄기세포가 이에 해당된다.

답 3)

89 폐울혈 때 출현하는 심부전세포나 결핵결절에서 관찰되는 유상피세포와 같은 세포를 지칭하는 세포로 옳은 것은?

1) 림프구
2) 간엽세포
3) 큰포식세포
4) 섬유모세포
5) 혈관내피세포

좌심부전에 의해 폐에 울혈이 발생하게 되고 이때 폐포강 내로 빠져나온 적혈구를 폐포큰포식세포가 탐식하게 된다. 이런 큰포식세포를 심부전세포가 하며, 유상피세포도 큰포식세포로 형태학적으로 상피세포와 유사하여 유상피세포로 불리게 되었다.

답 3)

면역질환

90 자가면역 질환에 속하는 것으로 옳은 것은?

1) 결핵
2) 매독
3) 급성 폐렴
4) 류마티스 관절염
5) 후천성 면역 결핍증

결핵과 매독은 육아종성 염증을 일으키는 감염성 질환이고 후천성 면역결핍 증후군은 HIV의 감염에 의해 발생한다.

답 4)

91 세포성 면역과 관련 있는 과민반응으로 옳은 것은?

1) 제I형 반응
2) 제II형 반응
3) 제III형 반응
4) 제IV형 반응
5) 제VI형 반응

I형 과민반응은 항원노출에 의해 20~60분 이내에 나타나는 즉시형 과민반응임(아나필라스쇼크, 천식) II형 과민반응은 세포표면에 있는 항원에 항체를 생성 · 결합하여 전형적인 보체계를 활성화하여 세포를 파괴하는 세포독성을 일으킴(Rh 부적합증(신생아의 용혈성 빈혈), 그레이브스병, 중증근무력증) III형 과민반응은 면역복합체에 의한 조직손상임(루푸스, Arthus 반응) IV형 과민반응은 감작된 T세포에 의해 일어나는 지연형 과민반응(튜버클린 반응)

답 4)

92 자가 면역질환에 속하지 않는 질병은?

1) 급성 콩팥염
2) 다발성 근염
3) 류마티스 관절염
4) 하시모토 갑상샘염
5) 전신성 홍반성 낭창

급성 콩팥염은 감염에 의해 발생한다.

답 1)

순환장애

93 혈관 내에 혈액이 응고된 덩어리가 형성되는 것은?

1) 충혈
2) 울혈
3) 혈전
4) 색전
5) 쇼크

충혈(hyperemia) : 동맥과 세동맥이 확장되어 동맥 내에 혈액이 저류되어 있는 상태이다.
울혈(congestion) : 정맥이 확장되어 혈액이 정맥 내에 저류되어 있는 상태이다.
혈전(thrombus) : 혈관 내에 혈액 응고물이 존재하는 것이다.
색전(embolus) : 혈관 내에 혈전 등 혈액이외의 물질이 존재하는 것이다.
쇼크(shock) : 급성 순환장애로 인해 세포와 조직에 필요한 혈액의 공급이 차단되어 대사 장애가 생긴 순환장애 상태이다.

답 3)

94 혈관 내에서 용해되지 않는 물질로 인한 순환장애를 의미하는 말로 옳은 것은?

1) 충혈
2) 울혈
3) 출혈
4) 쇼크
5) 색전증

출혈은 혈액 성분이 혈관 밖으로 나가 있는 상태이다.

답 5)

95 혈관의 폐쇄로 인해 조직이 괴사된 상태를 일컫는 말로 옳은 것은?

1) 충혈
2) 울혈
3) 출혈
4) 색전
5) 경색

혈관 내에 존재하는 색전이 말초혈관에 막아서 막힌 혈관 이후에 분포하는 조직이 괴사된 상태를 경색이라 한다.

답 5)

96 간경화 시 나타나는 식도정맥류와 관련된 것은?

1) 충혈　　2) 울혈
3) 허혈　　4) 혈전
5) 측부순환

간경변증이나 문맥 혈전증 등에 의해 혈류의 측부순환이 발달하게 된다.

답 5)

97 동맥혈관의 확장으로 나타나는 순환장애로 염증에서 관찰되는 발적(redness)의 원인이 되는 것으로 옳은 것은?

1) 출혈　　2) 충혈
3) 울혈　　4) 색전
5) 쇼크

충혈(hyperemia) : 동맥과 세동맥이 확장되어 동맥 내에 혈액이 저류되어 있는 상태이다.

답 2)

98 복강 내에 액체가 저류되는 복수와 밀접한 관계에 있는 질환으로 옳은 것은?

1) 위염　　2) 담석증
3) 간경변증　　4) 동맥경화증
5) 자궁속막염

문맥계의 정수압의 증가되어 복수가 차거나 간세포에서 만들어지는 혈장알부민의 감소로 인해 삼투압의 감소로 인해 복수가 생기게 된다.

답 3)

99 파종성 혈관 내 응고 순환장애가 관찰되는 원인으로 옳은 것은?

1) 부종　　2) 충혈
3) 울혈　　4) 쇼크
5) 혈전

쇼크는 산소결핍에 의해 실질세포의 괴사와 출혈, 파종성 혈관내 응고(DIC) 형성으로 여러 장기의 손상을 일으킨다.

답 4)

100 동맥이 폐쇄되어 혈액이 급격히 차단되어 일어나는 조직의 상태로 옳은 것은?

1) 울혈　　2) 허혈
3) 혈전　　4) 출혈
5) 경색

혈액공급의 차단으로 조직 내가 빈혈 상태로 되는 것을 허혈이라 한다.

답 2)

101 정맥혈관이 확장하여 정맥혈이 정체되는 현상으로 옳은 것은?

1) 출혈 2) 충혈
3) 울혈 4) 색전
5) 쇼크

■ ■ ■
울혈(congestion) : 정맥이 확장되어 혈액이 정맥 내에 저류되어 있는 상태이다.

답 3)

102 염증반응, 세동맥의 부분이완, 혈액흐름의 막힘 등으로 인해 신체의 한 부분에서 혈액이 많아지고 병소부위가 붉게 변화하는 현상은?

1) 울혈 2) 충혈
3) 혈전 4) 출혈
5) 경색

■ ■ ■
충혈(hyperemia) : 동맥과 세동맥이 확장되어 동맥 내에 혈액이 저류되어 있는 상태이다.

답 2)

103 출혈의 원인에 해당하지 않는 것은?

1) 감염 2) 외상
3) 혈우병 4) 동맥경화증
5) 파종성 혈관내 응고 증후군

■ ■ ■
파종성 혈관내 응고는 쇼크에서 혈관 내에서 관찰되는 대표적인 병변이다.

답 5)

104 색전증을 일으키는 원인 중 가장 많은 것은?

1) 가스 2) 공기
3) 종양 4) 골절
5) 혈전

■ ■ ■
가스는 고압에서 질소가 용해되지 않고 기포가 되어 생성되며, 정맥 내 주사 시 유입된 공기에 의해서도 혈전이 생긴다.
종양세포가 혈류로 유입되어 형성되기도 하며 파괴된 뼈조직 내 지방도 혈전을 생성하고 가장 빈번한 것은 혈전으로 인한 색전이다.

답 5)

105 혈액응고물이 혈류를 감소하거나 차단하여 장기와 조직에 허혈성 손상을 유발시키는 현상은?

1) 충혈 2) 울혈
3) 경색 4) 색전증
5) 혈진증

■ ■ ■
경색증은 동맥의 폐색이나 정맥의 폐색에 의해 발생하며, 허혈성 응고 괴사형태를 취한다.

답 3)

106 조직 내의 출혈로 인해 혈액성분이 응고되어 있는 병리적인 상태를 일컫는 것으로 옳은 것은?

1) 혈전
2) 혈종
3) 혈관종
4) 육아종
5) 황색종

■ ■ ■
혈관종은 혈관의 양성 종양이고 황색종은 콜레스테롤과 때로는 동시에 다른 지질이 피부에 침착하여 생기는 황색의 양성 종양이다.

답 2)

107 혈전 형성의 주된 원인이며 혈관내피세포 손상을 일으키는 대표적인 질환으로 옳은 것은?

1) 급성 백혈병
2) 동맥경화증
3) 면역결핍증
4) 심근경색증
5) 혈소판증가증

■ ■ ■
혈전을 일으키는 원인으로는 혈관내피세포의 손상, 혈류의 변화, 혈액응고능의 변화 등이다.

답 2)

108 혈전이 생성되는 원인과 거리가 먼 것은?

1) 혈류의 변화
2) 혈액의 정체
3) 혈관내피의 손상
4) 혈액응고의 항진
5) 섬유소용해계의 항진

■ ■ ■
혈관이나 심장에서 혈액이 굳어져 생긴 덩어리를 혈전이라 한다. 혈전형성의 기전으로는 1) 혈관내피세포의 손상, 2) 혈류의 변화, 3) 혈액응고능의 변화 등이 중요하며, 이들을 비르효(Virchow)의 3 조건이라고 한다. 특히 혈관내피의 손상이 가장 중요하다.

답 5)

109 혈전이 원인이 되어 발생하는 순환장애로 옳은 것은?

1) 충혈
2) 울혈
3) 허혈
4) 혈종
5) 색전증

■ ■ ■
혈관 내에 존재하는 색전이 말초혈관에 막아서 막힌 혈관 이후에 분포하는 조직이 괴사된 상태를 경색이라 한다.

답 5)

110 골절로 인해 주변 혈관이 손상되어 발생하는 색전증으로 옳은 것은?

1) 폐색전증
2) 지방색전증
3) 공기색전증
4) 양수색전증
5) 전신색전증

■ ■ ■
정맥에서 생성된 색전이 주로 폐에서 막혀 발생하는 색전증을 폐색전증이라 하고 출산 중에 혈관손상으로 양수가 혈관 내로 유입되어 색전을 유발한 것을 양수색전증이라 한다. 그리고 혈관주사의 잘못으로 다량의 공기가 혈관 내로 유입되어 색전을 유발하는 경우를 공기색전증이라고 한다.

답 2)

111 동맥성 색전으로 발생하는 경색증 발생 부위에 해당되지 않는 장기는?

1) 폐　　2) 뇌
3) 하지　　4) 콩팥
5) 장간막

정맥에서 생성된 색전이 주로 폐에서 막혀 발생하는 색전증을 폐색전증이라 한다.

답 1)

112 가스 색전증을 일으킬 수 있는 질병은?

1) 골절　　2) 잠함병
3) 간경변증　　4) 석면폐증
5) 기관지 천식

잠수상태에서 수면쪽으로 갑작스러운 상승으로 인해 혈액 내에 존재하는 액체상태의 질소가 기체상태로 되어 혈관 내에 존재하는 질병을 잠함병이라고 한다.

답 2)

113 징맥에서 발생한 혈전이 색전증을 유발하는 주된 장기는?

1) 간　　2) 뇌
3) 폐　　4) 심장
5) 콩팥

정맥에서 생성된 색전이 주로 폐에서 막혀 발생하는 색전증을 폐색전증이라 한다.

답 3)

114 색전증을 유발할 수 있는 물질과 원인에 대하여 맞게 연결된 것은?

1) 혈전－출혈　　2) 지방－골절
3) 공기－분만　　4) 가스－위궤양
5) 양수－임신 초기

혈전은 동맥경화증, 공기는 주사, 양수는 분만, 가스는 잠수에 의해 발생한다.

답 2)

115 색전증을 유발하는 가장 흔한 원인은?

1) 혈전　　2) 지방
3) 공기　　4) 가스
5) 종양

답 1)

116 골절이나 심한 외상 후 뇌, 콩팥, 폐색전을 초래하는 순환기 장애로 옳은 것은?

1) 폐색전증　　2) 양수색전증
3) 공기색전증　　4) 지방색전증
5) 전신성 색전증

■■■

색전증이란 심장과 혈관 내에서 형성된 혈전과 혈관 밖에서 혈관 내로 들어온 이물질이 혈류를 타고, 다른 말초 혈관내강을 차단하여 혈액의 흐름을 방해하는 것이다. 색전이 되는 이물질의 종류로는 혈전이 가장 많으며, 조직조각(골수부분, 종양부분, 지방부분, 양수 등), 기생충, 세균, 공기와 질소 등의 기체 등이 있으며, 이물질의 종류에 따라 색전의 종류가 분류된다.
지방성 색전증(fat embolism)은 외상에 의한 골절 시, 피하지방조직의 파열로 유리된 지방이 손상된 정맥을 통해 혈관으로 유입되는 것을 말한다.

답 4)

117 고지혈증이 호발인자이며 혈관벽의 탄력성 감소와 내강 패쇄 및 색전증을 유발할 수 있는 것은?

1) 간경화증　　2) 동맥경화증
3) 급성 백혈병　　4) 심근경색증
5) 혈소판증가증

■■■

동맥경화증(arteriosclerosis)은 고지혈증과 같은 지질대사이상으로 동맥벽에 지질, 특히 콜레스테롤이 축적하여 혈관벽은 점차 두꺼워지고 혈관의 내강은 좁아지며, 동맥이 탄력을 잃고 섬유화되고 딱딱하게 변하는 것을 말하며, 허혈성 심질환과 뇌혈관질환의 주요 원인이다.

답 2)

118 경색이 잘 발생되지 않는 장기로 옳은 것은?

1) 뇌　　2) 심장
3) 간　　4) 지라
5) 콩팥

■■■

경색증은 동맥의 폐색이나 정맥의 폐색에 의해 발생하는, 즉 동맥혈의 공급이나 정맥혈의 유출이 갑자기 감소된 경우 허혈성 괴사가 생기는 것을 말한다. 주로 동맥혈의 차단에 의한 것이 많으며, 지라, 콩팥, 폐, 위장관, 심장, 뇌에 발생한다. 간은 간동맥과 문정맥에 의한 이중 혈액공급을 받는 장기이므로 경색이 잘 발생하지 않는다.

답 3)

119 장기나 조직의 국소적인 허혈성 괴사로 심근이나 뇌에서 흔히 발생하는 순환장애로 옳은 것은?

1) 충혈　　2) 울혈
3) 경색　　4) 색전증
5) 혈전증

■■■

경색증은 동맥의 폐색이나 정맥의 폐색에 의해 발생하는 허혈성 괴사로 주로 심근이나 뇌에서 발생한다.

답 3)

120 심장, 콩팥과 같은 실질조직에서 색전이 혈관을 막아서 흔하게 나타나는 경색의 종류로 옳은 것은?

1) 폐혈경색
2) 적색경색
3) 무균경색
4) 백색경색
5) 출혈경색

지라와 콩팥에서 초기에는 적색경색이 발생하지만 시간이 흐름에 따라 육안으로 관찰되는 부채꼴 모양의 쐐기상, 국소성의 회백색 괴사 부위인 빈혈성 경색으로 발전하며, 혈액이 그 부위에 거의 없어 백색으로 변하여 백색 경색(white infarct)이라고 한다. 백색 경색(빈혈성 경색, anemic infarction)은 동맥의 폐쇄로 인하여 발생, 허혈(빈혈)에 의해 괴사에 빠지며 주로 심장, 지라, 콩팥 등의 실질조직에 발생한다.

답 4)

121 경색의 주원인이 되는 것은?

1) 공기
2) 혈전
3) 세균
4) 기생충
5) 종양세포

혈전이 부착 부위에서 떨어져 색전증(embolism)을 일으켜 심근경색 같은 심각한 질환을 초래할 수도 있다. 폐색전증을 일으키는 경우는 다리정맥에서 떨어져 나온 혈전에 의한 경우가 가장 흔하다. 따라서 혈전은 혈관 내 이물질인 색전의 주원인 물질이 되어 혈관 속을 흐르다가 성장하여 점차 커지므로 혈관을 폐쇄하여 작은 혈관을 막아 허혈성 괴사를 일으키는 경색의 주 원인이 된다.

답 2)

122 세포내 수분과다나 정맥 정수압 증가로 발생하는 순환장애로 옳은 것은?

1) 충혈
2) 울혈
3) 부종
4) 경색
5) 혈전증

부종이란 세포내 수분과다나 정맥 정수압 증가로 세포 사이 간질이나 체강(복막강, 흉강, 늑막강) 내에 체액이 비정상적으로 증가 또는 과다하게 저류되는 순환장애를 말한다.
혈관 밖으로 빠져 나온 체액의 비중이 1.020 이상이고 단백 함유량이 4% 이상인 것을 삼출액(exudate)이라고 하고, 심장 또는 콩팥기능장애로 인한 혈류 역동학적 이상에 의해 비중(1.012)과 단백량이 그 이하인 것을 여출액(transudate)이라 한다.

답 3)

123 좌심실기능 상실 시 부종이 발생하는 장기로 옳은 것은?

1) 폐
2) 간
3) 뇌
4) 콩팥
5) 갑상샘

폐는 간질의 지지조직이 별로 없어서 심부전증 같이 혈류의 변동이 생기면 혈관 내 정수압의 증가로 부송이 쉽게 발생할 수 있다. 좌심실 기능 부전은 폐정맥압을 상승시키고 폐부종을 발생시키며, 우심실 부전 시에는 정맥울혈이 증가하고 정맥귀환이 감소하여 말초부종이 나타나게 된다.

답 1)

124 부종의 발생 원인으로 옳지 않은 것은?

1) 나트륨 저류
2) 림프관 폐쇄
3) 정맥정수압 증가
4) 혈관내 압력 저하
5) 혈장삼투압 감소

■ ■ ■

부종의 원인으로는 1) 정맥 정수압의 증가(울혈성 심부전, 정맥폐색), 2) 혈중 교질삼투압이 감소(간경변증, 신증후군), 3) 림프관 폐색에 의한 부종, 4) 모세혈관 투과성의 항진(염증) 등이 있다.

답 4)

125 단백함량이 높고 용액 내 세포성분이 풍부하며 화농성 세균의 감염 시 나타나는 염증산물로 옳은 것은?

1) 혈액
2) 수액
3) 삼출액
4) 여출액
5) 사이질액

■ ■ ■

염증 초기에는 혈관 내 정수압이 증가하거나 혈관 내 삼투압이 감소하게 되면 혈관투과성(permeability)이 증가하여 단백질이 낮은 혈장 성분이 모세혈관 밖으로 나가게 되는 액상물질을 여출액(transudate)이라 한다. 그러나 염증이 진행되면서 혈관 밖으로 세포와 단백질 함량이 높은 혈장성분이 빠져나가는 것으로, 이때 배출된 물질을 삼출액(exudate)이라 한다.

답 3)

126 여출액의 특징으로 옳은 것은?

1) 염증성 반응
2) 세포 성분 풍부
3) 비중 1.015 이하
4) 혈관 투과성 증가
5) 단백질 종류는 정상혈장과 같다.

■ ■ ■

삼출액(exudates)과 여출액(transudates)의 비교

	혈장	여출액	삼출액
혈관의 투과성	–	정상	증가
단백량	6~7 g/dL	0~1.5 g/dL	1.5~6 g/dL
단백의 종류	혈중 모든 단백	알부민	혈중 모든 단백
피브린	없음	없음	있음
비중	1.027	1.010~1.015	1.015~1.027
세포들	혈액세포들	없음	염증세포들

답 3)

127 저혈액량 쇼크의 원인이 아닌 것은?

1) 심한 설사
2) 심한 구토
3) 넓은 범위의 3도 화상
4) 동맥파열에 의한 출혈
5) 세균독소나 알레르기에 의한 혈관 확장

■ ■ ■

저혈액량 쇼크(hypovolemic shock)란 급격하게 대량의 혈액을 잃어 혈관 내 효과적이 혈량이 감소하여 발생하는 쇼크이며, 그 원인은 심한 설사, 심한 구토, 화상, 탈수, 열사병 등에 의한 심한 수분의 소실, 그리고 외상에 의한 내장파열과 동맥의 파열 등과 같은 급격한 대출혈 등을 들 수 있다.

답 5)

128 쇼크의 원인이 아닌 것은?

1) 급격한 출혈
2) 다량의 수분 손실
3) 심장의 수축력 저하
4) 척추손상에 의한 신경장애
5) 세균 감염에 의한 화농성 염증

쇼크는 급성 순환장애로 인하여 세포와 조직에 필요한 혈액을 공급할 수 없게 되었기 때문에 전신의 세포와 조직이 저산소 상태가 되어, 대사에 장애가 생긴 순환 상태를 말한다. 1차성 쇼크는 일과성의 실신 상태를 가져오는 경우이며, 그 기전은 혈관신경성 반응(angioneurotic reaction)에 의한 것으로, 외상을 입은 뒤 혹은 갑작스런 정신적인 쇼크를 받았을 때 즉시 발생하는 경우이다. 2차성 쇼크는 말초 순환 장애로 순환 혈량의 감소, 모세혈관의 투과성 항진, 혈액농축 등이 일어난 후 발생한다. 원인으로는 심장 장애, 외상, 외과수술에 의한 출혈, 세균 또는 내독소, 알레르기, 화상, 약물 중독 등이 있다.

답 5)

종양

129 종괴가 피막에 의해 잘 경계되어 있고 발육속도가 느리며 팽창성 성장하는 종양으로 옳은 것은?

1) 흑색종
2) 양성 종양
3) 악성 종양
4) 상피성 악성 종양
5) 비상피성 악성 종양

양성 종양과 악성 종양의 비교

	양성 종양	악성 종양
분화도 /역형성	분화도 좋음 (원조직과 유사)	분화도 다양, 역형성
성장 속도	서서히 진행	빠르게 진행
성장 양상	팽창성, 압박성	침윤성
전이 유무	전이 없음	전이함
분자 병리	DNA 정상, 정상 핵형	DNA 증가, 비정상 핵형
예후	생명에 지장이 없음 (뇌종양 제외)	생명에 치명적

답 2)

130 종양조직이 주위 조직을 밀어내면서 증식하는 형태로 옳은 것은?

1) 원발성 발육
2) 이행성 발육
3) 파종성 발육
4) 팽창성 발육
5) 침윤성 발육

■ ■ ■

종양의 발육, 성장 양상을 비교해 보면 양성 종양은 종양 조직이 하나의 덩어리로서 주변의 정상조직을 헤치듯 밀어내며 발육하는 팽창성 발육을 하며 직접적인 피해를 주지는 않으나, 악성 종양은 주위 조직 사이로 침윤하듯이 발육하는 침윤성 발육을 하여 주위조직을 파괴하며, 직접적인 피해를 입히며, 증식하고 발육속도도 빠르다.

답 4)

131 종양 경계가 뚜렷하고 단순히 주위 조직을 압박하는 형태로 성장하는 종양으로 옳은 것은?

1) 샘종－양성 종양
2) 흑색종－악성 종양
3) 샘암종－상피성 악성 종양
4) 지방육종－비상피성 악성 종양
5) 섬유육종－비상피성 악성 종양

■ ■ ■

종양 경계가 분명하며, 단순히 주위 조직을 압박하는 형태의 종양은 양성 종양이다.
양성 종양은 실질세포의 이름에 접미어 단순한 "종"(oma)을 붙여 표시한다. 근, 골, 연골, 지방, 혈관, 림프 및 섬유 조직 등에서 발생하는 양성 비상피성(간엽성) 종양은 각각 근종(myoma), 골종(osteoma), 연골종(chondroma), 지방종(lipoma), 혈관종(hemangioma), 림프관종(lymphangioma) 및 섬유종(fibroma) 등으로 명명한다. 샘을 구성하는 상피세포에서 유래한 양성 종양을 샘종 또는 선종(adenoma)이라고 한다.

답 1)

132 악성 종양으로 옳은 것은?

1) 샘종
2) 수막종
3) 혈관종
4) 신경초종
5) 연골육종

■ ■ ■

악성 종양은 어간에 접미어 육종 또는 암종을 붙인다. 상피세포 기원의 악성 종양은 암종(carcinoma)이라고 한다. 샘상피에서 기원하는 것은 샘암종(adenocarcinoma)이라 부르고, 편평세포에서 발생하는 것은 편평세포암종(squamous cell carcinoma)이라고 한다. 간엽조직에서 발생한 비상피성 악성 종양을 육종(sarcoma)이라고 한다. 예를 들어 섬유육종(fibrosarcoma), 지방육종(liposarcoma), 평활근육종(leiomyosarcoma), 횡문근육(rhabdomyosarcoma) 등이다.

답 5)

133 악성 종양의 전이 방법이 아닌 것은?

1) 혈행성
2) 접촉성 전이
3) 파종성 전이
4) 시냅스성 전이
5) 림프관성 전이

■■■

악성 종양의 가장 중요한 특성은 종양세포가 원발 부위에서 다른 부위로 확산, 또는 전이(metastasis)를 하는 것이다. 암의 전이 방법은 1) 직접 파종성 전이 2) 림프성 전이 3) 혈행성 전이가 있다.

답 4)

134 여성 환자가 유방에 혹이 만져져 내원해서 검사한 결과, 섬유샘암종(fibroadenocarcinoma)으로 진단되어 유방절제술을 시행하였다. 전이 유무를 확인하기 위해서 가장 많이 의심해야 하는 경로로 옳은 것은?

1) 림프성 전이
2) 이식성 전이
3) 지방성 전이
4) 파종성 전이
5) 혈행성 전이

■■■

림프성 전이는 국소림프절부터 침범한다. 유방암의 경우는 유방의 외측상방에 많이 발생하므로 동측의 액와부 림프절 전이를 일으키는 것이 많다.

답 1)

135 암을 유발하는 원인 인자 중 인유두종 바이러스(human papilloma virus, HPV)가 일으키는 암으로 옳은 것은?

1) 큰창자암
2) 이자암
3) 혈액암
4) 전립샘암
5) 자궁목암

■■■

발암성, 바이러스로는 아래와 같다.

1) 성인 T 세포 백혈병 : RNA 바이러스인 HTLV-1 바이러스
2) 버킷(burkitt) 림프종과 비인두암종 : EB(Epstein-Barr) 바이러스에 의해 발생
3) 자궁목암 : HPV(인유두종 바이러스), 헤르페스 바이러스군
4) 간암 : B형 간염(=혈청형 간염), C형 간염(수혈성 간염) 바이러스

답 5)

136 종양 표지자 중 큰창자암의 표지인자로 옳은 것은?

1) CEA
2) AFP
3) CA125
4) CA19-9
5) Acid phosphatase

■■■

종양 표지자는 정상세포나 양성 종양에서는 거의 만들어지지 않고 악성 종양에서 생산되는 특정 물질로 사람의 혈액 속에서 이러한 물질의 농도를 측정하면 암발생 유무를 선별하거나 암의 치료결과나 경과관찰의 지표로 사용할 수 있다. 현재 사용되고 있는 대표적 종양표지자에는 간세포암에 관련된 알파태아단백-AFP, 전립샘임에 관련된 전립샘 특이항원-PSA, 큰창자암/이자암/자궁암/난소암 등에 관련된 암종배아항원-CEA, 난소암 등에 관련된 CA-125와 유방암 등에 관련된 CA 15-3 등이 있다.

답 1)

137 상피성 기원으로 피부, 큰창자, 위 등에서 발생하는 악성 종양으로 옳은 것은?

1) 암종
2) 육종
3) 지방종
4) 악성 흑색종
5) 횡문근육종

■ ■ ■
종양 분류
1. 악성 종양 : ~암종(carcinoma) 또는 ~육종(sarcoma)을 붙인다.
1) 암종 : 상피성 악성 종양
예) 편평상피암종, 이행상피암종, 선암종(원주상피나 입방상피로 된 샘상피의 악성 종양)
2) 육종 : 비상피성 악성 종양
예) 섬유육종, 골육종, 지방육종, 횡문근육종
2. 양성 종양 : 단순한 ~종(-oma)을 붙인다.
1) 상피성 양성 종양
예) 유두종(편평상피나 이행상피의 양성 종양), 샘종(원주상피나 입방상피로 된 샘상피의 악성 종양)
2) 비상피성 양성 종양
예) 지방종, 연골종, 골종, 섬유종, 근육종

답 1)

138 중간엽에서 기원하여 뼈, 연조직, 횡문근육 등에서 발생하는 악성 종양으로 옳은 것은?

1) 암종
2) 육종
3) 지방종
4) 유두종
5) 악성 흑색종

■ ■ ■
뼈, 연조직, 횡문근육은 비상피성(간엽성) 조직이며, 비상피성 악성 종양은 육종이라고 하며, 종류로는 비상피성 부분에 ~육종이 붙는다.

답 2)

139 섬유모세포에서 유래하는 악성 종양은?

1) 육종(sarcoma)
2) 샘종(adenoma)
3) 암종(carcinoma)
4) 지방종(lipoma)
5) 육아종(granuloma)

■ ■ ■

답 1)

140 결합조직과 근육조직에서 기원한 악성 종양을 지칭하는 말로 옳은 것은?

1) 유두종
2) 샘암종
3) 민무늬근종
4) 육종(sarcoma)
5) 암종(carcinoma)

■ ■ ■
뼈, 연조직, 횡문근육은 비상피성(간엽성) 조직이며, 비상피성 악성 종양은 육종이라고 함

답 4)

141 이행세포암종이 발생할 수 있는 장기로 옳은 것은?

1) 간
2) 방광
3) 후두
4) 항문
5) 자궁목

■ ■ ■
이행상피는 장기의 수축과 팽창에 따라 상피세포의 모양이 변하는 것으로 주로 신우, 방광, 요도, 요관 등 비뇨기계를 피복하는 상피이다.

답 2)

142 종양의 명명법에서 육종(sarcoma)의 정의로 옳은 것은?

1) 혼합 종양
2) 양성 상피성 종양
3) 악성 상피성 종양
4) 양성 비상피성 종양
5) 악성 비상피성 종양

■ ■ ■
악성 상피성 종양은 carcinoma, 악성 비상피성 종양은 sarcoma이다.

답 5)

143 큰창자에서 암의 발생 빈도가 높은 부위로 옳은 곳은?

1) 막창자
2) 오름잘록창자
3) 가로잘록창자
4) 내림잘록창자
5) 구불잘록창자

■ ■ ■
암 발생빈도는 오름잘록창자 15%, 가로잘록창자 10%, 내림잘록창자 15%, 구불잘록창자와 곧창자 50%

답 5)

144 아래의 혈청 내 종양표지자 중 유방암종을 검출할 수 있는 인자로 옳은 것은?

1) CEA
2) AFP
3) hCG
4) NSE
5) CA 125

■ ■ ■
CEA : 큰창자암 유방암, CA 125 : 난소암 NSE : 신경세포종

답 1)

145 아래의 혈청 내 종양표지자 중 융모막 암종을 검출할 수 있는 인자로 옳은 것은?

1) CEA
2) AFP
3) hCG
4) NSE
5) CA 125

■ ■ ■
hCG : 융모암, AFP : 간암

답 3)

146 세포의 성장과 관련한 신호전달 체계 중 발암 기전과 연관이 있는 방법으로 옳은 것은?

1) 곁분비　2) 내분비
3) 외분비　4) 자가분비
5) 누출분비

■■■
자가분비는 생산세포 스스로의 세포표면 수용체를 게재하여 작용하는 현상으로 암세포의 이상증식과 정상적인 세포의 자율적 제어 기구와 관련 있다.

답 4)

147 지방을 탐식한 큰포식세포인 포말세포가 군집을 이루어 작은 결절을 형성한 것으로 옳은 것은?

1) 혈종　2) 황색종
3) 육아종　4) 혈관종
5) 흑색종

■■■
황색종은 전신 또는 국소의 지질대사 이상에 대한 큰포식세포의 양성 반응 증식을 포함된다. 피부, 건, 안검에 주로 발생한다.

답 2)

148 사멸하는 세포보다 새롭게 증식하는 세포가 우세하며 지속적으로 성장하는 것으로 옳은 것은?

1) 괴사　2) 염증
3) 종양　4) 화생
5) 순환장애

■■■
사멸속도보다 생성되는 세포 속도가 더 빠른 경우로 점점 커지게 되며 숙주에 악영향을 미친다.

답 3)

149 악성 세포의 특징으로 옳지 않은 것은?

1) 핵막의 부재
2) 높은 N/C ratio
3) 빈번한 핵 분열상
4) 핵소체 수의 다양성
5) 핵과 세포질 크기의 다양화

■■■
악성 종양은 핵이 정상세포보다 커지며 주름 및 함몰형태를 띠게 된다.

답 1)

150 비상피성 양성 종양에 해당하는 것으로 옳은 것은?

1) 혈종　2) 샘종
3) 육아종　4) 유두종
5) 섬유종

■■■
비상피성 양성 종양(간엽성) : 근종, 골종, 연골종, 지방종, 섬유종

답 5)

151 팽창성으로 증식하며 피막을 형성하여 주위조직과 경계가 뚜렷한 특징을 가진 종양으로 옳은 것은?

1) 육아종
2) 기형종
3) 자궁근종
4) 악성 종양
5) 악성 림프종

양성 종양의 특징으로 팽창성, 압박성, 피막 형성, 느린 속도, 높은 분화도 등이 있으며 여기서는 자궁근종이 해당된다.

답 3)

152 상피성 악성 종양에 해당하는 것으로 옳은 것은?

1) 골종
2) 유두종
3) 샘암종
4) 섬유샘종
5) 지방육종

상피성 악성 종양 : 암종 혹은 carcinoma를 붙인다.
비상피성 악성 종양 : 육종 혹은 sarcomma를 붙인다.

답 3)

153 유방암에서 가장 쉽게 전이를 일으키는 부위로 옳은 것은?

1) 식도
2) 갑상샘
3) 기관지 림프절
4) 겨드랑이 림프절
5) 그물막(망, omentum)

유방암은 겨드랑이 림프절과 가까워서 림프절 전이를 잘 일으키며 따라서 유방암 진단 시 감시 림프절 확인을 꼭 해야 한다.

답 4)

154 위암이 파종성 전이를 통해 난소에서 발생한 종양으로 옳은 것은?

1) 지방육종
2) 윌름스(Wilms) 종양
3) 카포시(Kaposi) 육종
4) 호지킨(Hodgkin) 림프종
5) 크루켄베르그(Krukenberg) 종양

크루켄베르그(Krukenberg) 종양은 소화관, 특히 위암(胃癌)으로부터의 전이성 난소암. 점액변성과 인환양 세포가 특징이다.

답 5)

155 종양의 발생 원인과 암의 관계가 바르게 연결된 것은?

1) 타르 – 콩팥암
2) 흡연 – 유방암
3) 아조색소 – 위암
4) 자외선 – 기관지암
5) 아플라톡신 – 간암

아조색소 : 간암, 타르, 흡연 : 폐암, 자외선 : 피부암

답 5)

156 암의 발생 기원과 빈발하는 발생 부위가 바르게 연결된 것은?

1) 샘암종–샘상피–피부
2) 샘암종–샘상피–구강점막
3) 이행세포암–이행상피–인두
4) 편평세포암종–편평상피–유방
5) 편평세포암종–편평상피–자궁목

■ ■ ■
자궁목의 단층섬모원주상피세포가 지속적인 자극으로 인해 화생이 발생하게 된다. 이후에 만성적인 자극이 지속됨으로 인해 편평상피세포암으로 발전하게 된다.

답 5)

157 소아에서 호발하는 종양이 아닌 것은?

1) 백혈병
2) 악성 흑색종
3) 악성 림프종
4) 망막모세포종
5) 윌름스(Wilms) 종양

■ ■ ■
악성 흑색종은 멜라닌 세포의 악성화로 생긴 종양으로 19세 이하에서는 매우 드물지만 20대부터 조금씩 증가하여 40대 이상에서는 급격히 증가하는 양상이 있다.

답 2)

158 버킷 림프종과 비인두암종의 발암인자로 알려져 있는 바이러스로 옳은 것은?

1) HBV (Hepatitis B virus)
2) CMV (Cytomegalovirus)
3) EBV (Epstein Barr virus)
4) HPV (Human Papilloma virus)
5) HIV (Human Immunodeficiency virus)

■ ■ ■
EBV (Epstein Barr virus)는 허피스바이러스 4형으로 전염성 단핵증의 병원체이며 적도부근 지역에서는 Burkitt 림프종을 유발하며 중국 남부에서는 비인두암과 밀접한 관계가 있다.

답 3)

159 악성 종양의 특징이 아닌 것은?

1) 경계가 불분명하다.
2) 성장 속도가 느리다.
3) 주위 구조를 파괴한다.
4) 혈관을 따라 전이한다.
5) 림프관을 따라 전이한다.

■ ■ ■
악성 종양은 성장 속도가 빠르다.

답 2)

160 여성의 악성 종양 중 발생빈도가 가장 많이 볼 수 있는 곳과 암의 종류가 바르게 연결된 것은?

1) 자궁목–샘암종
2) 자궁속막–샘암종
3) 자궁–민무늬근육종
4) 질부–편평상피 암종
5) 자궁목–편평상피세포 암종

■ ■ ■

답 5)

유전질환

161 보통염색체중 5번의 일부가 잘려나가 개체 발생의 장애가 나타나고 후두 발육이 불완전 해지는 질환으로 옳은 것은?

1) 터너 증후군
2) 다운 증후군
3) 리플 증후군
4) 에드워드 증후군
5) 고양이울음 증후군

다운 증후군 : 21번 염색체가 정상인보다 1개 많은 3개가 존재
에드워드 증후군 : 18번 염색체가 3개가 되어 발생하는 선천적 기형
터너 증후군 : 성염색체인 X 염색체 부족으로 난소의 기능 장애가 발생, 조기 폐경

답 5)

162 환자 염색체 검사에서 체세포상에 하나의 성염색체(XO)만이 존재하는 경우에 의심되는 질환으로 옳은 것은?

1) 다운 증후군(Down syndrome)
2) 터너 증후군(Turner syndrome)
3) 쿠싱 증후군(Cushing's syndrome)
4) 에드워드 증후군(Edward syndrom)
5) 클라인펠터 증후군(Klinefelter syndrome)

정상 여성의 체세포는 X 염색체를 두 개 가지고 있으나 Turner 증후군 여성은 X 염색체를 하나만 가지고 있으며 유전형은 XO로 표기한다. 클라인펠터 증후군은 남성에서 X 염색체를 두 개 이상을 가지고 있는 경우를 말한다. 다운 증후군은 21번 염색체가 정상인보다 많은 경우이며 쿠싱 증후군은 여러 원인에 의해 혈중 코티솔 농도가 과대해지는 내분비 장애이다. 에드워드 증후군은 18번 염색체 일부 혹은 전체가 하나 더 있는 경우이다.

답 2)

163 13번 상염색체와 관련되며 구순열과 구개파열, 소두증의 특징을 갖는 선천성 유전질환으로 옳은 것은?

1) 다운 증후군
2) 묘성 증후군
3) 터너 신드롬
4) 파타우 증후군
5) 에드워드 증후군

파타우 증후군은 13번의 삼염색체에 의하며, 발생빈도는 출생아 20,000명당 한 명꼴로 발생한다. 남녀의 비는 비슷하고, 산모의 연령이 고령화될수록 빈도가 높아진다. 파타우 증후군의 경우 자연유산에서 자주 발견되며 출생 후에도 발육장애가 심하여 90%는 출생 후 1년 이내에 사망한다. 임상소견은 성장지연과 심한 정신지체를 보이며 무뇌증과 전전뇌증과 같은 중추신경계의 기형, 심장기형과 콩팥기형을 동반한다. 외형의 가장 특징은 구순열, 구개파열, 소두증, 소안구증, 무안구증, 다지증, 주먹 모양 이상 등이다.

답 4)

164 핵형이 XXY로 표현되는 선천성 유전질환으로 옳은 것은?

1) 터너 증후군
2) 다운 증후군
3) 트리플 증후군
4) 에드워드 증후군
5) 클라인펠터 증후군

■■■

클라인펠터 증후군은 일명 고환이상발육(testicular dysgenesis)이라고도 하며 남아 600명 중 1명꼴로 나타나는 비교적 흔한 질병이다. 어머니쪽 X-염색체의 비분리로 어머니쪽 XX와 아버지쪽 Y가 결합하면 XXY가 된다(47,XXY).

답 5)

165 47,XX,+13 핵형을 가지는 선천성 유전질환으로 옳은 것은?

1) 터너 증후군
2) 다운 증후군
3) 트리플 증후군
4) 파타우 증후군
5) 에드워드 증후군

■■■

파타우 증후군은 13번 염색체 삼염색체증이며 대단히 드물며 13번 염색체가 3개인 형태로 신생아 시기에 사망한다. 전뇌와 얼굴 발육이 좋지 않고 중앙에 1개의 눈이 있는 경우도 있다. 소두증, 코의 이상, 뇌의 전전뇌증 등이 나타난다.

답 4)

166 핵형이 47,XX,+21로 나타나는 유전질환은?

1) 터너증후군
2) 파타우증후군
3) 에드워드증후군
4) 클라인펠터증후군
5) 다운증후군

■■■

답 5)

병리학

병리학 실기

01 사진과 같은 변화가 가장 많이 발생되는 장기로 옳은 것은?

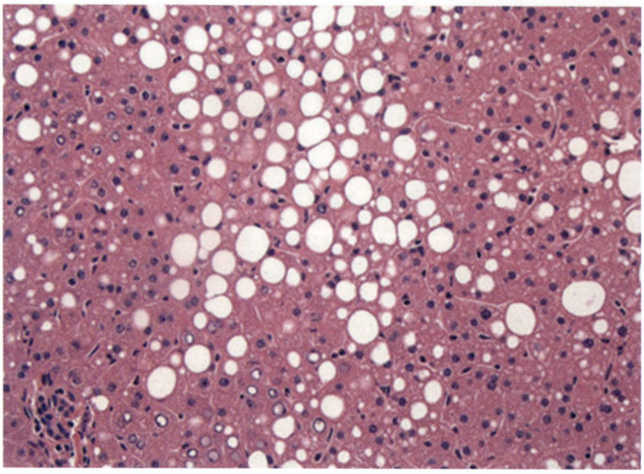

1) 간
2) 뇌
3) 폐
4) 지라
5) 이자

답 1)

02 사진의 병변에서 원인을 규명하기 위해 실시하는 검사법으로 옳은 것은?

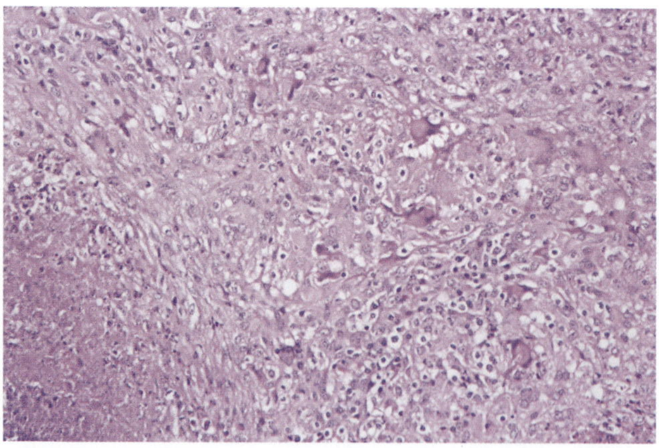

1) AFB Staining
2) Wright staining
3) Gram staining
4) Elastic fiber staining
5) Masson trichrome staining

답 1)

03 사진에서 관찰되는 병변으로 옳은 것은?

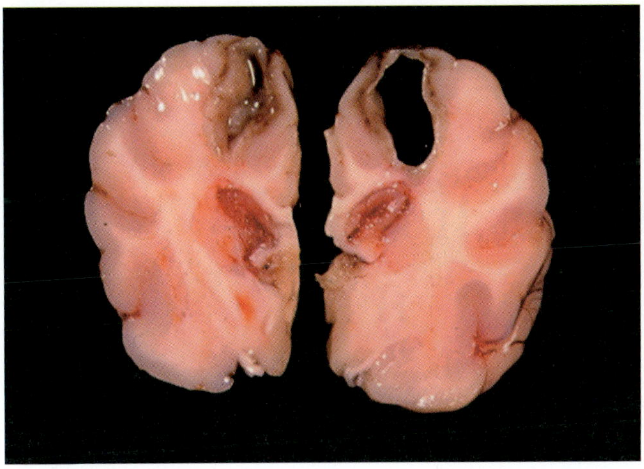

1) 응고괴사
2) 건락괴사
3) 액화괴사
4) 괴저성 괴사
5) 육아종성 염증

답 3)

04 염색체검사 결과 아래와 같은 결과를 얻었으며 생식샘저하증을 특징으로 하는 유전질환으로 옳은 것은?

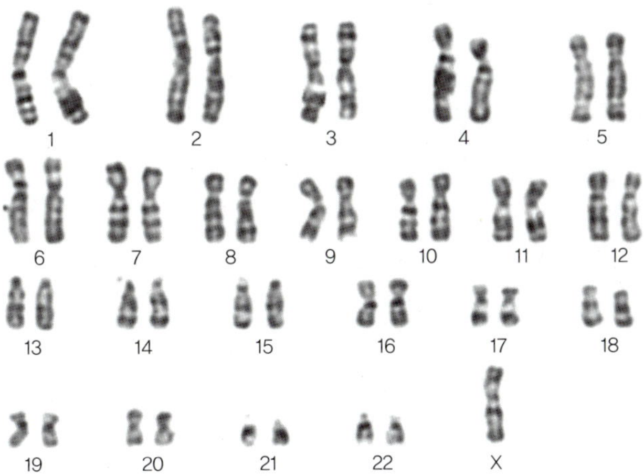

1) Trisomy 18
2) XYY syndrome
3) Patau syndrome
4) Turner syndrome
5) Klinefelter syndrome

답 4)

05 염색체 검사를 보고 추정할 수 있는 유전 질환으로 옳은 것은?

답 2)

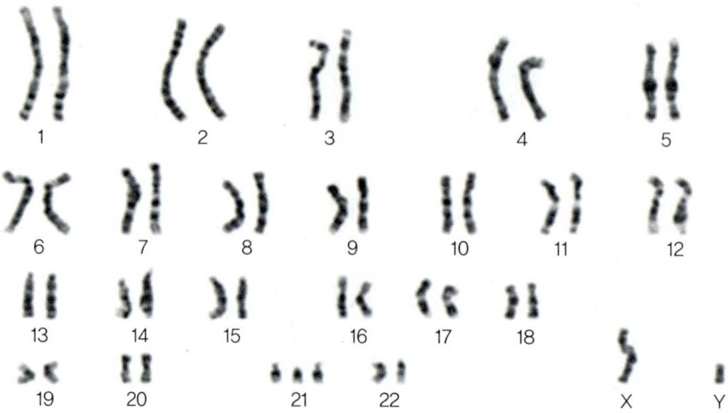

1) 터너 증후군
2) 다운 증후군
3) 에드워드 증후군
4) 클라인펠터 증후군
5) 스테인레반달 증후군

06 병리조직학적 소견을 통해 알 수 있는 염증의 종류로 옳은 것은?

답 1)

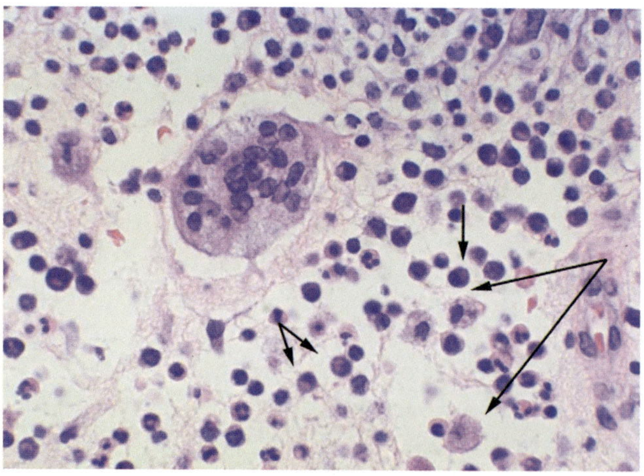

1) 만성 염증
2) 급성 염증
3) 화농성 염증
4) 장액성 염증
5) 섬유소성 염증

07 폐의 기관지 주변에 색소침착이 관찰될 경우 의심되는 색소로 옳은 것은?

답 4)

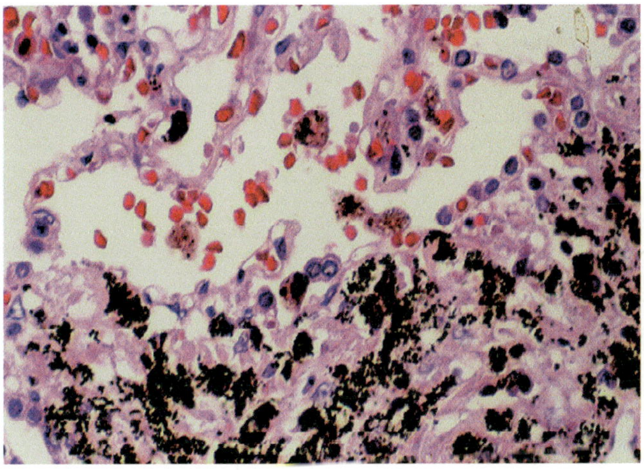

1) 철분
2) 칼슘
3) 멜라닌
4) 탄분
5) 헤마톡실린 찌꺼기

08 장기에서 관찰하여 추정할 수 있는 육안 소견으로 옳은 것은?

답 5)

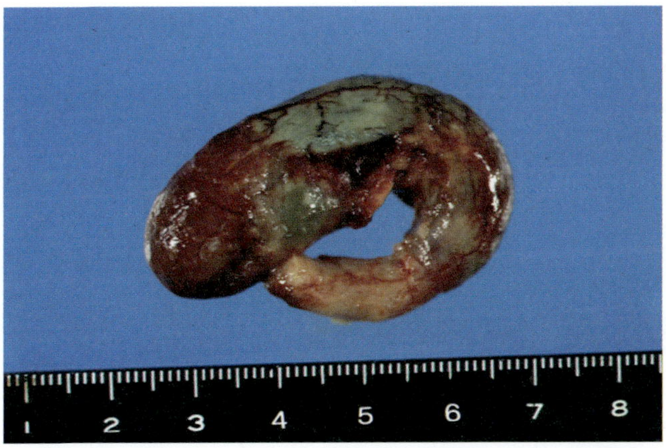

1) 급성 간염
2) 급성 위염
3) 급성 폐렴
4) 급성 토리염
5) 급성 막창자꼬리염

09 만성 자궁목관염 환자의 병리조직학 소견으로 검정 화살표와 흰 화살표가 가리키는 세포로 올바르게 연결한 것은?

답 5)

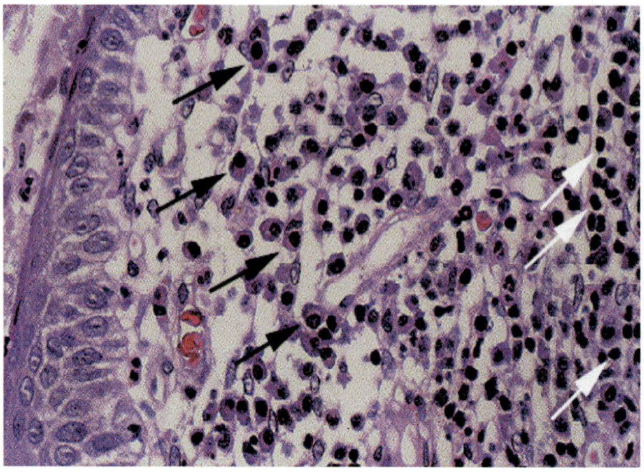

1) 단구–림프구
2) 림프구–호중구
3) 호중구–호산구
4) 호염기구–호산구
5) 형질세포–림프구

10 수술한 뒤 조직에 남아 있는 봉합사(suture material)에 발생한 염증소견으로 검정 화살표가 가리키는 세포명으로 옳은 것은?

답 4)

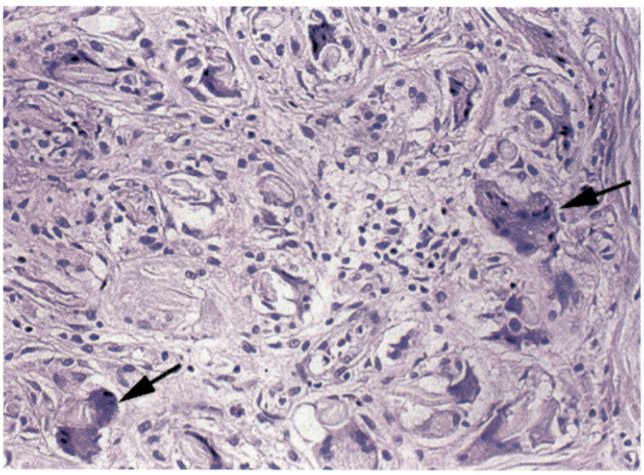

1) 단구
2) 형질세포
3) 호염기구
4) 이물형 거대세포
5) 랑게르한스형 거대세포

11 만성 염증의 병리조직학적 소견으로 혈관 주위에 관찰되는 세포로 옳은 것은?

답 2)

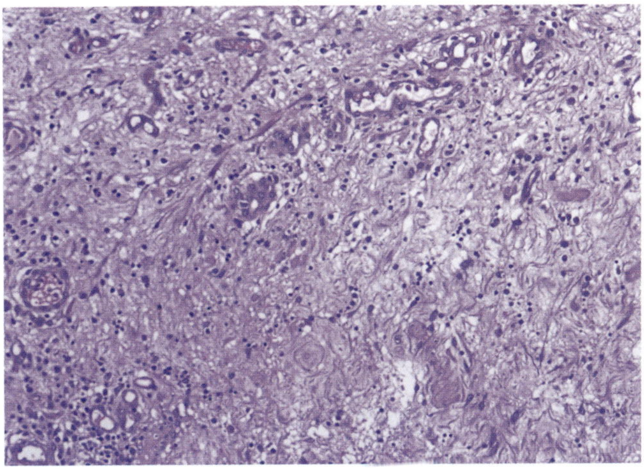

1) 호중구
2) 림프구
3) 호산구
4) 혈소판
5) 호염기구

12 아래와 같은 병리조직학적 소견을 통해 추정할 수 있는 질병명으로 옳은 것은?

답 3)

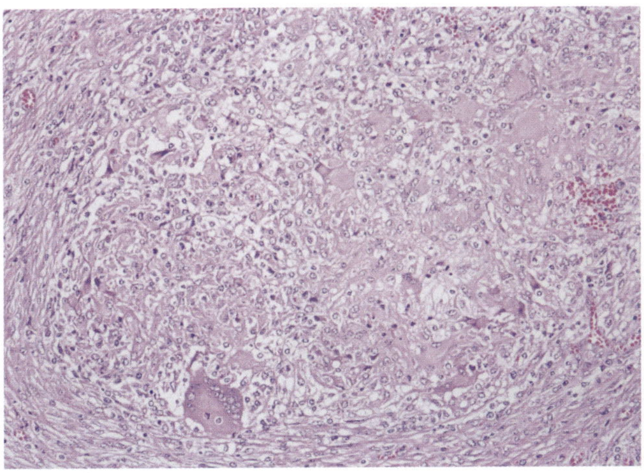

1) 간암
2) 폐암
3) 결핵
4) 당뇨병
5) 큰창자염

13 거대세포의 세포질 내에 cowdry type A 봉입체가 다수 관찰되고 있는 소견이 관찰되었을 경우 의심되는 바이러스로 옳은 것은?

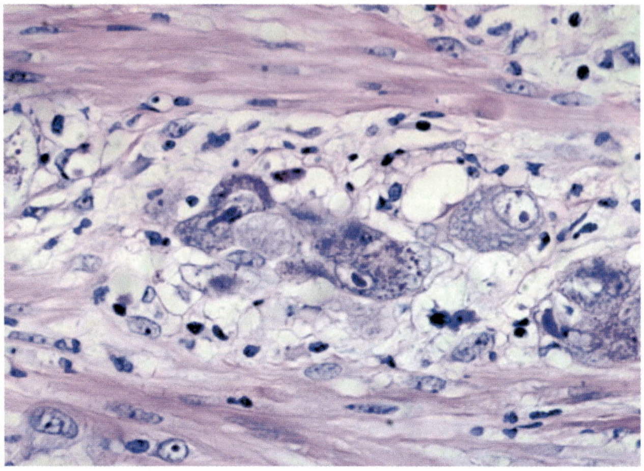

1) EBV
2) HIV
3) CMV
4) HPV
5) Rota virus

답 3)

14 광범위하게 출혈이 있는 장기명으로 옳은 것은?

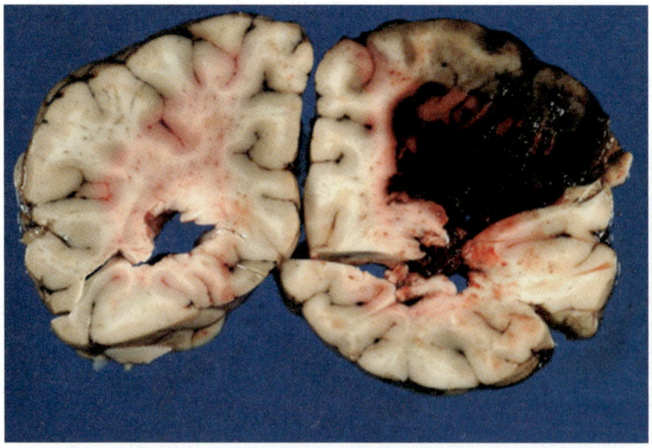

1) 뇌
2) 간
3) 폐
4) 위
5) 콩팥

답 1)

15 뒤틀리고 변형에 의해 순환장애로 생긴 경색으로 해당 부위로 옳은 것은?

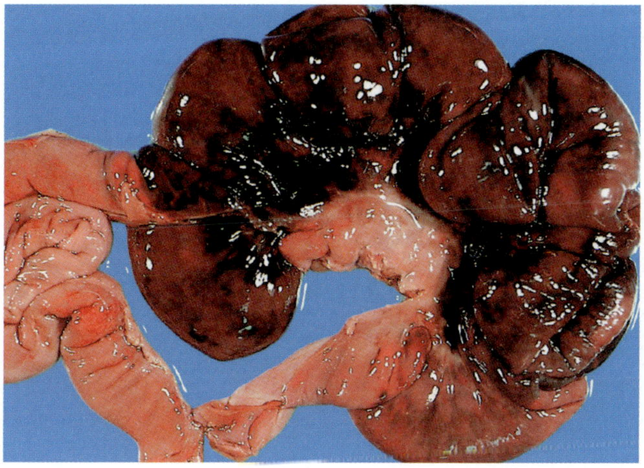

1) 위
2) 폐
3) 간
4) 콩팥
5) 작은창자

답 5)

16 화살표와 같은 종괴를 통해 추정할 수 있는 종양으로 옳은 것은?

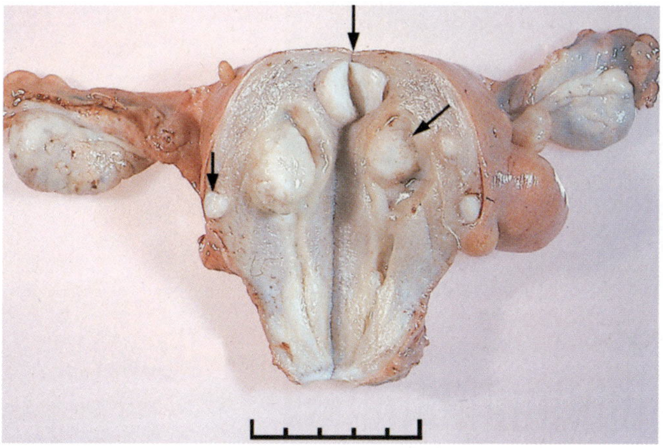

1) 지방종
2) 섬유종
3) 샘암종
4) 민무늬근종
5) 편평상피암종

답 4)

17 작은창자에 화살표와 같은 부분이 관찰되었을 때 의심되는 선천성 질환은?

답 4)

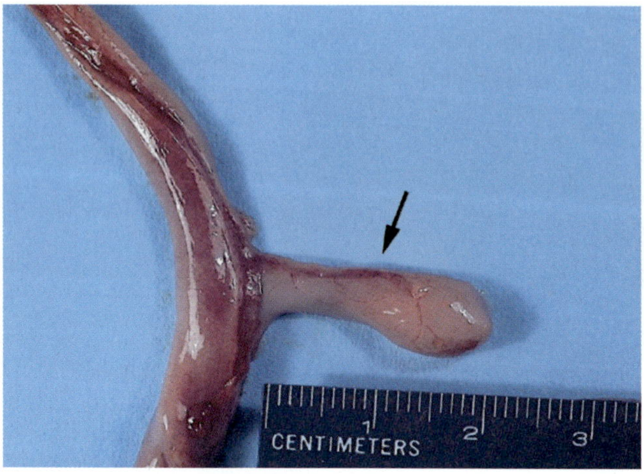

1) 쇄탕
2) 장폐쇄증
3) 거대결장
4) 멕켈게실
5) 장폐색증

18 큰창자의 횡단면이다. 의심되는 질환으로 옳은 것은?

답 1)

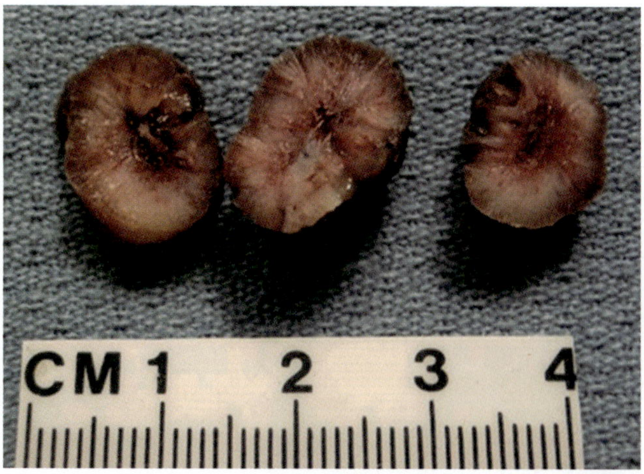

1) 용종
2) 샘종
3) 암종
4) 육종
5) 육아종

19 자궁을 절단하였을 때 관찰된 병리해부 소견으로 추정할 수 있는 질환명으로 옳은 것은?

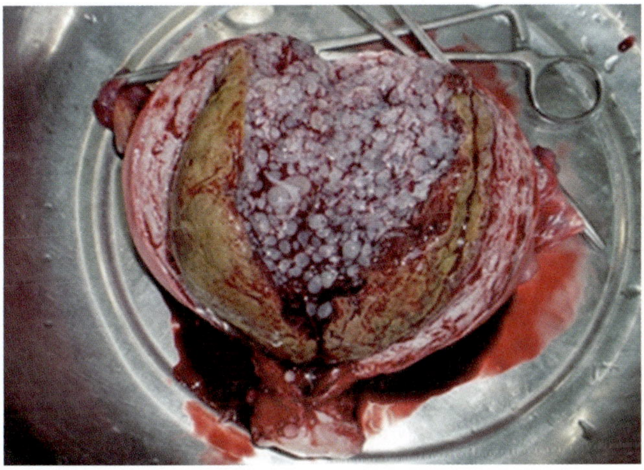

1) 용종
2) 암종
3) 육종
4) 포상기태
5) 유두암종

답 4)

20 장기의 육안소견과 병리조직학적 소견을 통해 알 수 있는 조직의 변화로 옳은 것은?

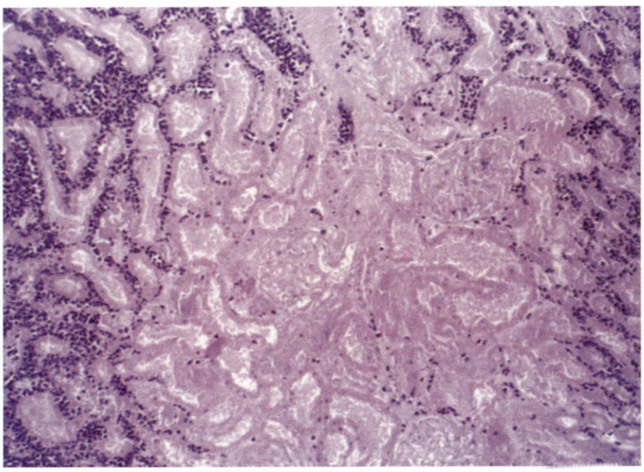

1) 응고괴사
2) 액화괴사
3) 지방괴사
4) 괴저성 괴사
5) 섬유소성 괴사

답 1)

21 잇몸의 병리조직학적 소견으로 keratin pearl이 특징으로 관찰되는 질환명으로 옳은 것은?

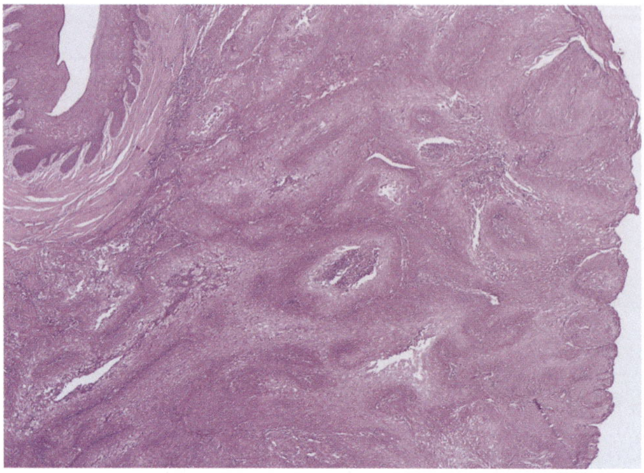

1) 육종
2) 샘암종
3) 유두암종
4) 인환세포암종
5) 편평세포암종

답 5)

22 편평세포암종으로 진단된 병리조직학적 사진의 일부로 이와 같은 암이 발생할 수 있는 부위로 옳은 것은?

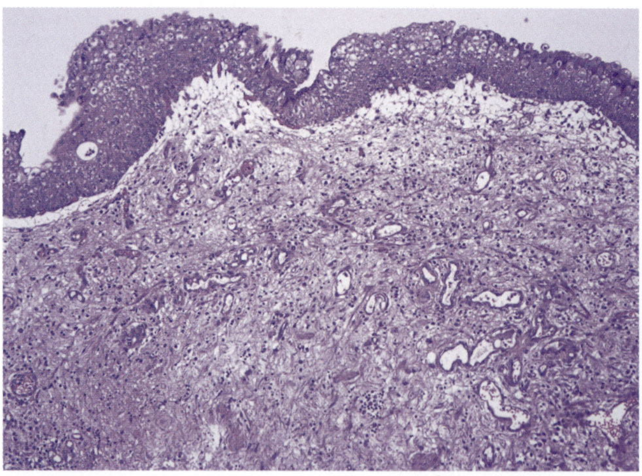

1) 위점막상피
2) 자궁속막상피
3) 큰창자점막상피
4) 식도점막상피
5) 기관지점막상피

답 4)

23 장기의 육안 소견으로 장기명과 해부병리학적 진단명이 바르게 연결된 것은?

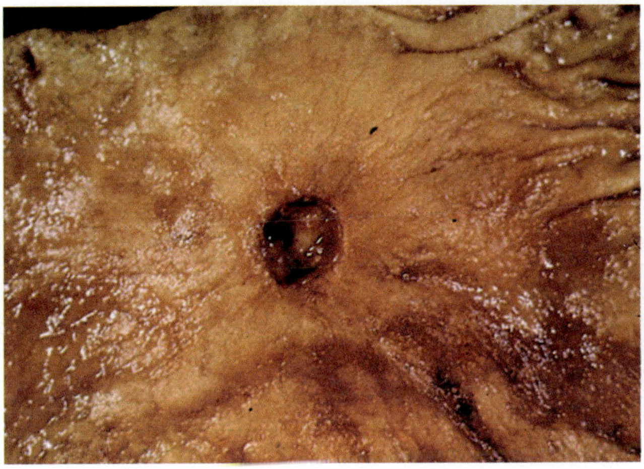

1) 큰창자−샘암종
2) 작은창자−샘암종
3) 위−만성 궤양
4) 식도−편평세포암종
5) 직장−편평세포암종

답 3)

24 병리조직학적 소견으로 옳은 것은?

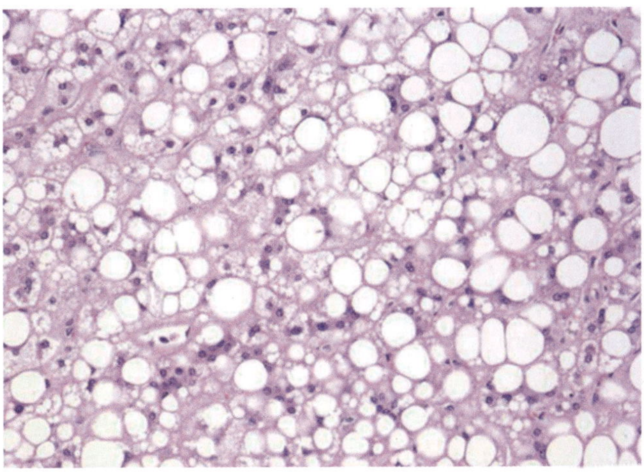

1) 간암
2) 간염
3) 간경화
4) 지방변성
5) 간섬유증

답 4)

25 육안 병변으로 옳은 것은?

답 3)

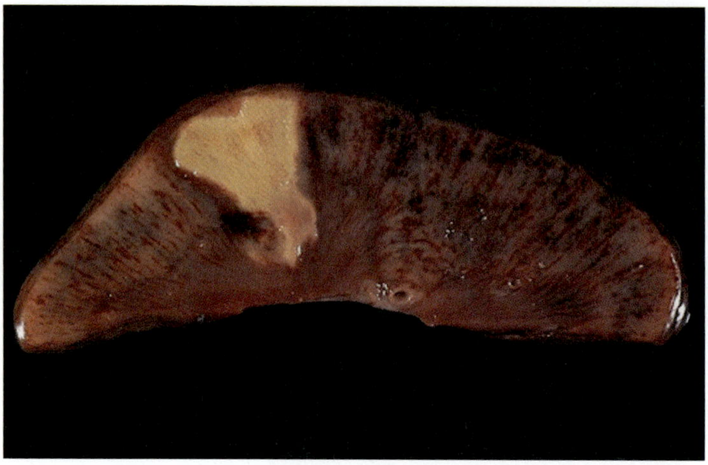

1) 괴저괴사
2) 건락괴사
3) 응고괴사
4) 지방괴사
5) 액화괴사

26 병리조직학적 소견으로 관찰할 수 있는 소견을 바르게 연결한 것은?

답 4)

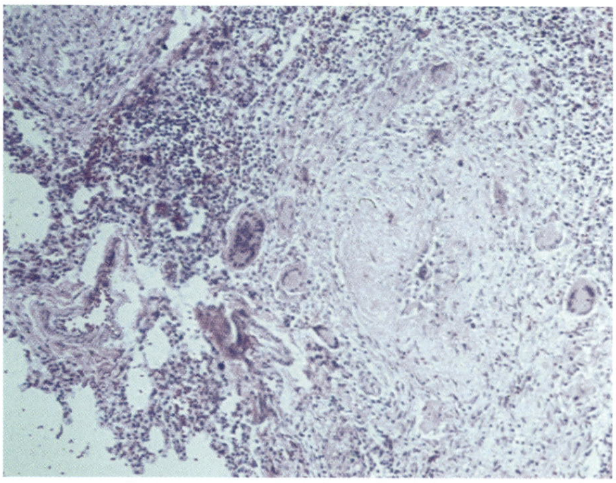

1) 응고괴사–화농성염증
2) 응고괴사–육아종성염증
3) 건락괴사–화농성염증
4) 건락괴사–육아종성염증
5) 건락괴사–섬유소성염증

27 병리조직학적 사진으로 공포 내에 축적된 물질로 옳은 것은?

답 4)

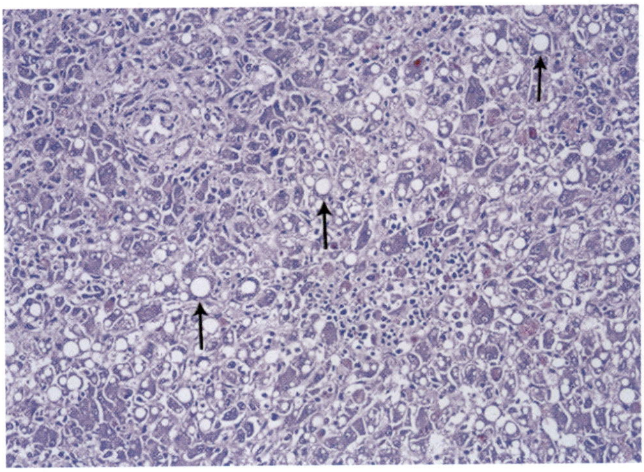

1) 철
2) 점액
3) 담즙
4) 지방
5) 아미로이드

28 결핵성 장염의 사진으로 병리조직검사를 통해 관찰할 수 없는 것은?

답 4)

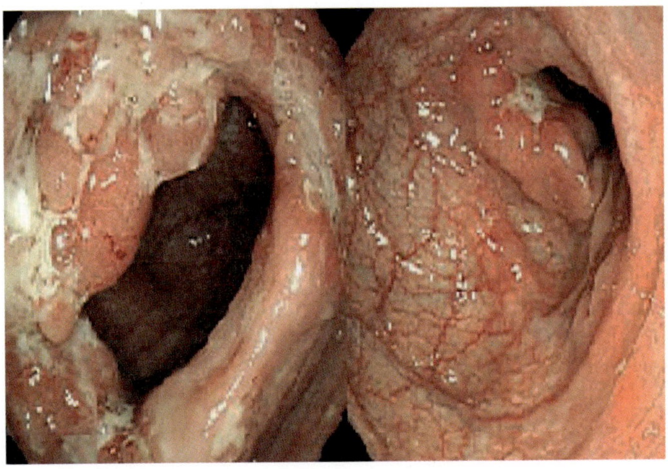

1) 형질세포
2) 유상피세포
3) 섬유모세포
4) 다형핵백혈구
5) 랑한스거대세포

29 사진과 같이 울혈이 잘 일어나는 장기로 옳은 것은?

답 3)

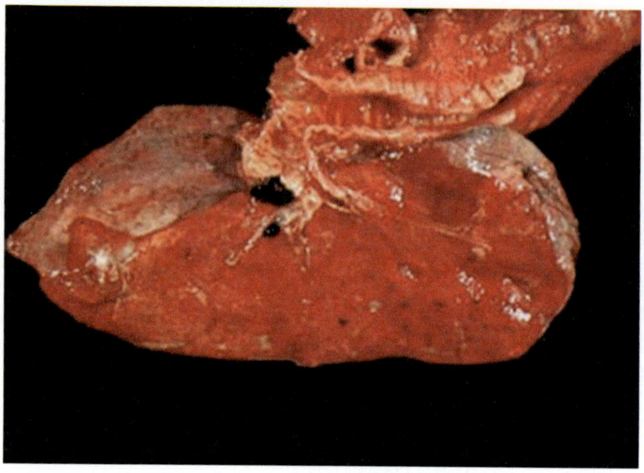

1) 간
2) 위
3) 폐
4) 지라
5) 콩팥

30 염색체 검사판독용 슬라이드이다. 관찰되는 세포분열시기로 옳은 것은?

답 2)

• 사람의 정상 염색체 46,XY(남성)

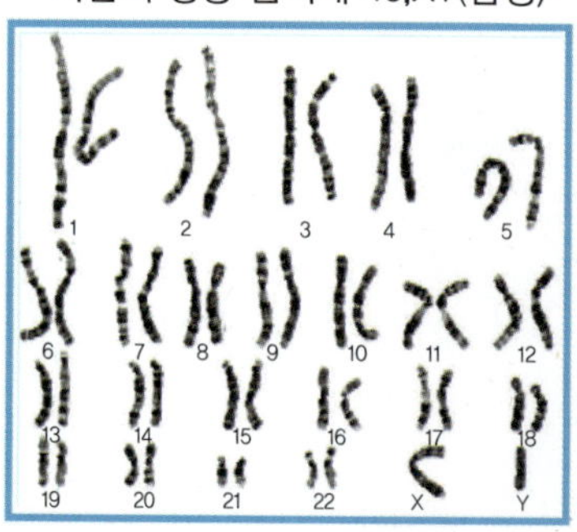

• 사람의 정상 염색체 46,XX(여성)

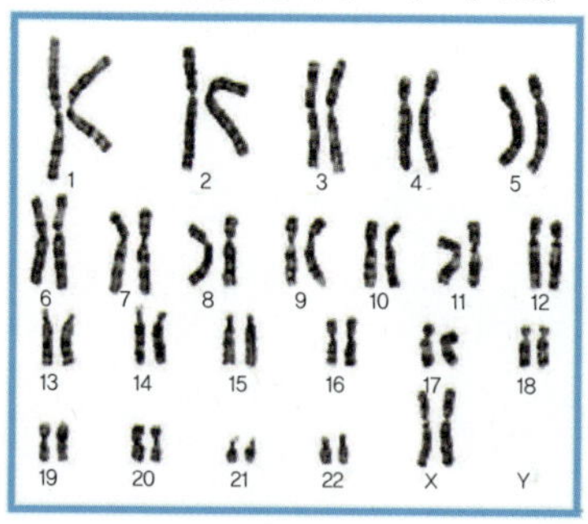

1) 전기
2) 중기
3) 후기
4) 말기
5) 휴지기

31 병리조직학적 사진을 보고 진단할 수 있는 병변으로 옳은 것은?

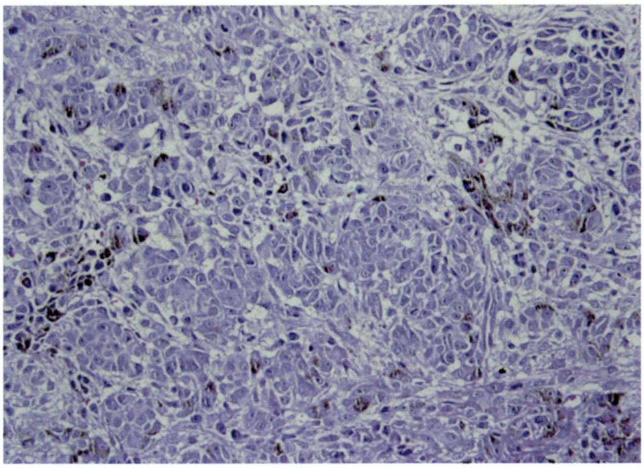

1) 세균
2) 진균
3) 육아종
4) 흑색세포종
5) 갈색세포종

■ ■ ■

답 4)

조직검사학

조직검사학 이론

현미경의 종류와 구조

01 **근접하고 있는 두 점을 각각의 점으로 뚜렷이 식별할 수 있는 최소 거리는?**

1) 감도
2) 초점
3) 분해능
4) 개구수
5) 예민도

대물렌즈가 근접한 두 개의 점(선)을 각각의 점(선)으로 인식할 수 있는 최소한의 거리로, 이 값이 적을수록 성능이 좋은 것이다. 대물렌즈의 분해능은 다음과 같은 수식으로 정의할 수 있으며 여기에서 λ는 빛의 파장이다.

답 3)

02 **현미경 대물렌즈의 배율을 표시하는 컬러코드가 맞게 연결된 것은?**

1) 4 X－흑색
2) 10 X－황색
3) 40 X－갈색
4) 100 X－녹색
5) 1,000 X－적색

배율색 표시띠(color code)는 빨강(4 X), 노랑(10 X), 파랑(40 X), 흰색(100 X)

답 2)

03 **위상차현미경(phase contrast microscope)에 대한 설명으로 맞는 것은?**

1) 빛 강도의 정량적 측정이 가능한 현미경
2) 빛의 단일 파장만을 검체에 조사해 주는 현미경
3) 전자현미경에 비해 더 높은 분해능을 얻을 수 있는 현미경
4) 굴절률의 차이를 명암의 차이로 바꾸어 주는 기구가 설치된 현미경
5) 조직 내 결정 또는 섬유상 성분의 복굴절성을 관찰할 수 있는 현미경

답 4)

04 **μ (micron)이란 미터법에서 사용하는 단위다. 1 μm란 1 mm의 몇 분의 1인가?**

1) $1/10^2$
2) $1/10^3$
3) $1/10^4$
4) $1/10^5$
5) $1/10^6$

SI (International System of Unites) : mm (milimiter) : 1/1,000 meter, μm (micrometer) : 1/1,000 mm, nm (nanometer) : 1/1,000 μm, Å (angstrom) : 1/10 nm

답 2)

05 **세포나 조직절편의 얇은 구조를 여러 깊이에서 이를 재구성하여 삼차원의 영상을 만들어 낼 수 있는 현미경으로 레이저 광선이 이용되고 관찰 시 형광 염색이 필요한 것은?**

1) 형광현미경
2) 편광현미경
3) 전자현미경
4) 위상차현미경
5) 공초점현미경

공초점레이저현미경은 최근 생물검체의 구조연구에 사용되기 시작한 것으로, 그 구조는 광학현미경에 형광장치가 고정되어 있으며, 레이저 광선(laser beam)이 주사계(scanning system)로 사용된다. 현미경은 이렇게 얻어낸 영상을 컴퓨터로 재구성하여 삼차원(three dimension)의 영상으로 만들어 낼 수도 있다.

답 5)

06 **세포소기관을 관찰할 수 있는 현미경은?**

1) 광학현미경
2) 편광현미경
3) 형광현미경
4) 전자현미경
5) 위상차현미경

답 4)

절취

07 **세포검사에서 악성으로 의심되어 조직검사를 위해 자궁목 검사물을 채취하는 방법은?**

1) 침생검
2) 소파술
3) 세침천자흡인생검
4) 원추생검
5) 흡인생검

암이 발견된 자궁목 조직을 원추 모양으로 조직을 절제하는 생검법으로 자궁목암의 침윤 정도를 확인하는 진단뿐만 아니라 초기암에서는 치료로도 이용된다.

답 4)

08 **자궁속막이나 농양 등을 예리한 큐렛(curet)을 이용하여 병변부위 조직을 긁어 채취하는 생검법은?**

1) 침생검
2) 소파생검
3) 원추생검
4) 절개생검
5) 세침천자흡인생검

자궁속막소파술 : 끝이 예리한 큐렛(curet)을 이용하여 병변부위의 조직을 긁어 채취하는 방법으로 자궁속막(endometrium)의 생검에 주로 사용된다.

답 2)

09 **신선한 상태의 생검 검체를 전자현미경적 검사용, 면역형광현미경적 검사용, 광학현미경적 검사용으로 3등분하여 처리해야 하는 검체는?**

1) 위
2) 간
3) 폐
4) 이자
5) 콩팥

콩팥질환의 분류, 진단 및 관리에서는 콩팥침생검(kidney needle biopsy)에 의한 조직병리학적 진단이 필수적으로 요구된다. 이를 위해서는 바닥막 염색에 의한 광학현미경적 검사를 비롯하여 형광항체염색 및 전자현미경적 검사가 필수적으로 사용되고 있다.

답 5)

10 조직 표본 제작을 위해 가로단면과 세로단면을 함께 절취하는 장기는?

1) 위　2) 간
3) 콩팥　4) 자궁
5) 막창자꼬리

▪▪▪
막창자꼬리염(충수염, appendicitis)의 경우 기본적으로 중앙 위쪽과 중앙 부근에서 각 1개씩의 가로단면 조직편을 채취하고 끝부분의 1/3을 긴축(long axis)에 평행하게 세로단면으로 조직편을 절취한다.

답 5)

11 피부나 자궁목에서 조직병리학적 진단을 위해 이용되는 생검법은?

1) 바늘생검　2) 소파생검
3) 펀치생검　4) 절제생검
5) 내시경생검

▪▪▪
1~8 mm 크기의 둥근 칼을 사용하여 조직을 채취하는 생검법이다.

답 3)

12 간이나 콩팥으로부터 조직병리학적 진단을 위해 사용되는 생검법은?

1) 바늘생검　2) 소파생검
3) 펀치생검　4) 절제생검
5) 내시경생검

▪▪▪
초음파(ultrasound) 유도하에 빔-실버만 바늘(Vim-sil-verman needle) 또는 맨기니 바늘(Menghini needle)과 같은 특수한 투과침을 이용하여 인체 깊은 부위에 위치한 간, 콩팥 등의 실질성 장기로부터 검체를 채취하는 데 사용된다.

답 1)

13 자궁목 침윤암의 침윤 정도 진단 및 초기암의 치료를 위해 이용되는 생검법은?

1) 절제생검　2) 원추생검
3) 내시경생검　4) 시험소파술
5) 감시림프절생검

▪▪▪
암이 발견된 자궁목 조직을 원추 모양으로 조직을 절제하는 생검법으로 자궁목암의 침윤정도를 확인하는 진단뿐만 아니라 초기암에서는 치료로도 이용된다.

답 2)

14 암세포의 림프절 전이 상태를 확인하기 위해 감시 림프절 생검을 시행하여 동결 절편을 제작하는 검체는?

1) 간　2) 콩팥
3) 뼈속질　4) 유방
5) 자궁목

▪▪▪
근치유방절제술(radical mastectomy) 검체는 유방암의 경우에 의뢰한다. 겨드랑이 끝과 피부를 기준으로 방향을 정하여 핀으로 표시한 후, 겨드랑이 끝을 잘라내어 림프절을 찾아 절취한다.

답 4)

15 **생검조직 중 효소조직화학 검사를 위해 액체 질소에 신속히 얼려야 하는 것은?**

1) 간
2) 근육
3) 전립샘
4) 갑상샘
5) 자궁속막

뼈대근 생검검체는 일반적으로 수축을 피하기 위해 생리식염수를 적신 패드 위에서 라이포트 압박집게로 고정한 상태로 냉장고에 20분간 둔 후, 액체질소(liquid nitrogen) 내의 이소펜탄(isopentane)에 넣어 급속히 동결하여 두었다가 동결절편을 제작하거나 필요에 따라 고정액에 담가 고정한다.

답 2)

16 **신선한 콩팥 바늘 생검 조직이 의뢰되었다면 검사에 들어가기 전에 가장 먼저 수행해야 할 점은?**

1) 날인표본을 제작한다.
2) 생리식염수에 침수한다.
3) 바로 포르말린에 침수한다.
4) 검체를 세 조각으로 분리한다.
5) 사구체가 존재하는지 확인한다.

답 5)

17 **피부 생검에서 절개생검(incisional biopsy)법으로 올바른 것은?**

1) 박절 시 피부표면이 분리하여야 한다.
2) 펀치생검에 비하여 지방층 부위 병변을 얻기 어렵다.
3) 정상과 비정상 피부 경계를 보기 위한 생검법이 아니다.
4) 시술 후 표층생검에 비하여 피부 생검부위가 비교적 편평하게 남아 있다.
5) 피부 표피에서 진피를 거쳐 피하 지방층까지 피부 전층을 자르는 생검법이다.

절개생검(incisional biopsy)은 피부 표피에서 진피를 거쳐 피하지방층까지 피부 전층을 자르는 생검법이다. 절개생검은 전체병변(절제생검), 부분병변 또는 영향을 받은 부분과 정상 피부(정상과 비정상 피부의 경계를 보기 위해)를 모두 포함하는 생검법이다. 절개생검은 펀치생검에 비해 종종 피부의 깊은 지방층 부위 병변의 진단에 더 좋으며, 더 많은 지방조직을 얻을 수 있다. 펀치생검은 병소부위 피부표면에 직각으로 조직편을 절취하여 표본을 제작한다.
박절 시 피부표면에 수직인 면으로 절편이 나올 수 있도록 포매 방향을 확인하여야 한다.

답 5)

고정

18 탄수화물을 증명할 때 위양성 결과를 보일 수 있는 고정액은?

1) alcohol
2) Bouin 용액
3) Zenker 용액
4) Gendre 용액
5) glutaraldehyde

글루타르알데히드는 알데히드기를 그 분자 양단에 갖는 디알데히드이기 때문에 조직 내에 다량으로 유리 알데히드기를 남긴다. 따라서 PAS (periodic acid Schiff) 염색과 같이 쉬프 시약을 사용하여 알데히드를 검출해야 하는 경우 글루타르알데히드 고정조직은 거짓양성 결과를 가져오기 때문에 사용할 수 없다.

답 5)

19 고정액 중 지질 조직화학적 검사를 할 때 가장 선호하는 것은?

1) alcohol
2) acetone
3) formalin-saline
4) Zenker solution
5) calcium-formalin

칼슘은 인지질과 복잡한 코아세르베이트(coacervates)를 형성하며, 포름알데히드는 인지질에 근접한 단백질을 고정하여 인지질의 안정화에 기여하는 것으로 생각된다. 현재까지 대부분의 지질 보존에는 포멀-칼슘(formolcalcium) 용액이 가장 좋은 것으로 평가받고 있다.

답 5)

20 포름알데히드가 처음에 반응하는 단백질 기는 다음 중 어느 것인가?

1) NH_2
2) $C = O$
3) $N = N$
4) COOH
5) $SO_3 \cdot H$

포름알데히드(HCHO)는 단백질의 아미노기(-NH_2)와 반응하여 먼저 하이드록실메틸기(hydroxylmethyl group, $CH_2(OH)$)를 만들고 여기에 다시 근접한 다른 활성 수소와 반응하여 펩티드 사슬 사이에 분자 내 또는 분자 사이에 메틸렌가교(-CH2-)를 형성하여 단백질을 고정한다.

답 1)

21 인체의 배안(복강) 실질장기의 병리조직학적 진단에 일반적으로 사용하는 조직 채취방법은?

1) 소파
2) 절제
3) 펀치
4) 바늘
5) 내시경

답 4)

22 큰굽이를 절개하여 코르크판에 편 후 핀으로 고정하는 장기는?

1) 위
2) 콩팥
3) 유방
4) 자궁
5) 림프절

■ ■ ■

이 수술검체는 즉시 병변부위가 손상되지 않도록 큰굽이(greater curvature)를 가위로 절개하고 코르크판에 잘 펴서 곤충 핀으로 고정한 다음, 점막 표면에 묻어 있는 내용물의 성상을 기록한 후 고정액에 담가 고정한다.

답 1)

23 피막을 벗긴 후 2등분하여 고정하는 장기는?

1) 위
2) 간
3) 유방
4) 자궁
5) 콩팥

■ ■ ■

답 5)

24 포름알데히드가 중합체를 형성한 것을 무엇이라 하는가?

1) 포름산
2) 피크린산
3) 포르말린
4) 포르말린 색소
5) 파라포름알데히드

■ ■ ■

차가운 곳(9℃ 이하)에 보관된 포르말린은 포름알데히드가 중합체를 형성하여 파라포름알데히드(paraformaldehyde, $[HCHO]n$)의 백색침전물로 침전되고, 저온에서 생긴 파라포름알데히드 침전물은 따듯한 물에 넣어 가온해주면 점차 사라진다.

답 5)

25 포름알데히드가 조직 내 단백질을 고정하는 원리는?

1) 팽창
2) 탈수작용
3) 염(salt) 형성
4) 산화, 환원반응
5) 부가, 축합반응

■ ■ ■

포름알데히드는 주로 단백질과 부가 또는 축합 반응을 하며, 반응 결과 폴리펩티드 사이에 메틸렌 가교(methylene bridge)가 생긴다.

답 5)

26 시판되는 포르말린 용액에는 포름알데히드의 중합을 방지하기 위해 첨가된 물질은?

1) 벤젠
2) 증류수
3) 아세톤
4) 메탄올
5) 톨루엔

■ ■ ■

시판 포르말린 용액에는 포름알데히드가 중합되는 것을 방지하기 위해 8% 정도의 메탄올이 첨가되어 있으며, 빛에 의해서도 포름알데히드로부터 포름산(formic acid)이 발생할 수 있어서 미세구조의 보존 상태가 좋지 않기 때문에 전사현미경 검사에는 부적당하다.

답 4)

27 약한 탈회작용이 있으며 포화수용액 상태로 조제하여 사용하는 고정액은?

1) Helly 용액
2) Bouin 용액
3) Ortho 용액
4) Zenker 용액
5) Carnoy 용액

Bouin 용액은 피크린산, 포르말린과 빙초산으로 조성된 고정액으로 콜라겐 염색인 Masson trichrome 염색에 2차 고정액으로 사용되며, 피크린산과 빙초산이 들어 있어 약한 탈회작용이 있어 소량의 칼슘침착이 있는 조직에서 고정과 동시에 탈회 효과를 기대할 수 있다. 고정 제로 사용 시 조직 수축성이 강하여 단독으로 사용할 수 없어서 빙초산과 같은 조직 팽창성이 있는 고정제와 혼합하여 사용한다. 무수상태에서 폭발할 수 있기 때문에 보관 시 건조기에 넣지 말아야 하고 포화수용액 상태로 조제하여 두었다가 사용한다.

답 2)

28 고정 시 유리 알데히드기가 발생하여 특정염색 시 거짓양성을 나타내는 고정제는?

1) 젠커
2) 알코올
3) 피크린산
4) 오스뮴산
5) 글루타르알데히드

글루타르알데히드(glutaraldehyde)는 분자의 양극단에 두 개의 알데히드(-CHO)기를 가진 고정제로 전자현미경 고정의 1차 고정액으로 사용되는데 고정과정에서 알데히드기가 유리되므로 알데히드 검출에 사용하는 PAS 염색 등에 사용할 경우 거짓양성 반응을 나타낼 수 있다. 독성이 매우 강한 고정제로 알려져 있어 사용 시 흄 후드하에서 사용해야 안전하다.

답 5)

29 고정 시 조직을 팽창시켜 단독으로 사용할 수 없는 고정제는?

1) 승홍
2) 빙초산
3) 아세톤
4) 포르말린
5) 피크린산

빙초산은 콜라겐 섬유 분자들 사이에 형성된 교차사슬을 파괴하여 섬유를 팽창시키는 작용이 있기 때문에 고정액으로 사용 시 통상 피크린산이나 승홍과 같은 수축성이 강한 고정제와 혼합하여 사용한다. 빙초산은 질산, 강산화제 및 부식성 시약과 분리하여 보관해야 하며, 피부 접촉 시 화상을 입을 수 있어 필요한 경우 산운반대(acid carrier)를 이용하여 옮기고 흄 후드하에서 사용한다.

답 2)

30 고정 시 조직 내 흑갈색 색소의 형태로 침착하므로 염색하기 전 요오드화 과정을 거쳐 제거해야 하는 고정제는?

1) 승홍
2) 빙초산
3) 아세톤
4) 포르말린
5) 피크린산

승홍($HgCl_2$)은 화학명이 염화제2수은으로 조직에 고정 시 금속성 수은, 즉 흑갈색 입자의 감홍($HgCl$)의 형태로 침착하므로 요오드(I_2)를 처리하여 제거한 후 조직에 착색된 갈색 요오드를 티오황산나트륨($Na_2S_4O_6$)을 사용하여 탈색하는데 이 과정을 요오드화 과정이라 부른다. 취급과정에서 금속기구를 사용하면 착염을 형성하여 침전물이 생길 수 있으므로 유리기구를 사용한다.

답 1)

31 검체 접수 후 주사기 등을 이용하여 고정액을 주입하여 고정하는 장기는?

1) 간 2) 위
3) 폐 4) 식도
5) 콩팥

폐는 공기를 포함하고 있는 장기이므로 담금(침수) 고정을 할 경우 고정액 위에 부유하여 조직 내로 고정액을 침투시키기 어렵다. 따라서 기관이나 기관지를 통하여 주사기로 고정액을 주입시킨 후 담금고정을 실시한다. 주사기에 고정액 주입 시 너무 강하게 주입하여 폐포가 손상되지 않도록 주의한다.

답 3)

32 Bouin 용액에 조직을 고정한 후에 조직에 과다하게 착색된 picric acid는 다음 중 어느 것을 사용하여 제거하는가?

1) 빙초산 2) 흐르는 물
3) 무수알코올 4) 인산완충액
5) 50～70% 알코올

Bouin 용액에 포함된 picric acid는 조직 내 염기성 단백질과 결합하면 응고형의 미세 결정의 피크린산염을 형성한다. 이렇게 형성된 응고상 단백질을 물에 쉽게 용해된다. 따라서 황색을 제거하려면 물보다는 50～70% 알코올을 사용하여야 난백질은 보존되고 황색이 제거된다.

답 5)

33 조직을 고정하는 목적이 아닌 것은?

1) 자가용해 방지
2) 염색 시 매염 작용
3) 용해소체 효소의 활성화
4) 미생물에 의한 부패 방지
5) 조직 내 화학물질의 용해 및 소실 방지

고정의 목적은 생체로부터 적출한 조직이 그 후에 발생하는 자가용해, 화학물질의 용해 및 소실 그리고 미생물에 의한 부패를 방지하기 위해 시행한다. 이러한 변화를 사후변화라 부르는데 사후변화는 생체로부터 분리되면서 발생하는 조직의 산소결핍으로 인해 세포질 내 용해소체가 붕괴되어 흘러나온 가수분해효소들이 활성화되면서 발생하므로 즉시 고정하는 이유는 이들 효소활성을 즉시 차단하기 위한 것이다. 동시에 고정된 조직은 염색을 도와주는 매염효과도 가지고 있다.

답 3)

34 육안으로 점막의 병소 부위를 식별하기 위해 장기를 적출 후 절개하여 코르크판 위에 핀으로 고착시켜 담금(침수) 고정해야 하는 장기는?

1) 간 2) 콩팥
3) 지라 4) 전립샘
5) 위장관

장관과 같은 소화관은 적출한 그대로 고정할 경우 내부 점막이 뒤틀려 고정 후 점막의 병소를 정확히 확인하기 어렵다. 따라서 고정하기 전 위장의 경우 대만부를 절개하고, 장의 경우 병소를 피하여 한 쪽을 절개하여 점막이 위를 향하도록 펴서 코르크판에 핀으로 고착하여 카세트 형태로 끼울 수 있는 고정액 통에 넣어 담금고정 하는 것을 원칙으로 하고 있다.

답 5)

35 고정 후 충분한 수세과정을 거치지 않고 탈수 과정을 거칠 때 알코올과 반응하여 녹색의 산화크롬을 형성하여 불용성 물질로 침착되는 고정제는?

1) 피크린산(Picric acid, $C_6H_2(NO_2)_3OH$)
2) 포름알데히드(Formaldehyde, HCHO)
3) 사산화오스뮴(Osmium tetroxide, OsO_4)
4) 염화제2수은(Mercuric chloride, $HgCl_2$)
5) 중크롬산칼륨(Potassium dichromate, $K_2Cr_2O_7$)

중크롬산칼륨은 주황색의 판상 결정으로 물에는 녹지만 알코올에 녹지 않아 탈수과정에서 알코올과 반응하면 녹색의 산화크롬(CrO) 형태로 조직 위에 침전한다. 따라서 이 고정제가 들어간 Zenker와 같은 고정액으로 고정한 조직은 흐르는 수돗물에 충분히 수세한 후 자동파라핀 침투기에 옮겨 알코올 탈수과정을 수행해야 한다. 독성이 매우 강한 물질로 흡입이나 섭취 시 매우 위험하므로 흄후드 하에서 조심스럽게 취급한다. 취급 후 접촉한 일회용품은 별도로 분리수거하여 두었다가 처리해야 한다.

답 5)

36 포름알데히드(formaldehyde)가 중합되어 흰색 결정체로 변한 것을 무엇이라 부르나?

1) formalin
2) paraldehyde
3) acetaldehyde
4) glutaraldehyde
5) paraformaldehyde

시판되는 포르말린 수용액에는 37~40%의 포름알데히드 가스가 녹아 있다. 이 포름알데히드 가스는 온도가 낮아지거나 오래되면 중합체를 형성하여 흰 결정상의 파라포름알데히드를 형성하여 용기 바닥에 침전한다. 이를 방지하기 위해 포르말린 수용액에는 중합 억제제로 메탄올이 첨가되어 있다. 이 때문에 포르말린 수용액은 전자현미경 검사에 사용할 수 없어서 만일 전자현미경 검사를 위해 포르말린 고정이 필요할 때는 순수 파라포름알데히드 분말을 구입하여 4% formalin 수용액을 만들어 사용한다.

답 5)

37 고정액의 온도를 올리면 일반적으로 어떤 현상이 발생하는가?

1) 조직이 연화된다.
2) 고정 속도가 빨라진다.
3) 조직의 자가융해가 감소한다.
4) 고정액의 침투율이 감소한다.
5) 필요한 고정액의 양이 증가한다.

고정액의 온도를 10℃ 이상 올리면 고정속도는 2~4배 정도 빨라지는 것으로 알려져 있다. 그러나 다른 한편으로 조직의 자가융해도 빨라지므로 광학현미경 검사에는 고정 시 온도와 조직 침투율을 고려하여 일반적으로 실온에서 고정한다. 이에 대해 전자현미경 검사에서는 고정액의 온도를 높이면 자가융해가 빨라지므로 이를 억제하기 위해 고정액의 침투를 빨리하기 위해 1 mm^3 두께로 조직을 세절한 후 고정액에 넣어 4℃에서 고정한다.

답 2)

38 단백질이 아미노기의 반응에 의하여 메틸렌가교를 형성하는 고정제는?

1) 알코올
2) 피크린산
3) 염화제2수은
4) 사산화오스뮴
5) 포름알데히드

포름알데히드(HCHO)는 단백질의 아미노기($-NH_2$)와 반응하여 먼저 하이드록실메틸기(hydroxylmethyl group, $CH_2(OH)$)를 만들고 여기에 다시 근접한 다른 활성 수소와 반응하여 펩티드 사슬 사이에 분자 내 또는 분자 사이에 메틸렌가교($-CH_2-$)를 형성하여 단백질을 고정한다. 이렇게 형성된 메틸렌가교는 면역조직화학적 염색에서 조직 내 항원부위가 가려져 항체와의 반응이 차단되므로 염색 전에 항원부활(antigen retrieval) 과정이 필요하다.

답 5)

39 다음 중 조직검사에서 검출을 위하여 일차 고정액으로 무수알코올을 사용하여 고정해야 하는 것은?

1) 지방
2) 효소
3) 요산
4) 리포푸신
5) 면역형광염색 검체

조직 내 물질 중 요산이나 글리코겐은 수용성이어서 고정 시 물이 없는 무수알코올을 사용해야 한다. 지방의 경우 알코올에 용해되기 때문에 알코올 고정을 피해야 하며 지방염색이 필요한 경우 파라핀절편 대신 동결절편을 제작하여 염색을 해야 지방이 잘 보존된다. 리포푸신도 일부 지방이 포함되어 있어서 알코올을 고정액으로 사용하면 소실될 수 있다.

답 3)

40 다음 중 물이 포함되어 있지 않는 고정액은?

1) Orth 용액
2) Bouin 용액
3) Helly 용액
4) Carnoy 용액
5) Zenker 용액

Carnoy 용액은 acetic acid, absolute alcohol, chloroform으로 조성되어 있어서 물이 포함되어 있지 않은 고정액으로 핵산 보존에 좋아 methyl green-Pyronin (MG-P) 염색을 위한 조직 고정에 사용하면 우수한 결과를 얻을 수 있다.

답 4)

41 지방염색을 위한 고정액은?

1) Bouin 용액
2) Carnoy 용액
3) Acetone 용액
4) Flemming 용액
5) 10% Formalin 용액

지방은 알코올에 녹기 때문에 지방 검출을 위해서는 알코올이 첨가된 고정액을 사용할 수 없다. 따라서 지방을 염색하기 위해서는 비고정한 신선한 상태의 조직을 사용하여 동결절편을 제작하여 염색하는 것이 일반적이나, 필요시 포르말린에 고정된 조직을 사용하여 동결절편을 제작하여도 지방을 검출할 수 있다.

답 5)

42 전자현미경 검사의 1차(전) 고정액은?

1) Helly 용액
2) Bouin 용액
3) Zenker 용액
4) Glutaraldehyde 용액
5) Osmium tetroxide 용액

전자현미경 검사를 위한 고정은 두 번 고정하는데 1차로 glutaraldehyde 용액으로 고정한 후 2차로 osmium tetroxide으로 고정한다. 고정 과정은 먼저 조직을 두께가 1 mm^3이 넘지 않도록 세절(slicing)한 후 두 단계 모두 4℃에서 진행한다.

답 4)

43 고정 과정 중에 발생하는 색소를 제거할 필요가 없는 고정액은?

1) B-5 용액
2) Helly 용액
3) Zenker 용액
4) Carnoy 용액
5) formalin 용액

Helly, Zenker 용액에는 고정색소를 발생시키는 승홍(mercuric chloride)과 중크롬산염(potassium dichromate) 침전물이 포함되어 있고, B-5 용액에는 승홍이 포함되어 있어 승홍색소가 침착된다. 산성화된 포르마린용액은 포름산으로 인하여 조직 내 적혈구를 파괴하고 이로 인해 유출된 혈색소와 반응하여 갈색의 산헤마틴(acid hematin)이 형성하는데 이를 포르말린 색소라 부른다.

답 4)

44 수술실로부터 자궁을 접수하였을 때 효과적인 고정을 위하여 가장 먼저 취해야 할 태도는?

1) 피막을 벗긴 후 고정한다.
2) 속자궁목으로 고정액을 주입한다.
3) Y 자형으로 절개하여 고정한다.
4) 조직백(tissue bag)에 넣어 고정한다.
5) 코르크판에 곤충핀으로 고착 후 고정한다.

자궁의 벽은 대부분 근육으로 이루어져 있고 자궁 내로 진입하는 내경구의 입구는 매우 좁아 자궁 통째로 고정액에 넣을 경우 고정액이 조직 내로 침투가 더디어 자궁속막이나 근육층의 고정이 원활하게 이루어지지 않는다. 따라서 고정액에 넣기 전에 자궁을 전방에서 Y자형으로 절개하여 내부를 노출시켜 고정하는 것이 훨씬 좋은 고정 효과를 나타낸다.

답 3)

45 다음 중 염색 방법과 그 염색에 효과적인 고정액이 맞게 연결된 것은?

1) Bouin 용액－PTAH 염색
2) Carnoy 용액－MG－P 염색
3) NBF 용액－면역형광염색
4) Abolute alcohol－Oil red O 염색
5) Zenker 용액－Masson trichrome 염색

고정은 염색에 매우 큰 영향을 미친다. 특정 염색 시 적합한 고정액을 사용해야 하며 필요에 따라 염색에 들어가기 전에 2차(후)고정을 해줘야 하는 때도 있다. Masson trichrome 염색에는 Bouin 용액으로, PTAH 염색에는 Zenkcr 용액으로 후고정을 한다. MG-P 염색은 RNA와 DNA를 감별하는 염색이므로 핵상 보존에 좋은 Carnoy 용액을 사용하는 것이 적합하다. Oil red O 염색은 지방을 보기 위한 염색으로 지방을 녹이는 absolute alcohol를 사용해서는 안 되며, 면역형광염색을 위해서는 무고정상태의 동결절편을 사용하는 것이 가장 좋은 염색성을 얻을 수 있다.

답 2)

46 산성화된 포르말린으로 고정 후 포르말린 색소가 가장 많이 침착하는 장기는?

1) 간
2) 지라
3) 작은창자
4) 위
5) 콩팥

포르말린 색소는 포르말린의 산성화 과정에서 발생하는 포름산(formic acid)과 혈색소가 결합하여 생성되는 색소이므로 혈액이 풍부한 조직일수록 많이 생성된다. 답가지 중 지라가 가장 많은 혈액을 포함하고 있어서 흔히 포르말린 색소를 관찰할 수 있다.

답 2)

47 Zenker 용액으로 고정 후 침착된 수은 색소를 제거하는 시약은?

1) picric acid
2) Lugol's iodine
3) calcium carbonate
4) potassium hydroxide
5) ammonium chloride

Zenker 용액은 potassium dichrometa, sodium sulfate, mercuric chloride와 glacial acetic acid로 조성된 고정액으로 사용 후에 mercuric acid에 의해 발생하는 승홍색소를 제거해야 한다. 승홍색소를 제거하는 과정을 요오드화라 부르며 Lugol iodine과 sodium thiosulfate 처리과정의 두 단계로 이루어지는데, Lugol iodine은 승홍색소 제거해 사용되고 sodium thiosulfate는 iodine 사용 후 착색된 갈색을 탈색하는데 사용한다.

답 2)

48 포르말린으로 고정된 H&E 염색절편의 관찰 과정에서 혈액이 풍부한 조직 위에 갈색 미세결정상 침착물이 보였다면, 이를 방지하기 위해서 앞으로 일차적으로 시도해 보아야 할 처리법은?

1) 고정 후 조직 수세
2) 포르말린 농도를 높임
3) 포르말린 고정시간 단축
4) 헤마톡실린 사용 전 여과
5) 포르말린 pH 6.0 이상 높임

조직 고정에 가장 흔히 사용하는 포르말린이 산화되면 포름산(HCOOH)이 생성되어 pH가 5.0 이하로 내려가면 적혈구가 풍부한 조직의 경우 용혈을 일으킨다. 이로 인해 유출된 혈색소(hemoglobin)와 포름산이 반응하면 갈색의 산헤마틴(acid hematin)이 형성되는데 이를 포르말린 색소를 한다. 따라서 포르말린 색소가 형성되는 것을 방지하려면 중성(pH 7.0)을 유지해야 하므로 포르말린을 사용할 때에는 중성완충 포르말린 형태로 사용하거나, 만일 산성화되었을 경우 알칼리를 중화제로 첨가하여 중성 상태로 사용해야 한다.

답 5)

49 조직을 고정하는 궁극적인 목적 중에서, 응고(coagulation) 과정의 기전이 포함되는 것을 고르시오.

1) 매염작용
2) 자가용해 방지 작용
3) 세균증식 억제 작용
4) 단백질 골격 안정화 작용
5) 특정 화학물질들의 용해 및 소실 방지 작용

조직내 세포성분을 sol → gel 형태로 응고(coagulation)시켜 조직구성성분의 용해 및 소실을 막아준다.

답 5)

50 **H&E 염색절편의 관찰 과정에서 조직 위에 갈색 미세결정침착물이 관찰되었다. 특히 이 침전물이 혈액이 풍부한 조직에서 많이 출현하였다면 이를 제거하기 위해서는 어떤 후처리가 필요한가?**

1) 무수알코올 처리
2) 과망산산칼륨 처리
3) 피크르산 알코올 처리
4) 흐르는 수돗물에 수세
5) 요오드와 티오황산나트륨 처리

포르말린 색소는 혈액이 풍부한 조직에서 갈색의 침전물 형태로 관찰되므로 조직관찰을 방해하기 때문에 염색 전에 제거해야 한다. 포르말린 색소의 제거에는 과거 염화암모늄(ammonium chloride)이나 수산화칼륨(potassium hydroxide)의 알코올 용액이 사용되었으나 현재는 피크린산 알코올 용액을 주로 사용하고 있다.

답 3)

51 **임상적으로 통풍 환자로 진단된 H&E 염색절편에서 요산결정을 관찰하는데 실패하였다. 거짓음성의 결과로서 다음 중 어느 고정액에 검체를 고정하지 않았을 것으로 예상하는가?**

1) B−5 용액
2) 무수알코올
3) Bouin 용액
4) Zenker 용액
5) 완충 포르말린

요산결정은 수용성 물질이므로 고정 시 물이 포함된 고정액의 사용을 금한다. 따라서 물이 없는 무수알코올에 고정하여 GMS나 toluidine blue를 사용하여 염색한다.

답 2)

52 **수년 동안 보관하였던 Bouin 용액에 고정된 파라핀블록을 찾아 새로 박절하여 H&E 염색한 결과 핵염색이 거의 나타나지 않았다. 원래 절편에서 핵이 잘 염색되었던 절편에서 이러한 현상이 나타났다면 그 원인으로 생각할 수 있는 것은?**

1) 포매에 사용된 파라핀이 붕괴되었다.
2) 조직의 고정 시 고정액의 pH가 부적당하였다.
3) 포름산이 포함되어 있는 포르말린을 사용하였다.
4) 포매하기 전에 picric acid를 충분히 제거하지 않았다.
5) 조직의 고정 시 picric acid의 농도가 낮은 것을 사용하였다.

Bouin 용액에는 picric acid가 포함되어 있기 때문에 고정 후 충분히 제거하지 않고 남아 있는 상태로 파라핀블록을 제작하면 핵에 들어 있는 핵산이 가수분해되어 헤마톡실린에 의한 염색성이 소실되는 경향을 보인다. 그러므로 Bouin 용액으로 고정된 조직의 경우 고정 후 50~70% 에탄올에 넣어 충분히 착색된 색소를 제거한 후 파라핀블록을 제작해야 한다.

답 4)

53 **10% 중성완충 포르말린에 고정된 종양조직의 전자현미경 검사에서 세포의 보존 상태가 매우 불량하게 나타났다. 이 현상을 방지하려면 앞으로 어떤 처리가 필요한가?**

1) 2차고정액으로 무수알코올을 사용한다.
2) 조직을 Osmium tetroxide에 후 고정한다.
3) 종양조직의 일부를 glutaraldehyde 용액에 고정한다.
4) 조직을 osmium에 두기 전에 흐르는 수돗물에 수세한다.
5) 전자현미경 검사의 필요성이 결정될 때까지 생리식염수에 보관해둔다.

일반적으로 사용하는 포르말린에는 포름알데히드(formaldehyde)가 파라포름알데히드(paraformaldehyde)로 중합되는 것을 방지하기 위해 일정량의 메탄올이 첨가되어 있어서 전자현미경 검사의 고정에는 부적합하다. 따라서 전자현미경 검사가 필요할 때는 고정 전에 종양조직의 일부를 취하여 4℃의 glutaldehyde에 고정하고 나머지 조직은 10% 중성완충 포르말린에 넣어 고정 한 후 파라핀절편을 제작한다.

답 3)

54 **자가융해의 직접적 원인은?**

1) 지방의 분해
2) 세균의 증식
3) 단백질의 변성
4) 세포막의 손상
5) 용해소체의 붕괴

자가융해는 용해소체 내 가수분해효소에 의해 일어난다. 이 용해소체는 세포가 죽게 되면 즉시 파열(용해소체의 붕괴)되어 효소를 방출한다.

답 5)

55 **조직 내에 포르말린 색소가 발생되는 것을 방지하려면 어떤 처리가 필요한가?**

1) 냉각한다
2) 가열한다
3) 여과한다
4) 산성화한다
5) 완충액을 첨가한다

포르말린 색소는 용액이 산성화되면 생성되므로 이를 방지하기 위해 인산완충액을 첨가하여 중성완충 포르말린을 만들어 사용한다.

답 5)

56 **조직 적출 후 formalin 고정 후 갈색 색소가 생겼다. 색소가 생기는 것을 막기 위해서 고정 전에 할 수 있는 처리방법은?**

1) alcohol 처리 후 고정한다.
2) Lugol iodine 처리 후 고정한다.
3) NaOH, KOH로 처리 후 고정한다.
4) 혈액이 빠지도록 수세 후 고정한다.
5) Lithium carbonate 처리 후 고정한다.

포르말린의 산화에 의해 생성된 포름산(HCOOH)은 혈액이 풍부한 조직 내에 포함된 적혈구를 용혈시켜 흘러나온 혈색소(hemoglobin)와 결합하여 갈색의 산헤마틴(acid Hematin)을 생성하는 이를 포르말린 색소(Formalin pigment)라 부른다. 따라서 혈색소를 제거하고 포르말린에 고정하면 포르말린 색소의 생성을 방지할 수 있다.

답 4)

57 포르말린 색소에 대한 설명으로 맞는 것은?

1) 일단 형성되면 제거할 수 없다.
2) 커다란 녹색 침전물로 나타난다.
3) 혈액이 많은 조직에서 잘 출현한다.
4) 탄산리튬 포화수용액으로 처리하면 제거할 수 있다.
5) 오래 보관된 포르말린에서 발견되는 흰색 침전물이다.

■ ■ ■

포르말린 색소는 혈액이 풍부한 조직 내 용혈된 적혈구 내 혈색소와 결합한 갈색침전물로 탄산칼슘과 같은 중화제로 제거할 수 있다. 피크린산은 탄산리튬 포화수용액으로 제거한다.

답 3)

58 시판되는 포르말린 용액에 메탄올이 첨가되어 있는 이유는?

1) 개미산이 형성되는 것을 막기 위함
2) 포름알데히드의 중합을 지연시키기 위함
3) 포르말린을 중성 상태로 안정화시키기 위함
4) 포르말린을 실온에서 보존 가능하게 하기 위함
5) 포르말린 색소가 형성되는 것을 방지하기 위함

■ ■ ■

시포름알데히드판 포르말린 용액에는 포름알데히드가 중합되는 것을 방지하기 위해 약 8% 정도의 메탄올이 첨가되어 있다.

답 2)

59 10% 포르말린을 만들려면 37~40% 포름알데히드 300 ml에 몇 ml의 물을 첨가해야 하는가?

1) 1,800
2) 2,500
3) 2,700
4) 3,000
5) 3,600

■ ■ ■

NV=-N'V' (N은 처음 %, V는 처음 부피, N'는 요구하는 %, V'는 요구하는 부피)

10×A = 100×300 (37~40% 포름알데히드는 최고 농축이므로 100으로 본다)

A는 3,000인데 반응 전 300 mL를 사용했기 때문에 3,000-300=2,700 mL

답 3)

60 조직을 너무 오래 고정하면 어떤 결과를 초래하는가?

1) 부패가 발생한다.
2) 세포의 핵이 소실된다.
3) 염색성에는 변화가 없다.
4) 조직이 지나치게 경화된다.
5) 조직의 일부성분이 용출된다.

■ ■ ■

고정시간이 길면 조직 내 물질이 추출되어 조직의 구조가 약화되어 조직화학 반응도 변화한다.

답 5)

61 미고정 상태의 신선한 조직을 잠시 안전하게 보존하려면?

1) 동결시켜 보관한다.
2) 얼음주머니에 넣어 보관한다.
3) 생리식염수에 넣어 실온에서 보관한다.
4) 마른 검체용기에 조심스럽게 담아 보관한다.
5) 생리식염수로 적신 거즈에 싸서 냉장고에 보관한다.

생체로부터 떨어져 나온 조직은 그 순간부터 세포내 용해소체(lysosome)에서 유출된 가수분해 효소에 의해 자가융해가 발생하고 그 후 미생물이 증식하여 부패가 일어나 형태 및 구조의 변화가 발생한다. 잠시 안전하게 보존하려면 표면이 마르지 않도록 생리식염수로 적신 거즈로 싸서 냉장고에 보관한다.

답 5)

62 고정제 중 침투속도가 가장 느린 것은?

1) 빙초산
2) 포르말린
3) 삼염화초산
4) 염화제2수은
5) 글루타르알데히드

확산계수가 클수록 침투속도가 빠르다(최고 초산, 중크롬산칼륨, 에탄올 등/중등도 포르말린, 염화제2수은, 피크린산 등/최저 글루타르알데히드, 사산화오스뮴, 삼산화크롬 등).

답 5)

63 Bouin 용액 성분 중 피크린산에 의한 조직의 수축을 막기 위해 사용되는 고정제로 조직을 팽창시키는 작용이 있는 것은?

1) 빙초산
2) 포르말린
3) 염화제2수은
4) 중크롬산칼륨
5) 사산화오스뮴

Bouin 용액 성분은 피크린산 포화수용액, 포르말린, 빙초산이다. 이 중 염화제2수은, 피크린산은 조직을 수축시키고, 중크롬산은 침투가 느리며, 사산화오스뮴은 침투가 약하고 빙초산은 세포를 팽창시키는 역할을 한다.

답 1)

64 피크린산은 조직병리검사실에서 고정제나 포르말린 색소 제거제 등으로 광범위하게 사용된다. 다음 중 어떤 경우에 폭발성의 위험이 높아지는가?

1) 금속과 접촉하였을 때
2) 건조 상태로 두었을 때
3) 알코올과 접촉하였을 때
4) 산성 푹신과 혼합하였을 때
5) 불꽃에 접촉하거나 노출시켰을 때

피크린산은 황색 결정체로 수용액도 황색을 띤다. 고정제와 염료의 기능으로 사용되며 급속히 가열하거나 충격을 가하면 폭발 위험성이 있다. 실온에서는 물 78 mL에 1 g, 가온한 증류수 1~2 L에 30~50 g의 피크르산을 넣고 용해한 다음 냉각시켜 두었다가 그 상층액을 포화수용액으로 사용한다.

답 2)

65 고정액 중 사용 후 승홍색소 침착을 일으키는 것은?

1) Bouin 용액
2) Muller 용액
3) Carnoy 용액
4) Zenker 용액
5) Formalin 용액

■■■
염화제2수은이 포함된 고정액은 Zenker 용액과 Helly 용액이다.

답 4)

66 다음 중 탈승홍 과정에 사용하는 시약은?

1) HCl-alcohol 용액
2) 포화 lithium carbonate 수용액
3) Lugol iodine-sodium thiosulfate
4) potassium ferrocyanide-HCl 용액
5) potassium hydroxide-80% ethanol

■■■
탈승홍과정은 요오드액과 요오드화칼륨을 에탄올에 녹여 처리하고 티오황산나트륨 수용액으로 수세한다.

답 3)

67 어떤 조직을 osmium acid계에 고정하였더니 조직 표본 내에 흑색으로 착색된 부위가 나타났다. 무엇이라 생각되는가?

1) 점액
2) 지방
3) 혈액
4) 아밀로이드
5) 글리코겐

■■■
오스뮴산은 단백질의 S-H기, 아미노기, 알데히드기, 하이드록실기 등을 산화시켜 오스뮴산 ester의 흑색 침전물을 생성한다.

답 2)

68 종양진단을 위해 특수 염색을 하고자 할 때 Zenker 고정이 필요한 것은?

1) 섬유육종
2) 신경육종
3) 지방육종
4) 횡문근육종
5) 민무늬근육종

■■■
말로리 PTAH 염색은 횡문근육종, 신경계 질환 진단에 활용되는 염색법으로 Zenker 고정액에 고정 시 염색성이 우수하다.

답 4)

69 마이크로파 고정은 어떤 원리를 이용한 것인가?

1) 열전도
2) 마찰열
3) 기화열
4) 지방변성
5) 단백질 액화

■■■
극초단파 고정은 진공관(마그네트론) 내 전자군의 회전운동으로 발생한 극초단파가 물질 속의 수분의 분자운동을 촉진하여 열을 발생시켜 단백질을 응고시켜 조직을 고정한다.

답 2)

70 뼈대근 생검 검체를 고정할 때, 수축을 피하기 위해서 사용하는 것은?

1) 큐렛
2) 겸자
3) 주사 바늘
4) 적신 거즈
5) 도마와 핀

근육 생검은 가로 단면 조직편과 세로 단면 조직편을 채취한다. 뼈대근 생검 검체는 일반적으로 고정 시 수축을 방지하기 위해서 겸자로 고정한 상태로 고정액에 담근다. 도마와 핀은 절취한 위 조직을 고정시킬 때 사용하고, 큐렛은 자궁속막 조직에 주로 소파생검(흡인생검)을 할 때 사용한다.

답 2)

71 콩팥 섬유화 환자의 생검조직에서 아교섬유를 마손삼색 염색법으로 검출하고자 한다. 이때 2차 고정액과 특징으로 옳은 것은?

1) 디치오네이트, 상온에서 30분 2차 고정했을 때 분별의 효과가 있다.
2) 브앙액, 60℃에서 15분간 2차 고정을 했을 때 매염의 효과가 있다.
3) 젠커액, 60℃에서 15분간 2차 고정을 했을 때 매염의 효과가 있다.
4) 글루타르알데히드, 상온에서 1시간 2차 고정했을 때 분별의 효과가 있다.
5) 아세톤, 4℃에서 1시간 2차 고정했을 때 탈수를 촉진하여 조색이 효과가 있다.

마손삼색 염색법은 van Gieson 염색과 같으나 아교섬유와 세포 간 섬유와 구별이 좀 더 용이하며 토리의 혈관 중 막세포(혈관사이세포, mesangial cell)가 염색되어 그 증식 여부를 알 수 있기 때문에 임상적으로 많이 선호하는 염색법으로 포르말린으로 고정된 조직절편의 경우 염색 전에 브앙액으로 매염하여야 좋은 결과를 얻을 수 있다.

답 2)

72 Kaiserling 용액은 어떤 목적으로 사용되는가?

1) 면역염색의 고정액
2) 전자현미경 검사의 염색제
3) 전시용 박물표본제작의 고정액
4) 광학현미경 표본제작의 봉입제
5) 형광현미경 표본제작의 봉입제

포르말린에 장기간 고정 후 제작한 조직표본은 고정액의 증발로 염색성이 떨어지는 것을 방지하기 위해 수시로 점검한다. 추후 재검이나 특수 증례의 경우 장기의 색깔이 원색에 가깝도록 하기 위한 전시용박물표본을 고정하기 위해서는 kaiserling 방법이나 dithionate 방법을 사용한다.

답 3)

조직의 포매

73 파라핀절편에서 검출할 수 없는 성분은?

1) 핵산
2) 점액
3) 지질
4) 항산성균
5) 글리코겐

파라핀 포매의 단점은 지질이 용해되고 효소가 소실되면 조직이 경화, 수축되는 단점이 있다.

답 3)

74

파라핀 침투 시 탈수단계에서 저농도에서 고농도의 상승계열 알코올을 거치는 이유는?

1) 조직편의 수축방지
2) 수세가 충분치 않은 조직의 경우
3) 투명과정이 잘 이루어지지 않기 때문
4) 미고정 부위를 충분히 고정시키기 위해
5) 고농도로 직접 옮기면 물과 치환이 되지 않기 때문에

탈수 시 상승계열 알코올 과정을 지키지 않고 저농도에서 무수알코올로 옮기면 물과 알코올이 치환되는 과정에서 교류가 발생하여 조직편의 수축과 경화가 발생한다.

답 1)

75

다음 기구들과 온도가 맞게 연결된 것은?

1) 고정용기 – 37℃
2) 부유온수조 – 60℃
3) 파라핀 용해조 – 45℃
4) 전기냉동 박절기 – 50℃
5) 슬라이드 가온기(신전기) – 60℃

신전기의 온도는 파라핀 융점보다 2~3℃ 높은 58~60℃로 한다.

답 5)

76

효소를 증명하기 위한 가장 좋은 방법은?

1) 한천포매
2) 파라핀포매
3) 수지포매절편
4) 셀로이딘포매
5) 미고정 동결절편

동결절편의 제작은 미고정 신선조직의 지질, 효소, 항원 검출 시 이용한다.

답 5)

77

조직에 지방이 손상되지 않게 침투하는 물질은?

1) paraffin
2) celloidin
3) carbowax
4) glycol methacrylate
5) methyl methacrylate

카보왁스는 고정 후 탈수하지 않고 직접 포매할 수 있고, 에탄올, 자일렌 등의 유기용매를 사용하지 않기 때문에 유기질 또는 그와 유사한 물질을 잘 보존할 수 있다.

답 3)

78

조직 표본 제작과정 중 탈알코올 과정은?

1) 탈수
2) 투명
3) 침투
4) 포매
5) 경화

조직 표본 제작과정은 검체채취, 고정, 탈수, 투명, 침투, 포매, 박절, 염색순으로 진행되며, 탈수제로 알코올이 주로 사용되며 탈알코올을 위해서는 탈수 다음 단계인 투명에서 이루어진다.

답 2)

79 **파라핀 포매의 단점은?**

1) 연속박절 불가능
2) 지질이 용출된다.
3) block 보관이 어렵다.
4) 침투시간이 오래 걸린다.
5) 박절을 얇게 할 수 없다.

파라핀 포매의 장점은 포매 시간이 짧고, 조작이 간편하며 얇은 절편을 얻을 수 있고 연속박절이 가능하며 블록 보존이 쉬운 반면 지질이 용해되고 효소가 소실되면 조직이 경화, 수축되는 단점이 있다.

답 2)

80 **다음 중 paraffin 침투를 위한 투명제(clearing agent)의 특징으로 옳은 것은 무엇인가?**

1) 탈수제와 투명제가 잘 혼합되는 물질
2) 고정제와 탈수제가 잘 혼합되는 물질
3) 탈수제와 침투제가 잘 혼합되는 물질
4) 침투제와 포매제가 잘 혼합되는 물질
5) 고정제와 침투제가 잘 혼합되는 물질

투명이란 탈수과정을 통과한 조직표본에 paraffin 침투제를 넣기 위해 탈수제인 alcohol과 혼합되어 alcohol을 제거할 수 있고 침투제인 Paraffin과도 잘 혼합될 수 있는 용액이어야 한다.

답 3)

81 **탈수가 충분히 안된 조직을 자일렌에 넣었을 때, 검체 처리에 대한 내용으로 옳은 것은?**

1) 충분히 탈수하기 위해 톨루엔에 넣어준다.
2) 누런 혼탁이 생기므로 즉시 확인할 수 있다.
3) 용액을 폐기할 때에는 싱크대에 직접 버려도 상관없다.
4) 자일렌에 1시간 이상 계속 담가놓으면 탈수가 된다.
5) 다시 무수알코올에서 완전히 탈수를 한 다음 투명화해야 한다.

자일렌은 보통 2~3단계로 배열하며, 용액의 양은 조직 부피의 약 10배 정도가 좋다. 각 단계의 소요시간은 대략 1시간 정도가 적당하고 조직의 종류와 크기에 따라 조절한다. 만약 탈수가 충분히 안 된 조직을 자일렌에 옮기면 조직에 남아 있던 물과 자일렌이 혼합하면서 젖빛 혼탁이 생기므로 즉시 확인할 수 있다. 이 경우는 다시 무수알코올에서 완전히 탈수를 한 다음 투명화해야 한다. 대부분의 투명제는 물에 섞이지 않는 유기용매이며, 플라스틱 용기를 녹이는 성질이 있기 때문에 못 쓰게 된 용액을 폐기할 때는 싱크대에 직접 버리지 않도록 주의해야 한다.

답 5)

82 **일반 파라핀 표본 제작과정 중 박절 시 생체 원형 그대로의 구조를 가진 얇은 절편을 얻을 수 있도록 하는 데 목적이 있는 과정은?**

1) 고정과정
2) 탈수과정
3) 투명과정
4) 침투과정
5) 박절과정

침투 과정은 부드러운 조직에 침투제를 채워 조직에 적당한 강도를 부여하는 단계이다.

답 4)

83

다음 중 진공침투법을 이용하여 파라핀 침투를 시켜야 할 조직은 무엇인가?

1) 뇌와 같은 연한 조직
2) 위 및 큰창자와 같은 관상조직
3) 내시경 검체와 같은 작은 조직
4) 폐와 같은 공기가 함유된 조직
5) 유방과 같은 지방이 많은 조직

진공침투법은 주로 크고, 단단하거나, 공기가 함유된 조직, 조직과 조직 사이가 엉성한 조직과 같은 조직들의 침투에 좋다. 이런 조직들은 진공상태로 침투시키면 시간을 단축시킬 수도 있고, 조직 구석구석 고루 침투제를 침투시킬 수 있어 좋다.

답 4)

84

12% 고농도 포매제를 사용해 포매한 후 클로로포름 가스로 경화시킨 블록을 80% 에탄올에 보관한 후 박절하는 포매방법은?

1) 파라핀 포매방법
2) 젤라틴 포매방법
3) 카보왁스 포매방법
4) 셀로이딘 포매방법
5) 신속 파라핀 포매방법

셀로이딘 포매법은 실온에서 행해지기 때문에 파라핀 포매의 큰 결점인 위축(중추 신경계, 근육, 배아 등)과 경화(피부, 연골, 뼈 등)를 피할 수 있고, 더욱이 큰 검체(대뇌반구, 심장전체 등)의 포매가 가능하다. 셀로이딘 블록은 80% 에탄올에 담가 보관한다.

답 4)

85

일반조직절편 제작과정 중 자동침투기(tissue processor)의 과정은?

1) 고정－수세－탈수
2) 수세－탈수－투명
3) 탈수－투명－침투
4) 투명－침투－포매
5) 침투－포매－박절

자동침투기는 탈수, 투명, 침투에 이루는 과정을 기계가 자동으로 진행시켜 주도록 만들어진 침투기구로서 탈수용 Beaker가 7개, 투명용 Beaker가 3개, 침투용 Paraffin bathe가 2개로 총 12개의 Beaker가 장착되어 있다.

답 3)

86

조직침투과정에서 이상적인 탈수 상태란?

1) 조직수분 함유량이 0%가 될 때
2) 조직수분 함유량이 3～4% 남아 있을 때
3) 조직수분 함유량이 7～8% 남아 있을 때
4) 조직수분 함유량이 10～15% 남아 있을 때
5) 조직수분 함유량이 18～20% 남아 있을 때

조직 내의 물과 알코올이 치환되어 최종단계에 도달하면 물과 알코올 사이에 동적 평형상태를 유지하여 조직 내에는 약 3～4% 정도의 비결합수(unbounded water)만 남게 된다. 조직수분함유량을 3～4% 이하로 물을 제거하기 어렵다.

답 2)

87 파라핀 침투과정 시 투명단계에서 발생하는 젖빛 혼탁의 원인은?

1) 알코올의 혼입
2) 불충분한 고정
3) 불충분한 탈수
4) 조직 내의 지방 용출
5) 조직 내의 적혈구 파괴

탈수가 충분히 안 된 조직을 자일렌에 옮기면 남아 있던 물과 자일렌이 혼합되면서 젖빛혼탁이 생긴다.

답 3)

88 셀로이딘 포매 박절법으로 적당한 장기는?

1) 폐 2) 간
3) 뇌 4) 콩팥
5) 심장

셀로이딘 포매법은 실온에서 행해지기 때문에 파라핀 포매의 큰 결점인 위축(중추신경계, 근육, 배아 등)과 경화(피부, 연골, 뼈 등)를 피할 수 있고, 더욱이 큰 검체(대뇌반구, 심장전체 등)의 포매가 가능하다.

답 3)

89 셀로이딘 포매블록을 보존하는 방법으로 옳은 것은?

1) 실온에 둔다.
2) 냉장온도에 둔다.
3) 에테르에 담근다.
4) 80% 에탄올에 담근다.
5) 무수 에탄올에 담근다.

셀로이딘 블록은 80% 에탄올에 담가 보관한다.

답 4)

90 투명제로 사용할 수 없는 것은?

1) 벤젠 2) 자일렌
3) 톨루엔 4) 아세톤
5) 클로로포름

투명과정은 탈수제와 침투제가 서로 혼합될 수 없는 경우에 걸치는 중간 단계로서 탈수제와 침투제에 모두 혼합될 수 있는 용액을 사용한다.

답 4)

91 박절 시 칼날과 블록과의 사이를 무엇이라 하는가?

1) 안쪽 각 2) 틈의 각
3) 쐐기 각 4) 사면 각
5) 마도면의 각

틈의 각은 블록과 경사각 사이의 각이며 중요한 역할을 한다. 틈의 각은 보통 5~10° 사이가 적당하다.

답 2)

92 **박절 시 절편에 세로로 흠이 생기는 경우는?**

1) 칼날이 무딜 때
2) 칼의 조임이 헐거울 때
3) 칼의 각도가 너무 클 때
4) 탈수가 잘 안 되었을 때
5) 조직편에 석회물질이 끼었을 때

■ ■ ■

수직으로 갈라지며 박절되는 경우는 칼날이 톱날같이 되었을 때, 칼날의 기울기가 너무 클 때, Paraffin에 석회물질이 끼여 있을 때, 칼날이나 블록에 먼지가 얹혀 있을 때 등으로 절편에 줄이 그어지면서 찢어지는 현상을 말한다.

답 5)

93 **염색 시 절편의 탈락을 방지하기 위해 슬라이드에 절편을 붙이는 접착제는?**

1) glycerin jelly
2) picolyte resin
3) poly-L-lysine
4) canada balsam
5) Apathy' gum syrup

■ ■ ■

염색 반응 시 시약의 작용이 강하여 절편이 떨어져 나갈 우려가 있을 때에는 접착력이 강한 폴리-L-라이신(poly-L-lysine)을 사용한다.

답 3)

94 **일반적인 paraffin block의 박절에서 가장 적당한 두께는?**

1) 4～5 μm
2) 6～8 μm
3) 8～10 μm
4) 10～15 μm
5) 15～20 μm

■ ■ ■

paraffin block 박절 시 일반적으로 가장 적당한 절편의 두께는 4～5 μm이고, 조직 또는 기관의 구성이 엉성한 것일수록 절편을 더 두껍게 생산하고 이에 비해 지라 또는 림프절과 같이 세포성분이 치밀한 조직은 비교적 얇은 절편(3～4 μm)이 더 우수하다.

답 1)

95 **파라핀으로 포매한 블록을 굳히는 방법은?**

1) 열중합
2) 건조기에 넣는다.
3) 얼음 위에 놓는다.
4) chloroform 증기로 굳힌다.
5) 10% formalin에 1～2일 방치한다.

■ ■ ■

박절 직전 파라핀블록은 겨울철과 같이 기온이 낮을 때는 입김을 불어 따뜻하게 해주면 파라핀의 펴짐이 좋아지며, 여름철과 같이 기온이 높을 때는 연화되어 자르기 어렵기 때문에 얼음판 위에 올려놓거나 얼음물 속에 넣어 냉각시켜두면 박절이 훨씬 쉬워진다.

답 3)

96 조직병리 진단 시 절편을 15~50 μm 두께로 박절해야 좋은 염색결과를 얻을 수 있는 조직은?

1) 간　　2) 폐
3) 피부　　4) 콩팥
5) 림프절

일반적으로는 조직 또는 기관의 구성이 엉성한 것일수록(탈지상태의 지방조직이나 정상 폐조직) 절편을 더 두껍게 생산할 수 있는데, 이러한 조직은 오히려 두꺼운 절편(15~50 μm)이 더 자르기 쉬우며 동시에 얇은 절편에 비해 훨씬 많은 정보를 얻을 수 있다.

답 2)

97 정확한 조직진단을 위해 보통 2 μm 두께 이하의 파라핀절편을 사용하고 있는 생검조직은?

1) 간　　2) 신경
3) 유방　　4) 콩팥
5) 전립샘

콩팥의 조직을 진단할 때는 사구체의 유무가 중요하다. 콩팥의 기저막이나 사구체 등 콩팥의 구조를 관찰하기 위해서는 박절을 할 때 얇게 해서 절편을 만드는 것이 좋다.

답 4)

98 조직진단 시 정확한 세포 관찰을 위해 보통 2 μm 두께의 절편제작이 필요한 종양은?

1) 유방암　　2) 림프종
3) 흑색종　　4) 지방육종
5) 횡문근육종

지라 또는 림프절과 같이 세포성분이 치밀한 조직은 현미경 검경 시 많은 정보를 얻어내기 위해서 비교적 얇은 절편이 우수하다.

답 2)

99 파라핀절편 제작과정 중 Slide를 건조시킬 때 사용하는 신전기의 온도는?

1) 30℃　　2) 40℃
3) 50℃　　4) 60℃
5) 70℃

Slide를 Paraffin 융점보다 2~3℃ 높은 60℃ 되는 신전기(Slide warmer) 위에 약 1시간 동안 방치하면 Paraffin은 녹고, 조직절편은 Slide에 밀착하게 된다.

답 4)

100 파라핀블록 박절 시 박절하기에 가장 단단한 조직은?

1) 폐　　2) 뇌
3) 간　　4) 콩팥
5) 자궁

결합조직 성분의 분포가 치밀하고 정형적인 구조를 가진 장기일수록 단단해서 얇게 절편하기 어렵다. 자궁, 혈관, 뼈대근, 갑상샘 등은 비교적 얇게 절편하기 어려운 편에 속하는 조직이나 간은 그 반대에 속하는 조직이다.

답 5)

101 **파라핀블록 박절 시 절편의 주름을 펴기 위한 부유 온수조의 온도는?**

1) 35℃
2) 45℃
3) 55℃
4) 65℃
5) 75℃

박절된 조직절편을 붓 끝으로 들어 30~70%의 Alcohol 용액이 든 비커에 띄워 큰 주름을 핀 후 다시 조직절편을 Slide로 건져 Paraffin의 융점보다 10~15℃ 낮은 45~50℃의 부유 온수조에 띄워 잔주름까지 핀다.

답 2)

102 **박절된 절편을 부유항온수조에 띄우면 조직이 흐트러져 퍼지는 현상이 발생하였다. 해결 방법은?**

1) 박절된 절편의 두께를 얇게 한다.
2) 박절된 절편의 두께를 두껍게 한다.
3) 부유항온수조의 온도를 확인하고 낮춘다.
4) 부유항온수조의 온도를 확인하고 높인다.
5) 1차로 alcohol에 띄운 후 부유항온수조에 띄운다.

부유항온수조는 박절 시 주름진 절편을 잘 펴주는 역할을 하는 부속기기로 온도는 45℃를 유지하여 주면 절편의 주름을 펴줄 수 있다. 다만 온도가 높아지면 포매된 파라핀이 녹아 조직이 포지는 현상이 생길 수 있다. 파라핀이 녹지 않도록 온도를 유지해주는 것이 중요하다.

답 3)

103 **동결절편 검사의 목적으로 옳은 것은?**

1) 큰 조직검사를 위해
2) 인공산물 방지를 위해
3) 위축이 심한 조직검사를 위해
4) 신속한 조직학적 진단을 위해
5) 탈수가 안 되는 조직검사를 위해

동결절편검사는 수술 중 응급검사나 조직화학적 검사(지질, 효소, 항원 검출 등)를 위해 gelatin과 OCT compound로 포매하여 직접 동결하여 절편을 만들어 내는 검사법이다.

답 4)

104 **수술 중 응급한 진단이나 지질, 효소, 항원 등의 검출을 위한 조직 표본 제작법은?**

1) 동결절편법
2) 동결치환법
3) 동결건조법
4) 파라핀 절편법
5) 신속 파라핀 절편법

수술 중 응급검사나 조직화학적 검사를 위해 포매 과정을 거치지 않고 직접 동결하여 절편을 생산하는 방법이다.

답 1)

105 **지방조직이나 신속한 진단이 필요한 경우에 실시하는 포매방법은?**

1) 동결
2) 초미세
3) 파라핀
4) 셀로이딘
5) 카보왁스

답 1)

106 Sudan Ⅲ로 지방조직 염색을 하려고 한다. 가장 적당한 조직절편은?

1) frozen 절편
2) paraffin 절편
3) celloidin 절편
4) carbowax 절편
5) celloidin-paraffin 절편

지방조직이나 지방을 포함한 유방조직은 박절온도를 -30℃로 동결절편법으로 제작한다.

답 1)

107 조직 동결박절 시 비교적 잘 동결되기 때문에 너무 낮은 온도에서는 오히려 조직손상을 초래하는 조직은?

1) 뇌
2) 피부
3) 유방
4) 지방
5) 골수

냉동절편법에 의해 박절하는 경우 조직의 온도는 -10～-30℃, 칼의 온도는 -25～-60℃(조직의 구성, 세포충실도, 결합조직, 지방함량 등에 따라 다름), 냉동실 온도는 -10～-20℃가 적당하다. 뇌조직의 경우 -7～-10가 적당하며 너무 낮은 온도에서는 오히려 조직손상을 초래할 수 있다.

답 1)

108 전기냉동절편법에서 gelatin과 OCT compound 의 역할은?

1) 용해제
2) 투명제
3) 접착제
4) 봉입제
5) 포매제

동결 순서는
1. 금속시료대(metal disc)에 포매제(OCT compound)를 약간 떨어뜨린다.
2. 박절면을 위로 향하여 조직편을 심는다.
3. 포매제를 추가하여 조직을 피복하고 분사식 동결제를 사용하여 표면을 살짝 냉각시킨다.
4. Cryostat 내의 열추출기를 사용하여 조직편을 완전히 동결시킨다.

답 5)

109 동결절편의 장점에 대한 설명으로 옳은 것은?

1) 효소 검출 가능
2) 얇은 표본제작 가능
3) 조직의 손상이 적다.
4) 영구적인 표본제작 가능
5) 선명한 세포구조 관찰 가능

파라핀 절편제작은 시간이 많이 걸리고 그 처리과정에서 조직 내 화학물질들을 변화시키므로 신속한 진단이나 조직화학적 검사(지질, 효소, 항원 검출 등)에 부적합하다. 따라서 수술 중 응급검사나 조직화학적 검사를 위해 포매과정을 거치지 않고 직접 동결하여 절편을 생산하는 방법을 동결절편제작법이라 한다.

답 1)

염색이론

110 용매보다 조직 내 지질과 반응하여 염색하는 방법은?

1) 생체염색
2) 금속침투법
3) 염료에 의한 염색
4) 선택적 용해성 염색
5) 화학적 정색반응에 의한 염색

일반적으로 조직성분에 녹는 염료를 통상 용해성 염료라 부르며, 그 대부분은 지용성 성질을 갖고 있어서 조직 내의 지질 증명 시 빈번하게 사용되고 있다. 지용성 염료(fat-soluble dye)를 70% 알코올에 녹여 지질이 함유된 조직절편에 첨가하면 알코올에 녹아 있는 것에 비해 지질에 더 잘 용해되므로 지질만 선택적으로 염색해 낼 수 있다.

답 4)

111 염료를 분류하는 기준에 해당되지 않는 것은?

1) 색
2) 출처
3) 이온화
4) 발색단
5) 반응 특성

염료는 일반적으로 출처, 조색단(이온화), 발색단, 반응특성에 따라 크게 4군으로 분류한다.

답 1)

112 azo기(−N=N−)와 같이 착색을 위해 불포화 결합(이중결합)을 가진 원자단은?

1) 발색단
2) 조색단
3) 색원체
4) 색소원
5) 변색제

발색단의 종류 : Azo기(-N=N-), Carbonyl기(C=O), Thiocarbonyl기(〉C=S), Ethylene기(〉C=C〈), Nitro기(-NO_2), Oxy-azo기, Nitroso(-N=O)

답 1)

113 염료의 구성성분 중 용액 상태에서 이온화하여 음성 전하를 띠는 기(radical)는?

1) azo기(−N=N−)
2) nitro기(−NO_2)
3) ethylene (C=C)
4) thiocarbonyl (C=S)
5) carboxyl기(−COOH)

조직단백질의 양극성의 분자 중에 산성의 카르복실기(-COOH)와 염기성의 아미노기(-NH_4) 중 어느 한 쪽이 양적으로 또는 그 화학적 친화성이 우세하다는 것을 의미한다.

답 5)

114 과염색된 부분을 특정용액을 이용하여 분별하는 염색법은?

1) 진행성 염색
2) 퇴행성 염색
3) 변색성 염색
4) 호은성 염색
5) 은환원성 염색

퇴행성 염색의 경우 과염색 부분으로부터 염료를 제거하기 위해 알코올, 산, 산화제, 매염제, 염료 그리고 완충액 등을 사용하는 분별이 필요하다.

답 2)

115 암모니아성 은을 환원제에 의해 환원시키는 반응은?

1) 호은성 반응
2) 은환원성 반응
3) 선택용해성 반응
4) 화학적 정색반응
5) 유도성 은환원성 반응

도은법에는 은환원성, 호은성, 이온교환 반응으로 분류할 수 있다. 호은성 반응은 그물섬유 내 기질의 호은성을 이용하여 은과 친화적 결합을 하지만 환원시키지 못하여 외부에서 환원제를 첨가하여 환원시키는 방법. 은환원성 반응은 은과 친화적 결합을 하고 직접 환원도 시킴으로 별도의 환원제를 첨가할 필요가 없으며, 유도성 은환원성 반응에는 은을 환원시킬 수는 있으나 친화적 결합을 못하므로 유도물을 사용하여 결합시킨다. 이온교환반응을 이용하는 것으로 뼈 내의 칼슘과 결합되어 있는 인산이나 탄산과 반응하면 불용성 은염을 형성하여 이것을 자외선(UV)에 의해 흑색으로 환원시키는 원리이다.

답 1)

116 염료와 매염제가 결합할 때 형성되는 짙은 색의 염료 화합물의 명칭은?

1) 레이크
2) 색원체
3) 발색단
4) 조색단
5) 촉진제

다수의 염료들은 조직과 안정되게 결합시키려면 매염제(mordant)라 부르는 매개분자가 필요하다. 조직-매염제-염료 복합체를 형성하여 원래 염료의 색보다 더 짙은 염색성을 나타낸다. 염료와 매염제의 복합체를 레이크(lake)라고 부른다.

답 1)

117 염료의 화학적 특성과 색상을 파악하는 데 필요한 것은?

1) code number
2) batch number
3) catalogue number
4) dyes certification number
5) color index generic name

염료색인은 화학구조에 따라 분류하여 염료에 고유번호를 붙이는 염료색인번호(color index number), 염료의 성질에 따라 분류한 것으로 염료색인 일반명(color index generic name)이 있다.

답 5)

118 산성 염료와 염기성 염료의 분류 기준으로 사용하고 있는 것은?

1) 염료의 색상
2) 염료의 용해성
3) 염료의 조색단
4) 염료의 발색단
5) 염료가 가지는 pH

염기성 염료는 대개 아미노기 또는 알킬아미노기를 조색단으로 가지고 있어서 염료가 이온화되면 전체적으로 양(+)으로 하전되어 카르복실기, 황산기, 인산기와 같은 음(-)으로 하전된 조직성분들과 결합한다. 산성 염료는 음(-)으로 하전되어 양(+)으로 하전된 조직성분들과 결합한다.

답 3)

119 염료의 구성 요소 중 C=C, C=O, N=N, $-NO_2$ 등과 같은 원자단을 무엇이라 하는가?

1) 레이크
2) 향색소
3) 발색단
4) 조색단
5) 색원체

발달의 종류 : Azo기(-N=N-), Carbonyl기(C=O), Thiocarbonyl기(〉C=8), Ethylene기(〉=C〈), Nitro기($-NO_2$), Oxy-azo기, Nitroso(-N=O)

답 3)

120 직접 염색과 간접 염색을 구분하는 기준은?

1) 산화제
2) 환원제
3) 매염제
4) 분별제
5) 조색제

매염제(mordant)를 이용하지 않고 직접 조직의 특정 성분을 염색할 수 있는 염료를 직접염료라 한다. 염료에는 congo red, sirius red가 있다.

답 3)

121 염료의 화학구조 중 변색제(modifier)에 해당하는 것은?

1) 메틸기
2) 아조기
3) 에틸렌기
4) 카르복실기
5) 하이드록실기

염료분자는 발색단과 조색단 외에 제3의 기를 가지는데, 이를 변색제(modifier)라 부르며 메틸기($-CH_3$), 에틸기($-C_2H_5$) 등이 있다.

답 1)

122 매염염료(mordant dyes)인 것은?

1) 에오신
2) 헤마테인
3) 메틸렌블루
4) 톨루이딘블루
5) 아크리딘 오렌지

염색을 위해 적절한 색으로 변화시키거나 염색의 선택성을 얻기 위해 금속이 존재하는 염료가 필요할 경우 이 같은 종류의 염료를 매염염료(헤마테인, 세레스틴 블루 B, 알리자린레드 S)라 부른다.

답 2)

123 조직성분 중 산성으로 이온화되는 것은?

1) 근육
2) 염색질
3) 세포질
4) 적혈구
5) 아교섬유

일정한 pH 범위 내에서 양(+)으로 하전되는 염기성 염료는 음(-)으로 하전된 조직성분(DNA, 염색질, RNA, 수초, 연골, 점액성 분비물, 비만세포과립)과 이온결합하고, 음(-)으로 하전되는 산성 염료는 양(+)으로 하전된 조직성분(아교섬유, 적혈구, 호산성 백혈구의 과립)과 이온 결합한다. 세포질, 근육은 산성의 카르복실기 또는 하이드록실기가 염기성의 아미노기와 균형을 이루고 있기 때문에 양성 성질을 나타낸다.

답 2)

124 염료 중 변색성 염료는?

1) eosin
2) hematein
3) silver nitrate
4) crystal violet
5) acridine orange

변색성 염료에는 Toluidine blue, Thionin, Thiazine계 염료와 Crystal violet, Methyl violet 등의 트리페닐메탄계 염료가 사용되고 있다.

답 4)

125 인류가 사용한 가장 오래된 천연염료로 "염료의 제왕"으로 불리는 것은?

1) 카민
2) 올세인
3) 인디고
4) 알리자린
5) 헤마톡실린

인디고는 인류가 사용한 가장 오래된 염료로 염료의 제왕이라고 불리며, 남옥 등의 식물로부터 얻어지는 푸른색 염료이다.

답 3)

126 세포의 구성성분 중 염기성 염료로 강하게 염색되는 것은?

1) lipofuscin
2) chromatin
3) cytoplasm
4) mitochondria
5) endoplasmic reticulum

염기성 염료는 음(-)으로 하전된 조직성분들과 결합하며 대부분 핵염색으로 사용된다.

답 2)

127 염료 중 염기성 염료에 해당하는 것은?

1) orange G
2) ponceau S
3) aniline blue
4) toluidine blue
5) acridine orange

염기성 염료 : crystal violet, pyronin, toluidine blue, thionin, methylene blue, cresyl violet, neutral red, safranin, bismarck brown 등이 있다.

답 4)

128 두 종류의 염료 명칭이 유사할 때 동일한 것인가를 확인해야 하는 것은?

1) batch number
2) code number
3) catalogue number
4) color index number
5) commission certification number

염료색인에는 화학구조에 따라 분류하여 염료에 고유번호를 붙이는 염료색인번호와 염료의 성질에 따라 분류한 염료색인 일반명이 있다.

답 4)

129 조직성분과 반응하여 산화되거나 발색단이 복원되어 유색반응을 나타내는 것은?

1) 매염제(mordant)
2) 과산화효소(peroxidase)
3) 염색보강제(accentuator)
4) 루코 화합물(leuco compounds)
5) 염료포획제(dye-trapping agent)

■ ■ ■

일부 염료는 쉽게 환원(reduction)되는 성질 때문에 환원과정에서 발색단이 파괴되어 상실되었다가 산화(oxidation)에 의해 원래 색을 띤 염료로 전환할 수 있는 종류를 백색염기(leucobase)라 부른다. 루코 화합물(leuco compounds)이라고 부른다.

답 4)

130 매염제로서의 기능이 있는 물질의 특성은?

1) 기체
2) 약산성
3) 금속성
4) 양색성
5) 약알칼리성

■ ■ ■

우리가 사용하는 일부 염료는 염색을 위해 적절한 색으로 변화시키거나 염색 선택성을 얻기 위해서는 금속의 존재가 필요할 경우가 있는데, 이 같은 종류의 염료를 매염염료라 부른다. 조직학에서 많이 사용되고 있는 매염제인 알루미늄, 철, 크롬 등의 금속염은 염료와 결합하면 염기성(양이온성)을 띤다. 또 이들 금속성 매염제는 그 자체로도 염료나 조직과 화학적으로 결합할 수 있다.

답 3)

131 염료를 용액상태로 만들어 사용할 때 염료의 구성성분 중 이온화되어 전기적인 성질을 띠게 하는 화학구조는?

1) 발색단
2) 조색단
3) 색원체
4) 변색제
5) 향색소

■ ■ ■

두 개의 퀴논고리는 그것 자체가 사실상 색을 띠며, 다소 강한 색을 나타내는 모든 화합물은 이 퀴논고리의 원자단을 대부분 포함하고 있다. 따라서 발색단을 간직한 방향족 화합물은 염료의 모체가 되므로 색소원이라 부르며 그 자체로 조직성분에 착색이 가능하다. 그러나 착색된 색소원은 저항성이 없어 수세를 하면 쉽게 제거된다. 이에 비해 안정된 염료는 조직성분과 친화력이 있는 이온형태로 용해되어야 하므로, 색소원이 진정한 의미의 염료가 되기 위해서는 조직 성분의 말단 기와 정전기적 결합 또는 공유결합에 의해 이온화할 수 있는 기가 분자 내로 첨가되어야 한다. 이때 첨가되는 이온화 기를 조색단이라 부른다.

답 2)

132 색소원(chromogen)이란 어떤 화합물을 말하는가?

1) 벤젠 + 조색단
2) 염료 + 매염제
3) 벤젠 + 발색단
4) 발색단 + 조색단
5) 벤젠 + 발색단 + 조색단

발색단을 간직한 방향족 화합물은 염료의 모체가 되므로 색소원(chromogen)이라 부르며 그 자체로 조직성분에 착색이 가능하다.

답 3)

133 염료의 특성을 갖기 위해서는 분자에 색을 나타내는 발색단과 조직에 부착될 수 있는 능력을 가진 ( )가 있어야 된다.

1) 색원체
2) 조색단
3) 결합단
4) 원색단
5) 매염세

염료란 무색의 벤젠에 발색단이 결합하여 색이 나타나며, 조색단이 첨가되어 이온화하거나 색의 질기가 변화하는 유기화합물을 말한다.

답 2)

134 염료화학에서 접하는 가장 흔한 염기성 조색단은?

1) 아조기(N=N)
2) 수산기(−OH)
3) 아미노기($-NH_2$)
4) 슬폰산기($-SO_3H$)
5) 카복실기(−COOH)

염기성 염료 또는 산성 염료를 물에 용해하면, 염기성 염료는 양(+)으로 하전된(양이온성)염료이온과 음(-)으로 하전된(음이온성) 무색의 염소이온으로, 반대로 산성 염료는 음으로 하전된 염료이온과 양으로 하전된 무색의 나트륨이온으로 이온화한다. 염기성 염료는 대개 아미노기 또는 알킬아미노기를 조색단으로 가지고 있어서 염료가 이온화되면 전체적으로 양(+)으로 하전되어 카르복실기, 황산기, 인산기(특히 핵산의 인산기)와 같은 음(-)으로 하전된 조직성분들과 결합한다.

답 3)

135 조직성분 중 이온화 과정에서 양성(+) 성질로만 나타나는 성분은?

1) 근육
2) 연골
3) DNA
4) 아교섬유
5) 비만세포 과립

전기적으로 양(+)인 염료는 전기적으로 음(-)인 조직성분과 전기적으로 음(-)인 염료는 전기적으로 양(+)인 조직성분과 결합한다.

염기성(+)	산성(−)	양성
아교섬유	DNA, 염색질	세포질
적혈구	RNA	근육
호산성 백혈구의 과립	수초 연골 점액성 분비물 비만세포 과립	

답 4)

136 중성 염료(neutral dye)에 대한 설명으로 옳은 것은?

1) 물에 잘 녹는다.
2) 단색성을 나타낸다.
3) 한 종류의 발색단을 가진다.
4) 산성 염료와 염기성 염료가 혼합된 염료
5) 용액의 pH에 따라 산성 또는 염기성으로 변화하는 염료

중성 염료란 산성 염료와 염기성 염료가 혼합된 염료 두 종류의 발색단을 가지고 있어 두 종류의 다른 색을 가진 유색 염료이다. 물에 잘 녹지 않지만 알코올에는 잘 용해된다. 이와 반대로 염기성이나 산성 염료는 일반적으로 알코올이나 물에 모두 잘 녹는다. 양성 염료란 염료분자 위에 양(+)으로 하전될 수 있는 기와 음(-)으로 하전될 수 있는 기를 가진 염료로, 용액의 pH 상태에 따라 양이온성 염료(염기성 염료) 또는 음이온성 염료(산성 염료)로 기능할 수 있는 염료를 말한다.

답 4)

일반염색(헤마톡실린)

137 Harris의 hematoxylin 용액 제조 시 사용되는 산화제는?

1) alum
2) ferric sulfate
3) mercuric oxide
4) hydrogen peroxide
5) potassium permanganate

헤마톡실린의 숙성은 특정 산화제(과산화수소, 과망간산칼륨, 요오드산칼륨, 요오드산나트륨 등)를 사용하여 인공적으로 촉진시킬 수도 있다. 헤마톡실린 용액의 염색성은 용액 내에 녹아 있는 헤마톡실린의 산화 정도에 따라 다르게 변화한다. Harris의 hematoxylin 용액의 제조 시 사용되는 산화제는 mercuric oxide를 사용한다.

답 3)

138 Harris의 hematoxylin 용액의 매염제는?

1) ferric chlorid
2) mercuric oxide
3) hydrogen peroxide
4) potassium permanganate
5) ammonium이나 potassium alum

헤마톡실린 자체는 무색 내지 연한 갈색이지만, 여기에 산화수은, 요오드산나트륨과 같은 산화제를 첨가하면 자색의 헤마테인으로 산화된다. 그러나 이 헤마테인도 조직성분과 강하게 결합할 수 있는 화학적 기능기가 없기 때문에 염료로서의 결합능을 획득하기 위해서는 매염제(2가 또는 3가의 다가 원자가를 가진 금속의 염, 특히 알루미늄을 함유한 염)를 첨가해야 한다.
Harris의 hematoxylin 용액의 매염제 → ammonim이나 potassium alum.

답 5)

139 Harris hematoxylin 염색에 과다하게 염색된 핵의 분별에 사용되는 탈색제는?

1) 완충액
2) 산화제
3) 매염제
4) 산-알코올
5) 물 또는 알코올

퇴행성 헤마톡실린 염색에는 원하는 성분 이외의 부분에 결합한 과다한 염료를 선택적으로 제거해야 하는데 이 과정을 분별이라 한다. 핵 및 세포질이 모두 염색되어 있는 과염색 상태의 절편 또는 도말표본을 가볍게 수세한 수 0.5~1% HCL-알코올에 넣어 분별한다.

답 4)

140 H&E 염색에서 핵염색 후 acid alcohol 단계를 거치는 이유는?

1) 핵의 염색고정
2) 핵의 염색증진
3) 세포질의 염색증진
4) formalin의 색소제거
5) 세포질의 Hematoxylin 제거

답 5)

141 H&E 염색에서 eosin액의 적정 pH는?

1) pH 1.2~1.5
2) pH 3.0~4.0
3) pH 4.6~5.0
4) pH 6.5~7.0
5) pH 7.5~8.0

산성 염료인 에오신 염료분자는 수용액 내에서 음(-)으로 하전되어 있어서 조직 내의 양(+)으로 하전된 성분과 결합한다. 에오신은 pH 7.0에서 충분히 하전되나, 단백질의 등전점이 약 pH 6.0이기 때문에 에오신 수용액 내의 단백질은 음(-)으로 하전된 부위가 증가하여 좋은 염색결과를 얻기가 어렵다. 따라서 단백질의 총 전하를 양(+)으로 변화시키기 위해서는 에오신 수용액의 pH를 6.0 이하로 낮춰야 하기 때문에 초산을 소량 첨가하여 용액의 pH를 조절해준다. 에오신의 pH는 약 4.6~5.0 사이에서 가장 좋은 염색성을 나타내는 것으로 알려져 있다.

답 3)

142 해리스 헤마톡실린 용액 제조 시 폭발의 위험성이 있는 시약은?

1) hematoxylin
2) 95% ethanol
3) sodium iodate
4) mercuric oxide
5) potassium alum

헤마톡실린을 95% 에탄올에 녹이고, 명반칼륨(매염제)을 증류수에 넣어 가온하면서 녹여 냉각시킨 후 두 용액을 혼합하여 끓인다. 이 혼합액이 끓기 시작하면 염화수은(mercuric oxide, 산화제)을 조금씩 서서히 첨가하면서 흔들어 녹여준다(너무 많은 양을 한꺼번에 첨가하면 폭발의 위험성이 있다). 2~3분간 더 끓인 후 신속히 냉각수에 옮겨 식힌 다음 여과하여 사용한다.

답 4)

143 일반염색 시 에오신 용액에 빙초산을 첨가하는 이유는?

1) 고정 촉진
2) 탈수 촉진
3) 투명 촉진
4) 염색액 희석
5) 염색 반응률 촉진

답 5)

144 H&E 염색에서 염료와 조직 사이에 발생하는 결합방식은?

1) 이온결합
2) 수소결합
3) 공유결합
4) 킬레이트 결합
5) 반데르바알스 결합

- 이온결합 : 이온결합에는 반대로 하전된 이온 사이의 정전기적 인력이 관여하며, HE 염색, Masson trichrome 염색 및 대다수의 산성 또는 염기성 염료를 사용하는 염색들이 이온결합을 이용한 염색이다.
- 수소결합 : 이 결합은 분자 사이의 힘이지 다른 화학결합에서 흔히 사용하는 분자 내 힘이 아니다. 탄력섬유 검출에 사용되는 올세인, 레조르신푹신, 알데히드푹신 염색과 아밀로이드 검출에 사용되는 congo red 염색에 관여한다고 알려져 있다.
- 공유결합 : 두 원자의 전자를 공유하는 결합으로 결합력이 매우 강해 결합하면 쉽게 떨어지지 않는다. PAS 염색, 형광항체법에 사용된다.
- 반데르바알스 결합 : pH, 이온, 수소결합제에 영향을 받지 않는다.
- 소수반응 : 소수기의 영역으로부터 물을 배제하여 조직에 염료가 결합하며, 지질 염색에 중요한 역할을 한다.

답 1)

145 헤마톡실린과 에오신(H&E) 염색에서 에오신 용액에 알카리성으로 바뀔 경우 나타나는 현상은?

1) 투명 촉진
2) 고정 촉진
3) 탈수 촉진
4) 염색성 약화
5) 염색성 강화

답 4)

146 H&E 염색 후 탈수가 불충분하면 어떤 현상이 나타나는가?

1) 공포가 생긴다.
2) 변색되기 쉽다.
3) 염색이 얼룩진다.
4) 혼탁해서 검경이 어렵다.
5) 덮개유리(cover glass)가 떨어진다.

에오신 염색 후에 조직절편으로부터 물을 제거하기 위해 상승계열 알코올 단계에 의한 탈수과정이 필요하다. 조직절편으로부터 물 분자가 모두 제거되지 않으면 적절한 투명이 이루어지지 않는다. 비무수알코올이 충분히 제거되지 않은 채로 투명과정으로 이동하면 유리슬라이드가 뿌옇게 변한다. 이 현상은 저농도 알코올 내의 물과 자일렌이 혼합되면서 발생하는 것이다.

답 4)

147 핵염색을 위한 hematoxylin 중 자연산화로 hematein을 형성하는 것은?

1) Gill Hematoxylin
2) Mayer Hematoxylin
3) Harris Hematoxylin
4) Ehrlich Hematoxylin
5) Weigert Hematoxylin

매염제	산화제	예	용도
명반(alum)	자연 산화	Ehrlich	핵염색에 사용, 점액도 염색된다.
명반(alum)	sodium iodate	Meyer	핵염색에 사용
명반(alum)	Mercuric oxide	Harris	핵염색에 사용
명반(alum)	sodium iodate	Gill	핵염색에 사용
철(iron)	–	Weigert	산성 염료의 대조염색으로 사용
매염제 사용 안함	–	Mallory	철, 구리, 납

답 4)

148 Hematein에 명반(alum)이 결합하여 레이크를 만들면 어떤 성질의 염료가 되는가?

1) 음성
2) 중성
3) 산성
4) 염기성
5) 무극성

매염제가 첨가되면 헤마테인 내의 페놀성 OH기와 금속이온 사이에 정전기적 결합이 일어나고, 그 다음 전자공여체로서의 헤마테인 산소원자가 금속이온과 배위결합하여 오각형의 고리가 형성되면서 안정한 구조의 헤마테인-매염제복합체인 헤마테인 레이크가 생성된다. 이 레이크는 양(+)으로 하전되며, 조직성분 중 음(-)의 성질을 띤 부위와 이온결합하여 청자색 내지 청색으로 염색된다.

답 4)

149 세포질의 단백질을 아미노기로 이온화하고 강한 호산성을 만들어 주기 위해 eosin 용액에 첨가하는 것은?

1) alum
2) ammonia
3) acetic acid
4) sodium iodate
5) hydrogen peroxide

■ ■ ■

단백질의 등전점(IEP)이 약 pH 6.0이기 때문에 에오신 수용액 내의 단백질은 음(-)으로 하전된 부위가 증가하여 좋은 염색결과를 얻기가 어렵다. 따라서 단백질의 총 전하를 양(+)으로 변화시키기 위해서는 에오신 수용액의 pH를 6.0 이하로 낮춰야 하기 때문에 초산(acetic acid)을 소량 첨가하여 용액의 pH를 조절해준다. 산성 조건하에서 단백질로 이루어진 부위는 그 구성 아미노기(-NH_2)가 양(+)으로 이온화하여 호산성이 강해지며 에오신에 쉽게 결합된다.

답 3)

150 금속성 광택물이 생기지 않아 매일 여과하지 않아도 되는 hematoxylin은?

1) Gill Hematoxylin
2) Mayer Hematoxylin
3) Harris Hematoxylin
4) Weigert Hematoxylin
5) Ehrlich Hematoxylin

■ ■ ■

길 헤마톡실린(Gill Hematoxylin) 이외의 헤마톡실린 용액은 방치해 두면 산화물에 의해 염색액의 표면에 금속성 막을 형성하여 염색표본 위에 침전물로 침착된다. 따라서 Gill 헤마톡실린 이외의 모든 헤마톡실린은 매일 여과하여 금속성 광택물을 제거해 주어야 한다.

답 1)

151 제조된 헤마톡실린 용액을 방치해 두면 산화물에 의해 염색액의 표면에 금속성 막이 형성된다. 사용전 처리 과정으로 옳은 것은?

1) 시약을 여과 후 사용한다.
2) 환원제를 첨가 후 사용한다.
3) 매염제를 첨가 후 사용한다.
4) 빙초산을 혼합 후 사용한다.
5) 헤마톡실린의 함량을 높인다.

■ ■ ■

제조된 헤마톡실린 용액은 방치해 두면 산화물에 의해 염색액의 표면에 금속성 막을 형성하여 염색표본 위에 침전물로 침착된다. 따라서 사용시에는 반드시 여과하여 산화막을 제거해주어야 한다.

답 1)

152 헤마톡실린의 숙성은 어떤 과정인가?

1) 감작
2) 산화
3) 매염
4) 환원
5) 가수분해

헤마톡실린은 산화되면 헤마테인이 된다. 그러나 헤마톡실린이나 헤마테인은 그 자체로는 염색성을 갖지 못하기 때문에 알루미늄과 같은 금속과 결합하여야 비로소 염색성을 얻는다. 알칼리성의 헤마톡실린 용액은 햇볕이 쪼이는 장소에서 단순히 방치하는 것만으로도 서서히 헤마테인으로 변화되는데, 이 과정을 숙성이라 부른다. 헤마톡실린의 숙성은 특정 산화제를 사용하여 인공적으로 촉진시킬 수도 있다.

답 2)

153 헤마톡실린-에오신 염색에서 봉입 시 염색된 조직절편으로부터 에오신이 빠져나와 염색이 번지는 경우 해결 방법은?

1) 자일렌을 2~3단계로 강화한다.
2) 포르말린을 2~3단계로 강화한다.
3) Permount를 2~3단계로 강화한다.
4) 70% 알코올을 2~3단계로 강화한다.
5) 무수알코올을 2~3단계로 강화한다.

자일렌에서 투명시간이 적절치 않으면 무수알코올(100% 알코올)이 조직절편 내에 남게 된다. 알코올이 남게 되면 봉입 후 염색된 조직절편으로부터 에오신이 빠져나와 염색이 번지는 원인이 된다. 해결방안은 자일렌 3단계를 두어 각각 1분씩 통과시킨다. 염색용기가 제한된 자동염색기를 사용할 경우에는 시간과 관계없이 적어도 자일렌을 2~3단계를 둔다.

답 1)

154 지방을 증명하기 위한 oli red O 염색 후 봉입제는?

1) permount
2) Resin gum
3) Glycerin-jelly
4) Cedarwood oil
5) Canada balsam

봉입제는 친수성 유무에 따라 수용성과 비수용성의 두 가지로 나누고 있다. 수용성 봉입제로는 글리세린, 고무시럽, 젤라틴 등이 있고, 비수용성 봉입제로는 캐나다발삼이나 세덱스 같은 수지성 봉입제가 뛰어나지만, 이들 봉입제를 사용하기 위해서는 염색 후 절편을 알코올로 탈수한 후 자일렌으로 투명화해야 한다. 이런 이유 때문에 지방염색이나 효소반응을 수행한 절편에서는 수용성 봉입제를 사용하여야 한다.

답 3)

155 캐나다발삼으로 봉입 시 하얀 혼탁이 생겼다면?

1) 염색 잘못
2) 저온이 원인
3) 불량 봉입제
4) 수세 불충분
5) 탈수 불충분

문제점-조직절편으로부터 물분자가 모두 제거되지 않으면 적절한 투명이 이루어지지 않는다. 비무수알코올이 충분히 제거되지 않은 채로 투명과정으로 이동하면 유리슬라이드가 뿌옇게 변한다. 이 현상은 저농도 알코올 내의 물과 자일렌이 혼합되면서 발생하는 것이다.

* 해결방안-적어도 2~3단계의 무수알코올 과정을 두어야 한다.

답 5)

156 봉입의 목적과 봉입제가 갖추어야 할 조건은?

1) 투명 유지－불투명 형성
2) 퇴색 방지－굴절률의 변화
3) 부패 방지－Xylene에 응고
4) 조색 방지－액성은 알칼리 유지
5) 손상 방지－염색과 조직형태에 변경을 주지 않을 것

염색된 절편을 그대로 방치하여 건조되어 버리면 투명도를 잃게 되어 검경할 수 없게 된다. 현미경적 관찰을 위해 점도가 높은 용액을 떨어뜨린 후 커버글라스를 덮어 영구 보존하는 과정을 봉입이라 한다. 봉입의 목적은 퇴색방지, 부패방지, 조직손상방지, 표본보존이다. 봉입제의 중요한 조건에는 조직상이나 염색성에 변화를 주지 않고 표본을 오래 투명하게 유지하는 용액이어야 한다.

답 5)

결합조직 염색법

157 아교 섬유 증명을 위한 Masson trichrome 염색 시 탈색제는?

1) acetic acid
2) aniline blue
3) ferric chloride
4) picric acid와 95% alcohol
5) phosphomolybdic-phosphotungstic acid

말로리의 원법을 마손이 밴기슨 염색을 참고로 하여 고안한 염색법으로 아교섬유 염색에 가장 널리 사용되고 있다. 이 염색은 biebrich scarlet-acid fuchsin mixture와 aniline blue 용액을 분리 · 제조하여 순차적으로 반응시키는 방법이다. 조직절편을 이 혼합액들에 순서대로 담그면 아교섬유는 가장 큰 염료분자인 아닐린블루에 의해 청색으로, 근섬유는 중각 크기의 염료분자에 의해 적색으로, 세포질은 가장 작은 염료분자에 의해 적색으로 염색된다. 투과성이 큰 아교섬유는 biebrich scarlet-acid fuchsin mixture의 염색 단계에서 염색되기 때문에 phosphptungstic acid-phosphomolybdic acid으로 분별한 후 아닐린블루로 염색하게 된다.

답 5)

158 Masson trichrome 염색에서 아교섬유를 염색하는 염료는?

1) aniline blue
2) acid fuchsin
3) methyl green
4) methylene blue
5) biebrich scarlet

Masson trichrome 염색에서 아교섬유는 가장 큰 염료분자인 아닐린블루에 의해 청색으로, 근섬유는 중간 크기의 염료분자(acid fuchsin)에 의해 적색으로, 세포질은 가장 작은 염료분자(biebrich scarlet)에 의해 적색으로 염색된다.

답 1)

159 Masson trichrome 염색에서 Bouin 용액의 기능은?

1) 매염
2) 환원
3) 산화
4) 감작
5) 표백

Masson trichrome 염색에서 포르말린에 고정된 조직절편의 경우 염색 전에 브앙액(Bouin solution)으로 매염하여야 좋은 결과를 얻을 수 있다.

답 1)

160 비브리히 스칼렛 산성 푹신(Biebrich scarlet acid fuchsin)으로 염색한 후 인몰리브텐산-인텅스텐산(Phosphomolybdic acid- Phosphotungstic acid)으로 감별하여 아닐린블루(Aniline blue)로 아교섬유를 염색하는 염색법은?

1) 말로리 PTAH 염색법
2) 베르헤프(Verhoeff) 염색법
3) 밴기손(Van Gieson) 염색법
4) 마손삼색(Masson's trichrom) 염색법
5) 바이게르트레솔신푹신(Weigert resorcin fuchsin) 염색법

Masson trichrome 염색은 말로리(Mallory)의 원법을 마손(Masson)이 밴기슨(vanGieson) 염색을 참고로 하여 고안한 염색법으로 재현성도 좋고 안정하여 아교섬유 염색에 가장 널리 사용되고 있다. 이 염색은 비브리히스칼렛-산성 푹신혼합액(biebrich scarlet-acid fuchsin mixture)과 아닐린블루(aniline blue) 용액을 분리 · 제조하여 순차적으로 반응시키는 방법이다.

답 4)

161 Masson 삼색염색에서 핵 염색성이 오래 보존되도록 사용하는 산저항성 헤마톡실린은?

1) 납헤마톡실린
2) 철헤마톡실린
3) 멍반헤나독실린
4) 텅스텐헤마톡실린
5) 크롬-명반헤마톡실린

Masson trichrome 염색에서 핵 염색은 밴기슨 염색과 같이 산저항성(acid resistant)인 바이게르트 철헤마톡실린 용액을 사용한다.

답 2)

162 Masson trichrome 염색에서 조직성분들이 서로 다른 염료에 의해 염색되는 것은 무엇 때문인가?

1) 조색단
2) 매염제
3) 염료분자의 크기
4) 염료분자의 극성
5) 염료분자의 기(radical)

■ ■ ■

조직절편을 이 혼합액들에 순차적으로 담그면 아교섬유는 가장 큰 염료분자인 아닐린블루에 의해 청색으로 근섬유는 중간크기의 염료분자(acid fuchsin)에 의해 적색으로, 세포질은 가장 작은 염료분자(Beibrich scarlet)에 의해 적색으로 염색된다.

답 3)

163 Masson trichrome 염색에서 결합조직의 섬유성분을 염색하기 위해 사용하는 염료는?

1) aniline blue
2) acid fuchsin
3) methyl green
4) biebrich scarlet
5) methylene blue

■ ■ ■

답 1)

164 염색의 결과가 청색으로 나타나는 것은?

1) PAS 반응:탄수화물
2) oil red O 염색:지방
3) Best carmine 염색:당원
4) Ziehl-Neelson 염색:항산성균
5) Masson's trichrome 염색:아교섬유

■ ■ ■

155번 참고

답 5)

165 Van Gieson 염색에서 아교섬유를 염색하는 염료는?

1) light green
2) aniline blue
3) acid fuchsin
4) basic fuchsin
5) mercuric chloride

■ ■ ■

Van Gieson 염색에서는 아교섬유가 산성 푹신(acid fuchsin)에 의해 적색, 근섬유와 세포질이 피크르산(picric acid)에 의해 황색으로 염색되며, 핵은 바이게르트 철헤마톡실린(Weigert iron hematoxylin)에 의해 흑갈색으로 염색된다.

답 3)

166 Van Gieson 염색 시 아교섬유와 근섬유의 염색 결과는?

1) 아교섬유－청색, 근섬유－적색
2) 아교섬유－황색, 근섬유－청색
3) 아교섬유－적색, 근섬유－청색
4) 아교섬유－적색, 근섬유－황색
5) 아교섬유－청색, 근섬유－황색

161번 참고

답 4)

167 아교섬유 염색에 관한 설명으로 옳은 것은?

1) 염기성 염색액에서 잘 염색된다.
2) 산화 후 알데히드기로 유리시켜 반응시킨다.
3) 벤기슨(Van Gieson) 염색에서 청색으로 염색된다.
4) Masson's trichrome 염색에서 매염제로 Zenker 용액을 사용한다.
5) 핵의 과염색을 방지하기 위해 Weigert iron hematoxylin을 사용한다.

강산성 용액에서 산성(음이온성) 염료의 상대적인 분자 크기에 따라 투과율이 각기 다른 구조들이 서로 다른 염료에 염색되는 친화성을 이용하는 것으로 알려져 있다.

답 5)

168 Acid fuchsin을 주 염료로 사용하는 염색은?

1) PAS 반응
2) Gridley 염색
3) Feulgen 반응
4) Van-Gieson 염색
5) Ziehl Neelsen 염색

아교섬유 염색에 흔히 사용하는 산성 염료를 분자 크기에 따라 나열하면 picric acid 〈 orange G 〈 biebrich scarlet 〈 acid fuchsin 〈 azocarmine G 〈 aniline blue 순이다.

답 4)

169 그물섬유를 염색하는 Gomori reticulin 염색에서 산화제는?

1) periodic acid
2) chromic acid
3) ferric chloride
4) mercuric oxide
5) pot. permanganate

강산화제인 과망간산칼륨(potassium permanganate)을 조직절편에 처리하면 그물섬유에 있는 6탄당의 근접 하이드록실기(-OH)가 산화되어 알데히드(aldehyde, -CHO)를 생성하고, 기질이 팽창되어 은염이 침착하는 표면적이 확장되어 그물섬유의 호은성이 증가되며, 세포핵 및 신경섬유 등의 배경 구조물이 심하게 과염색되는 것을 막아주는 효과가 있다.

답 5)

170 그물섬유 염색 시 양성대조 조직으로 옳은 것은?

1) 간
2) 위
3) 폐
4) 심장
5) 자궁

■ ■ ■

그물섬유는 민무늬근, 신경섬유막, 림프기관(림프절, 가슴샘, 지라, 편도 등) 및 적색뼈속질에 풍부하며, 실질성 기관인 간, 콩팥 및 내분비기관의 세포들 주위에서 그물구조를 이루고 있다.

답 1)

171 그물섬유 염색과정에서 반응하지 않은 상태의 남아 있는 은을 제거하는 단계는?

1) 산화
2) 탈색
3) 감작
4) 환원
5) 정착

■ ■ ■

그물섬유 염색에서 그물섬유 이외의 부위에 남아 있는 미반응 은을 제거하는 과정을 정착이라 부른다. 조색 후 절편을 티오황산나트륨(sodium thiosulfate, hypo)으로 처리하면 티오황산이온(thiosulfate ion)과 미반응 은이온이 용해성 은복합체를 형성하여 제거된다.

답 5)

172 그물섬유를 증명하는 도은법의 진행 과정으로 옳은 것은?

1) 산화－감작－환원－은 침투－조색－정착
2) 산화－환원－은 침투－감작－조색－정착
3) 산화－감작－은 침투－환원－조색－정착
4) 산화－환원－조색－은 침투－감작－정착
5) 산화－감작－은 침투－환원－정착－조색

■ ■ ■

그물섬유를 증명하는 도은법은 강산화제인 과망간산칼륨(potassium permanganate)에 의한 산화(oxidation), 조직에 은을 침착시키기 전에 황산암모늄제2철(ferricammonium sulfate), 질산우라닐(uranyl nitrate) 등의 금속염을 처리하여 금속-유기화합물(metal-organic compound) 사이의 결합을 촉진해주는 감작(또는 증감, sensitization), 암모니아성 은용액(ammoniacal silver solution)을 그물섬유 표면에 침착시키는 은침투(exposure to the silver solution), 은염이 침착된 그물섬유를 검게 변화시켜 가시화하기 위한 과정인 환원(reduction), 색상을 안정화시키며 배경과의 대조를 뚜렷이 하기 위한과정인 조색(toning), 그물섬유 이외의 부위에 남아 있는 미반응 은을 제거하는 과정인 정착(removal of unreacted silver)의 순서로 진행한다. 환원제는 보통 포르말린을 사용하며, 조색에는 염화금(gold chloride), 정착에는 티오황산나트륨(sodium thiosulfate)을 사용한다.

답 3)

173 그물섬유 염색을 위한 Gomori 염색에 관한 설명으로 옳은 것은?

1) 산화제로 periodic acid를 사용한다.
2) 발색제로 Hydroquinone을 사용한다.
3) ammoniacal silver 용액의 pH는 4.0이다.
4) 염색액에 절편을 넣거나 꺼낼 때 금속 핀셋을 사용한다.
5) 암모니아 은용액은 사용 후 염산을 넣어 염화물을 만들어 폐기한다.

■ ■ ■

도은법에 사용하는 모든 기구는 유리제품을 사용하고, 사용 전에 10% 질산(nitic acid)에 세척하여 증류수로 헹궈둔다. 금속성 기구는 사용하지 않는다. 핀셋의 경우 집게 부분을 파라핀으로 도포하여 사용하거나 플라스틱 제품을 사용한다. 암모니아성 은용액은 pH가 11~12 정도의 높은 알칼리성 용액(high alkalinity)이므로 잘 붙어 있는 절편이라도 유리슬라이드로부터 쉽게 탈락하는 경향이 있다. 따라서 이를 방지하기 위해서는 접착제로 젤라틴 대신 난백알부민(egg albumin)을 사용하거나 면역염색용 도포슬라이드(coating slide)를 사용한다. 사용하고 남은 암모니아성 은용액은 그대로 오래 방치해두거나 에탄올이 들어가면 흑색 침전물 상태의 Ag_3N 또는 CNOAg를 만드는데, 이 화합물은 마찰, 충격, 가열 등에 의해 쉽게 폭발하므로 주의가 필요하다. 암모니아성 은용액은 사용 후 바로 폐기하거나 염산 등을 넣어 염화물로 만들어 폐기한다.

답 5)

174 다음 중 도은법을 사용하는 염색법과 염색되는 대상이 바르게 짝지어진 것은?

1) van Gieson－아교섬유
2) Feulgen reaction－핵산
3) Gomori reticulum－그물섬유
4) Masson trichrome 염색－아교섬유
5) Verhoeff iron hematoxylin－탄력섬유

■ ■ ■

Gomori reticulum은 호은성을 이용한 염색으로 외부에서 포르말린 환원제로 사용하여 은을 침착시키는 도은법이다. 이 염색에서는 호은성의 강도 차이에 따라 그물섬유는 흑색으로 염색된다. 그물섬유가 아교섬유에 비해 강한 호은성을 나타내는 이유는 은이 섬유에 침착되는 것이 아니라 섬유의 표면을 싸고 있는 기질에 침착되기 때문에 구성원섬유의 양적 차이로 설명된다.

답 3)

175 Gomori reticulum 염색에서 메타중아황산칼륨(potassium metbisulfite)의 작용은?

1) 표백　　2) 산화
3) 환원　　4) 조색
5) 감작

■ ■ ■

답 1)

176 Gomori의 그물섬유 염색에서 그물섬유를 착색시키는 염료는?

1) gold chloride
2) ammonium hydroxide
3) ammoniacal silver 용액
4) ferric ammonium sulfite
5) potassium permanganate

168번 참고

답 3)

177 그물섬유 염색 시 포르말린의 역할은?

1) 산화제
2) 감작제
3) 매염제
4) 조색제
5) 환원제

은염이 침착된 그물섬유를 검게 변화시켜 가시화하기 위한 과정인 환원(reduction)제는 보통 포르말린을 사용한다.

답 5)

178 Gomori 그물섬유 염색에서 gold chloride의 작용은?

1) 매염
2) 산화
3) 환원
4) 조색
5) 감작

168번 참고

답 4)

179 막성 토리콩팥염의 진단을 위해 침생검한 조직의 염색법은?

1) H&E 염색
2) PAMS 염색
3) von Kosa 염색
4) fontana–masson 염색
5) Mosson's trichrom 염색

막성 사구체신염의 진단을 위해서 침생검한 콩팥 조직의 염색을 위해서는 바닥 막의 다당류를 이용한 PAS, PAMS 염색이 주로 사용된다.

답 2)

180 Verhoeff iron hematoxylin 염색을 통해 검출하고자 하는 조직 성분은?

1) 아교섬유
2) 그물섬유
3) 탄력섬유
4) 기저막
5) 신경세포

답 3)

181 탄력섬유와 친화력을 이용하여 염색할 때 사용하는 염료는?

1) sudan
2) indigo
3) orcein
4) brazilin
5) orange G

탄력섬유 염색을 위한 운나올세인(Unna orcein) 염색의 원리는 명확하지는 않으나 탄력섬유 내의 SS기(cystine의 SH기가 산화하여 disulfide 결합한 것)나 SH기가 올세인과 결합하여 염색된다고 알려져 있다.

답 3)

182 혈관의 조직상을 관찰하는데 사용되는 염색법은?

1) PAS
2) 도은법
3) fontana-masson
4) masson-trichrome
5) verhoeff-van Gieson

많은 염색 방법들이 탄력섬유의 염색을 위해 사용되어 왔으나 현재는 극히 소수의 염색만이 활용되고 있다. 이들 염색 중 올세인(orcein), 바이게르트 레조르신푹신(Weigert resorcin fuchsin), 베르헤프 철헤마톡실린(Verhoeff iron hematoxylin), 고모리 알데히드푹신(Gomori aldehydefuchsin) 염색이 주로 사용되고 있다.

답 5)

183 탄력섬유를 염색하는 verhoeff iron hematoxylin 염색의 분별제는?

1) oxalic acid
2) acid-alcohol
3) ferric chloride
4) phosphate buffer
5) pot. metabisulfite

탄력섬유 염색 가운데 가장 사용빈도가 높은 방법이다. 염색과정은 헤마톡실린-요오드-염화제이철(hematoxyliniodine-ferric chloride)의 용해성 염료레이크를 조직절편에 과염색시킨 후 농도가 낮은 염화제이철로 적당히 분별하여 탄력섬유를 염색하는 전형적인 퇴행성 염색이다.

답 3)

184 동맥탄력판(elastic laminae)이 얇아지거나 소실되며, 탄력판이 갈라지거나 중첩되는 변화를 관찰하기 위한 염색법은 무엇인가?

1) van Gieson
2) feulgen reaction
3) gomori reticulum
4) masson trichrome 염색
5) verhoeff iron hematoxylin

탄력섬유는 혈관질환의 진단에 이용되는데 동맥경화증, 고혈압성 혈관질환, 그리고 활동성 또는 오래된 동맥염과 같은 질환의 의의가 있다. 동맥경화증의 경우 동맥탄력판이 얇아지거나 소실되며, 고혈압성 혈관질환에서는 탄력판이 갈라지거나 중첩되는 변화가 관찰된다. 또한 동맥염에서는 탄력판이 파괴되어 나간다.

답 5)

185 탄력섬유 염색을 위한 verhoeff hematoxylin 용액의 구성은?

1) hematoxylin 용액 + 포화 picric acid 용액 + iodine 용액
2) hematoxylin 용액 + 4% ferric chloride 용액 + iodine 용액
3) hematoxylin 용액 + 10% ferric chloride 용액 + iodine 용액
4) hematoxylin 용액 + 2% ferric chloride 용액 + absolute alcohol
5) hematoxylin 용액 + 10% ferric chloride 용액 + absolute alcohol

■ ■ ■

Verhoeff hematoxylin 용액에는 hematoxylin, absolute ethanol, 10% ferric chloride, iodine으로 용해되어 있다. 2% ferric chloride 수용액은 분별/탈색에 사용한다.

답 3)

186 Verhoeff 용액에 과염색된 조직을 감별시키는 데 사용되는 시약은?

1) hydrochloride
2) ammonia water
3) 1% HCL alcohol
4) 2% Ferric chloride
5) potassium permanganate

■ ■ ■

Verhoeff 염색액 내의 염화제이철은 헤마톡실린의 매염제이면서 동시에 강한 산화제이기 때문에 헤마톡실린의 과산화를 막기 위해서는 염색 때마다 신선하게 제조하여 사용해야 한다. 요오드는 매염제로서의 역할보다는 분별 시 탄력섬유로부터 염료레이크가 떨어져나가는 속도를 지연시켜주는 염료포획제(dye traping agent)로서의 기능이 강하다.

답 4)

187 Verhoeff의 탄력섬유 염색에 관한 설명으로 옳은 것은?

1) 호은성 반응을 이용한다.
2) oxalic acid는 탈색제다.
3) Boiun 용액은 매염제이다.
4) 간경변증 진단에 응용된다.
5) 탄력섬유는 흑색으로 착색된다.

■ ■ ■

Verhoeff의 탄력섬유염색은 탄력섬유가 흑색, 아교섬유는 적색, 근육은 노란색으로 염색된다.

답 5)

188 가로무늬근육종이 의심되는 생검조직에서 확정 진단에 도움을 주는 염색법은?

1) PTAH
2) Dieterle
3) Masson trichrome
4) Gomori aldehyde fuchsin
5) Grocott methenamine silver

PTAH 용액 내에는 헤마테인(hematein)보다 인텅스텐산(phosphotungstic acid)이 훨씬 많이 포함되어 있다. 따라서 일부 인텅스텐산만 용액 내의 모든 헤마테인과 결합하여 청색의 레이크(lake)를 형성하고 나머지는 용액 내에 레이크를 형성하지 않은 상태로 남는다. 이렇게 형성된 헤마테인레이크는 횡문근, 섬유소, 핵 및 일부 조직성분을 청색으로 염색하고 남아 있는 인텅스텐산은 아교섬유와 같은 성분에 주황색으로 염색된다.
이 염색은 가로무늬근육종(rhabdomyosarcoma), 신경계질환 등의 조직병리학적 진단에 활용된다.

답 1)

189 토리 바닥막 염색 방법으로 PAS, PAMS 염색 이외에 사용되는 것은?

1) Gomori reticulum
2) Masson trichrome
3) Verhoeff-van Gieson
4) Weigert resorcin fuchsin
5) alcian blue-aldehyde fuchsin

바닥막 염색에 의한 광학현미경적 검사에는 특히 조직절편의 두께가 얇아야 사구체의 형태와 바닥막의 비후, 세포의 증식과 같은 관찰이 용이하다. 사구체바닥막 염색을 위해서는 2 μm의 두께로 절편으로 통상 PAS, PAM (JMS), 및 AZAN(또는 Masson trichrome) 염색 표본을 각각 제작하여 비교 · 관찰하는 것이 필요하다.

답 2)

190 암세포의 혈관 침습이 의심되어 결합조직섬유 염색이 의뢰되었다면 어떤 성분의 검출이 필요하며 사용되는 염색법은?

1) 섬유소－MSB
2) 섬유소－PTAH
3) 그물섬유－Gomori reticulum
4) 아교섬유－Masson trichrome
5) 탄력섬유－Verhoeff iron hematoxylin

동맥경화증(arteriosclerosis), 고혈압성 혈관질환, 그리고 활동성 또는 오래된 동맥염과 같은 질환의 진단 및 암세포의 혈관침습의 진단에 의의가 있다.

답 5)

191 바닥막을 위한 PAMS 염색은 어떤 성분을 이용하여 염색하는 방법인가?

1) 단백질
2) 아밀로이드
3) 라미닌
4) 아교질
5) 탄수화물

■ ■ ■

PAMS 염색은 1957년 존스(Jones)가 개발하여 존스염색으로도 알려져 있다. 바닥막의 구성성분의 하나인 다당류의 1,2 glycol기(CHOH-CHOH)를 과요오드산(periodic acid, HIO4)으로 산화하여 디알데히드(dialdehyde, CHO-CHO)를 유리시킨 다음, 이 알데히드를 이용하여 무색의 메데나민-은(methenamine-silver)을 흑색으로 환원시키는 은거울반응에 기초한 염색이다.

답 5)

192 Verhoeff 염색에서 탄력섬유를 염색 시키는 염료는?

1) Hematoxylin
2) Aniline blue
3) Acid fuchsin
4) Silver nitrate
5) Sodium thiosulfate

■ ■ ■

Verhoeff hematoxylin 용액에는 hematoxylin, absolute ethanol, 10% ferric chloride, iodine으로 용해되어 있다.

답 1)

193 Mallory PTAH 염색법에서 증명하는 것은?

1) 뼈조직의 세포
2) 연골조직의 세포
3) 뼈대근의 가로무늬근
4) 민무늬근의 내장근
5) 결합조직의 그물섬유

■ ■ ■

Mallory PTAH 염색은 가로무늬근육종(rhabdomyosarcoma), 신경계질환 등의 조직병리학적 진단에 활용된다.

답 3)

194 가로무늬근 증명을 위한 Mallory PTAH 염색 시 사용 되는 고정액은?

1) Bouin 용액
2) Zenker 용액
3) Hemming 용액
4) Formalin 용액
5) Kaisering 용액

■ ■ ■

포르말린에 고정된 조직에도 적용할 수 있지만, Zenker 고정액이 더 우수하다.

답 2)

195 섬유소와 핵은 청색, 아교섬유는 주황색으로 염색하는 방법은?

1) Verhoeff-van Gieson
2) Gomori aldehyde fuchsin
3) Gomori one-step trichrome
4) periodic acid-Schiff-hematoxylin
5) Mallory phosphotungstic acid-hematoxylin

■ ■ ■

헤마테인 레이크는 횡문근, 섬유소, 핵 및 일부 조직성분을 청색으로 염색하고 남아 있는 인텅스텐산은 아교섬유와 같은 성분에 주황색으로 염색된다.

답 5)

뼈조직

196 뼈조직의 표본제작 과정에서 특별하게 진행되는 과정은?

1) 고정
2) 탈수
3) 포매
4) 투명
5) 탈회

▪▪▪

답 5)

197 탈회에 대한 설명으로 옳은 것은?

1) EDTA는 매일 교환한다.
2) 조직의 두께는 4 mm 이상으로 한다.
3) 산 탈회액의 양은 조직의 50배가 좋다.
4) 탈회온도는 높을수록, 탈회시간은 길수록 좋다.
5) 산성 용액에서 전기분해하면 탈회속도가 증가한다.

▪▪▪

일반적인 탈회제의 종류에는 조직형태학적 관찰을 위한 산탈회액과 조직화학적 관찰을 위한 탈회제로 분류한다. 전기분헤탈회법은 전기분해에 의해 뼈조직 내 칼슘의 이온화를 증진시켜 신속한 탈회를 하기 위해 고안된 방법

답 5)

198 뼈 조직 탈회 시 탈회완료를 확인하는 데 사용하는 시약은?

1) 황산동(cupper sulfate)
2) 수산칼륨(potassium oxalate)
3) 탄산칼슘(calcium carbonate)
4) 강암모니아수(ammonia water)
5) 염화암모늄(ammonium chloride)

▪▪▪

탈회액 내에 녹아 나온 칼슘이온의 양이 많으면 강암모니아수를 떨어뜨릴 때 수산화칼슘이 형성되어 침전되기 때문에 더 이상의 과정을 진행할 필요가 없다.

답 4)

199 뼈조직 표본제작을 위한 산탈회(acid decalcifiers) 과정으로 초래되는 단점을 보완하기 위해 사용하는 용액은 무엇인가?

1) 질산 용액
2) 초산 용액
3) 포름산 용액
4) EDTA 용액
5) 탄산리튬 용액

▪▪▪

산탈회제를 사용할 경우, 조직성분의 수축, 용해 및 섬유질의 팽창이 유발하고 염기염료의 염색성에 장애를 일으킨다. 이 중에서 섬유질의 팽창은 탄산리튬(lithium carbonate) 또는 황산나트륨(sodium sulfate) 용액에 담근 후, 수세과정을 수행하면 방지할 수 있다.

답 5)

200 **탈회액에 칼슘이온이 있음에도 불구하고 강암모니아수를 떨어뜨렸을 때 침전이 발생하지 않은 경우의 대처법은?**

1) 증류수를 첨가한다.
2) 수산암모늄 수용액을 첨가한다.
3) 염화나트륨 수용액을 첨가한다.
4) 탈회 완료로 생각하고 다음 단계로 넘어간다.
5) 과량의 강암모니아수 첨가로 인한 것이므로 한두 방울만 떨어뜨린다.

탈회액에 강암모니아수를 중성이 될 때까지 점적했을 때, 탈회액 내 녹아나온 칼슘이온의 양이 많으면 수산칼슘이 형성되어 침전되기 때문에 더 이상의 과정이 필요 없다. 그러나 침전물이 발생하지 않는 경우 소량의 칼슘이 남아 있다면 수산암모늄포화수 용액을 첨가했을 때 수산칼슘 형태의 흰색 침전물이 생긴다.

답 2)

201 **뼈 조직 탈회 시 탈회의 시점으로 옳은 것은?**

1) 고정 후
2) 탈수 후
3) 포매 후
4) 박절 후
5) 조직 절제 후

뼈생검조직의 처리과정은 먼저 고정 후 탈회를 시행한다.

답 1)

202 **효소조직화학적 염색을 위한 탈회제는?**

1) EDTA 2Na
2) 질산(Nitric acid)
3) 포름산(formic acid)
4) 프랑크-리클로 용액
5) 포름산-구연산나트륨 용액

효소를 비롯하여 산탈회제에 파괴될 수 있는 화학성분의 검출이 필요할 때 사용되는 탈회제는 EDTA 2Na, 마그네슘-구연산 용액이다.

답 1)

203 **작은 뼈 탈회에 적합한 탈회제는?**

1) ethanol
2) picric acid
3) copper sulfate
4) 10% formic acid
5) ammonium oxalate

포름산-구연산나트륨액 : 1액(90% formic acid 50 mL + 증류수 50 mL)과 2액(sodium citrate 20 g + 증류수 100 mL)을 동량 혼합한 탈회액

답 4)

204 **산탈회제를 사용하여 탈회 후 중화제를 위해 사용하는 시약은?**

1) ammonia
2) picric acid
3) sodium iodate
4) lithium carbonate
5) ammonium oxalate

질산 탈회 후에 바로 수세하면 결합조직이 팽창을 일으키기 때문에 탈회가 끝난 조직편은 0.25% 탄산 리튬(lithium carbonate) 용액에 20분간 담가두었다가 1~2일간 수세한 후 다음 단계로 진행한다.

답 4)

205 산에 의한 탈회과정에서 발생하는 기포는 어떤 기체인가?

1) 산소
2) 황산
3) 아질산
4) 암모니아
5) 이산화탄소

산탈회 과정은 조직을 절취한 산수용액에 탈회할 경우 탄산가스가 발생되므로 용기를 밀봉하지 말고 약간 열어 둔다.

답 5)

206 칼슘 이온과 선택적으로 킬레이트 결합을 하여 칼슘을 제거하는 탈회액은?

1) EDTA 2Na
2) Nitric acid
3) Formic acid
4) Plank - Rychlo
5) Magnesium - citrate

EDTA는 칼슘 등과 같은 금속이온들과 킬레이트를 형성하는 유기화합물로서 탈회액에는 약 10% 수용액을 만들어 pH 7.4~7.5로 조절하여 사용하며, 글리세린을 첨가하여 면역조직화학용으로 사용한다.

답 1)

207 산탈회제 중 오래되면 조직을 노랗게 착색시키는 탈회액은?

1) EDTA 2Na
2) nitric acid
3) formic acid
4) Magnesium oxide
5) trichloroacetic acid (TCA)

질산수용액은 오래되면 황색의 아질산(nitrous acid)으로 변하여 조직을 노랗게 착색하고 탈회능도 저하되며 염색성에도 큰 영향을 미친다.

답 2)

208 Alkaline phosphatase 염색을 위한 탈회액은?

1) EDTA 2Na
2) nitric acid
3) formic acid
4) plank - Rychlo
5) formic acid - sodium citrate

효소를 비롯하여 산탈회제에 파괴될 수 있는 화학성분(예 : 핵산)의 검출이 필요할 때는 EDTA 2Na (disodium ethylenediamine tetraacetate)나 마그네슘-구연산(Magnesium-citrate) 용액을 사용한다.

답 1)

209 칼슘을 증명하기 위해 사용되는 염색법은?

1) Schmorl
2) von Kossa
3) Prussian blue
4) rubeanic acid
5) Fontana Masson

■ ■ ■
von Kossa silver 염색은 비탈회표본 염색으로 조직 내의 인산과 탄산이온을 검출하여 칼슘을 간접적으로 증명하는 방법이다.

답 2)

210 탈회를 촉진하기 위한 방법으로 부적당한 것은?

1) 교반 탈회
2) EDTA 탈회
3) 전기분해 탈회
4) 감압(진공) 탈회
5) 이온교환수지 탈회

■ ■ ■
EDTA 2Na 탈회제는 이온화된 칼슘에만 결합되며, 뼈조직의 인회석결정 표층에서만 작용할 뿐 결정 내부에는 작용하지 못한다. 따라서 결정의 표층이 제거되면 다시 내부로부터 칼슘이온이 형성되고, 이 이온화된 칼슘이 EDTA와 결합하여 제거되는 과정이 반복되면 결정이 점점 작아지면서 탈회가 진행된다.

답 2)

211 탈회속도를 촉진시키기 위해 사용되는 방법은?

1) 냉장 탈회
2) 정치 탈회
3) EDTA 탈회
4) 전기영동 탈회
5) 이온교환수지 탈회

■ ■ ■
탈회 속도를 촉진시키는 방법으로는 초음파탈회법, 극초단파탈회법, 이온교환수지탈회법, 전기분해탈회법, 표면탈회법이 있다.

답 5)

212 Myeline 변성을 증명할 수 있는 Marchi 염색에 사용하는 시약은?

1) oil red O
2) safranin O
3) silver nitrate
4) crystal violet
5) osmium tetroxide

■ ■ ■
마르키(Marchi)의 변성섬유염색법은 중크롬산칼륨을 함유한 고정액을 사용하여 정상 수초가 갖고 있는 환원력을 저하시키고, 변성된 수초만 사염화오스뮴을 환원시켜 흑색과립을 관찰할 수 있다.

답 5)

213 신경세포의 axon을 증명하는 염색법은?

1) Holze
2) Bodian
3) Shultze
4) Luxol fast blue
5) cresyl echt violet

■ ■ ■
신경원섬유는 신경세포의 세포질이나 축삭돌기 및 수상돌기 내에 존재하는 미소세관이나 신경세사로 이루어진 가는 섬유이다. 이 섬유는 호은성 섬유로써 은에 도은된다.

답 2)

214 니슬소체 염색에 사용되는 염색액은?

1) Acid fuchin
2) Azocarmine
3) Aniline blue
4) Biebrich scarlet
5) Cresyl fast violet

니슬소체의 염색에는 염기성 염료인 뉴트랄 레드(neutral red), 메틸렌블루(methylene blue), 아주르(azure), 피로닌(pyronin), 티오닌(thinonin), 톨루이딘 블루(toluidine blue), 크레실 파스트 바이올렛(cresyl fast violet) 등이 사용되고 있다.

답 5)

215 신경원 섬유나 수초를 보기 위한 Cajar 염색에 좋은 고정액은?

1) 10% formalin
2) Zenker-formol
3) alcoholic formalin
4) formalin ammonium bromide
5) 10% neutral buffered formalin

고정액은 브롬화암모늄을 사용하는데 최소한 2일 이상 고정하고, 25일을 넘지 않도록 한다.

답 4)

216 신경조직 염색 중 말이집을 청색으로 염색시키는 염색법은?

1) Weil
2) Holzer
3) Bodian
4) Bielchowsky
5) Luxol fast blue

말이집(myelin sheath)은 축삭(axon)을 원통형으로 싸고 있는 구조물로 중추신경계에서는 희돌기세포에서, 말초신경에서는 말이집(슈반)세포에서 만들어진다. 크루버와 베레라에 의해 제창된 말이집 염색법으로 황산화한 구리프탈로시아닌의 알코올 용해성 아민염이며, 짙은 청색침전물은 콜린(choline)을 함유한 화합물과 알코올 내의 luxol fast blue의 결합에 의해 형성되는 것으로 판단하고 있다.

답 5)

217 말이집 염색에 사용되는 Luxol fast blue 염색의 분별제로 사용하는 것은?

1) alcohol과 dioxane
2) alcohol과 acetone
3) iodine과 sodium thiosulfate
4) lithium carbonate와 95% alcohol
5) sodium borate와 potassium ferrocyanide

회백질이 무색, 백질이 청록색으로 구별될 때까지 lithium carbonate와 95% alcohol 과정을 반복한다.

답 4)

핵산

218 DNA를 녹색으로 RNA를 붉은 색으로 염색하는 핵산을 증명하기 위한 방법은?

1) Verhoeff
2) Feulgen reaction
3) Masson trichrome
4) Gomori trichrome
5) Methyl green-pyronin

메틸그린-피로닌(methyl green-pyronin, MG-P) 염색은 DNA와 RNA 양자를 모두 증명할 수 있고, 특히 RNA가 적색으로 잘 염색되어 병리조직 분야에서 다발성 골수종(multiple myeloma) 및 버킷 림프종(Burkitt's lymphoma)과 같은 종양세포의 감별에 유용하게 사용되고 있다.

답 5)

219 핵산을 증명하기 위한 Feulgen 반응에 관한 설명으로 옳은 것은?

1) 고정액은 Bouin 용액을 사용한다.
2) DNA와 RNA가 적자색으로 염색된다.
3) 핵산의 가수분해는 실온에서 실시한다.
4) DNA의 인산기와 Schiff 시약과 반응한다.
5) Periodic acid로 aldehyde기를 유리시킨다.

Feulgen 반응은 핵산을 1N HCl로 60℃에서 가수분해하면 DNA의 디옥시리보스와 결합되어 있던 퓨린염기가 분리되면서 알데히드가 형성된다. 이 알데히드에 쉬프 시약(Schiff 시약 또는 leucofuchsin)이 반응하여 적자색으로 염색된다.

답 4)

220 Feulgen 반응에 적당치 않은 고정액은?

1) B-5
2) NBF
3) Bouin
4) Zenker
5) Carnoy

산 가수분해에 소요되는 적정 시간은 고정에 사용한 고정액의 종류에 따라 다르게 조절해야 한다. 특히, 브앙(Bouin)액은 핵산을 과산화 시키는 경향이 있으므로 사용을 금한다.

답 3)

221 핵산 증명을 위한 MG-P (methyl green-pyronine) 염색에 안정적인 고정액은?

1) B-5
2) NBF
3) Bouin
4) Zenker
5) Carnoy

조직의 고정은 4℃의 카노이(Carnoy)액이 가장 안정한 것으로 알려져 있다.

답 5)

222 뼈조직과 함께 MG-P 염색이 의뢰되었다. 어떤 질환이 의심되어 의뢰한 것인가?

1) 뼈육종
2) 뼈섬유증
3) 투명세포종
4) 횡문근육종
5) 다발성 골수종

메틸그린-피로닌(methyl green-pyronin : MG-P) 염색은 DNA와 RNA 양자를 모두 증명할 수 있고, 특히 RNA가 적색으로 잘 염색되어 병리조직 분야에서 다발성 골수종(multiple myeloma) 및 버킷 림프종(Burkitt's lymphoma)과 같은 종양세포의 감별에 유용하게 사용되고 있다.
다발성 골수종은 뼈속질에서 발생되는 형질세포(plasma cell)의 종양증식성 질환으로 종괴를 형성하는 형질세포종(plasmacytoma)으로 이 질환은 뼈를 침범한다.

답 5)

223 포르말린에 고정된 조직절편을 사용하여 methyl green-pyronin (MG-P) 염색을 한 결과 RNA가 염색되지 않았다면 어떤 고정액에 조직을 고정해야 좋은 결과를 얻을 수 있는가?

1) B-5
2) Bouin
3) Carnoy
4) Zenker
5) Zamboni

MG-P 염색에서 RNase 소화법(ribonuclease digestion)이나 화학적 추출법을 함께 병행하면 훨씬 특이도를 높일 수 있다. 조직의 고정은 4℃의 카노이(Carnoy)액이 가장 안정한 것으로 알려져 있다.

답 3)

224 형질세포의 종양증식성 질환인 다발성 골수종이 의심되어 골수에서 생검조직을 채취하였다. 진단을 위해 실시하는 조직화학 검사는?

1) Feulgen 염색
2) Von kossa 염색
3) Congo red 염색
4) Mucicarmine 염색
5) Methyl green-Pyronin (MGP) 염색

다발성 골수종은 뼈속질에서 발생되는 형질세포의 증식성 종양 질환으로 종괴를 형성하는 형질세포종과 말초혈액에 20% 이상의 종양성 형질세포가 출현하는 형질세포성 백혈병의 두 종류가 있다. 이 두 종류는 서로 이행한다. 이 질환은 뼈를 침범하며, 종양화된 형질세포는 단클론성 면역글로불린을 분비한다. 또한 형질세포는 면역글로불린 생성에 필요한 RNA가 많다.

답 5)

225 Glycogen, polysaccharides, glycoproteins 염색에 사용되는 것은?

1) Congo red
2) peroxidase
3) Sudan black B
4) periodic acid-Schiff (PAS)
5) nitroblue tetrazolium (NBT)

조직화학적 반응으로서 PAS 반응은 당단백질(glycoprotein) 또는 중성 당(neutral sugar)을 함유한 점액물질의 검출에 있어서 그 진가를 발휘한다.

답 4)

226 PAS 염색에서 쉬프시약의 염색성을 확인하기 위해 사용하는 물질은?

1) 승홍
2) 빙초산
3) 무수알콜
4) 포르말린
5) 피크린산

■ ■ ■

답 4)

227 PAS 반응으로 증명할 수 있는 것은?

1) hyaluronic acid
2) heparan sulfate
3) dermatan sulfate
4) chondroitin sulfate B
5) neutral mucopolysaccharides

■ ■ ■

hyaluronic acid, heparan sulfate, dermatan sulfate, chondroitin sulfate B는 Acid mucopolysaccharide (connective tissue mucins)에 속한다. 조직화학적 반응으로서 PAS 반응은 당단백질(glycoprotein) 또는 중성 당(neutral sugar)을 함유한 점액 물질의 검출에 있어서 그 진가를 발휘한다.

답 5)

228 탄수화물 증명을 위한 PAS 반응에서 periodic acid의 역할은?

1) 중화제
2) 환원제
3) 고정제
4) 산화제
5) 매염제

■ ■ ■

과요오드산(periodic acid, HIO_4 또는 H_5IO_6)은 다당류에 있는 근접한 두 개의 1,2-글리콜기(1,2-glycol group, CHOH-CHOH)를 산화하여 디알데히드(dialdehyde, CHO-CHO)를 형성시키는 능력이 있는 산화제이다.

답 4)

229 탄수화물 증명을 위한 PAS 반응에 쓰이는 발색 용액은?

1) light green
2) hematoxylin
3) crystal violet
4) metanil yellow
5) Schiff's reagent

■ ■ ■

쉬프 시약(Schiff reagent 또는 leucofuchsin)은 조직 내의 알데히드 검출에 가장 널리 사용되는 시약으로 트리아릴메탄(triarylmethane)계 염료인 염기성 푹신(basic fuchsin)을 사용

답 5)

230 토리 모세혈관 기저막을 증명하기 위한 염색법은?

1) PAS 염색법
2) Azan 염색법
3) Weigert 염색법
4) Van Gieson's 염색법
5) Bauer's feulgen 염색법

■ ■ ■

바닥막(기저막) 염색에 의한 광학현미경적 검사에는 특히 조직 절편의 두께가 얇아야 사구체의 형태와 바닥막의 비후, 세포의 증식과 같은 관찰이 용이하다. 토리바닥막 염색을 위해서는 2 μm의 두께로 절편으로 통상 PAS, PAM (JMS) 및 AZAN(또는 MSB) 염색 표본을 각각 제작하여 비교 · 관찰하는 것이 필요하다.

답 1)

231 PAS 반응에 양성, amylase 소화 후 음성을 나타내는 것은?

1) 진균 2) 점액
3) 아밀로이드 4) 아교섬유
5) 글리코겐

PAS 양성 물질 중 디아스타제에 제거되는 것은 글리코겐뿐이기 때문에 특이적인 방법이다.

답 5)

232 바닥막 염색을 위한 PAS 염색과 PAMS 염색에서 산화 후 생성되는 기는?

1) 아조기 생성
2) 인산기 생성
3) 아미노기 생성
4) 카르복실기 생성
5) 알데히드기 생성

바닥막(기저막)의 구성성분의 하나인 다당류의 1,2 glycol기(CHOH-CHOH)를 과요오드산(periodic acid, HIO_4)으로 산화하여 디알데히드(dialdehyde, CHO-CHO)를 유리시킨 다음, 이 알데히드를 PAS 염색은 쉬프 시약(Schiff's reagent)으로 적색으로, PAMS 염색은 무색의 메데나민은(methenamine-silver)을 흑색으로 환원시키는 염색이다.

답 5)

233 Diastase 처리 시 분해, 제거되어 염색 시 음성으로 나타나는 물질은?

1) glycogen 2) sulfomucin
3) mucoprotein 4) mucicarmine
5) acidmucopolysaccharide

PAS 양성 물질 중 디아스타제에 제거되는 것은 글리코겐뿐이기 때문에 특이적인 방법이라 할 수 있다. 글리코겐은 디아스타제 처리 후 PAS 염색에서 음성 반응을 보인다.

답 1)

234 쉬프(Schiff) 시약의 사용 여부를 검정하기 위해 사용하는 물질은?

1) 염산 2) 질산은
3) 아세톤 4) 에탄올
5) 포르말린

백색염기(leucobase)가 알데히드 성분과 결합하면 수소가 제거(산화)되어 원래의 적자색으로 복원된다. 그래서 사용 직전 포르말린에 떨어뜨려 신속히 적자색으로 변하는지 확인한 후 사용한다. 청색이 강하게 나타나면 폐기하고 다시 제조하여 사용한다.

답 5)

235 PAS 양성 반응을 나타내는 종양은?

1) 자궁근종 2) 지방육종
3) 민무늬근육종 4) 그물세포육종
5) 크루켄버그 종양

중성 점액의 경우 위샘암종과 유방암종, 난소의 크루켄버그 종양(Krukenberg tumor) 진단에 가치가 있다. 크루켄버그 종양의 경우 위암이 난소로 전이되어 발생하는 경우가 대부분이고, 나머지 문항은 비상피성 종양에 해당된다.

답 5)

236 **탄수화물의 물질대사이상인 당원병이 의심되어 간 조직에 축적된 물질을 확인하기 위해 실시하는 염색 방법은?**

1) Congo red 염색
2) Alcian blue 염색
3) Mucicarmine 염색
4) Diastase-PAS 염색
5) Toluidine blue 염색

■■■
당원병은 글리코겐(당원, glycogen)이 체내 특히 간, 근육에 축적되는 탄수화물의 선천성 물질대사이상이다. 탄수화물 염색은 기본적으로 PAS 염색 시 양성을 보이나 글리코겐인가를 정확히 동정하기 위해서는 글리코겐을 디아스타제(diastase)로 처리한 후 PAS 염색을 하여 확인하는 디아스타제-PAS (diastase-PAS) 염색을 실시한다. 디아스타제(malt diastase)는 글리코겐을 더 작은 당으로 분해하여 조직절편에서 제거하는 효소이다. PAS 양성 물질 중 디아스타제에 제거되는 것은 글리코겐뿐이기 때문에 디아스타제-PAS (diastase-PAS) 염색은 글리코겐을 증명하는데 특이적인 염색 방법이라 할 수 있다. 글리코겐은 디아스타제 처리 후 PAS 염색에서 음성 반응을 보인다.

답 4)

237 **조직 내 알데히드 검출에 가장 널리 사용되는 쉬프(Schiff) 시약 제조 시 환원제로 사용하는 시약은 무엇인가?**

1) HCl
2) Formailin
3) Periodic acid
4) Basic fuchsin
5) Sod. metabisulfite

■■■
쉬프 시약은 조직 내의 알데히드 검출에 가장 널리 사용되는 시약으로 염기성 푹신을 사용하여 제조한다. 쉬프 시약 반응 후 조직 절편은 0.5% 메타아황산나트륨(sodium metabisulfite)으로 2~3회 씻어내는데 이 과정을 환원성 헹굼(reducing rinse)이라고 부른다. 만일 환원성 헹굼 과정을 거치지 않고 조직 절편을 물로 헹구면 남아 있던 쉬프 시약이 재 산화되어 본래의 트리아릴메탄 염료로 전환한다. 이렇게 형성된 염료는 일부 조직성분에 같은 색으로 염색되어 거짓양성 반응을 나타낸다. 따라서 환원성 헹굼이란 결국 남아 있던 쉬프 시약이 재산화가 일어나지 않도록 환원된 상태로 제거하는 과정을 의미한다.

답 5)

238 **조직 내 Glycogen을 증명하기 위한 PAS 반응에 관한 설명으로 옳은 것은?**

1) Schiff 시약은 적자색이다.
2) 다당류를 5% chromic acid로 산화시킨다.
3) Schiff 시약의 검정에는 formalin을 사용한다.
4) Schiff 시약의 보관은 빛을 차단하고 실온에서 한다.
5) hematoxylin으로 핵을 염색한 다음 Schiff 시약에 반응시킨다.

■■■
Schiff 시약은 빛을 차단하여 냉장고에 보관하며 사용 직전 포르말린에 떨어뜨려 신속히 적자색으로 변하는지 확인한 후 사용한다. 산화제로는 과요오드산(periodic acid, HIO4)을 사용한다.

답 3)

239 PAS 염색에서 Schiff 시약과 반응하는 것은?

1) amino기
2) glycol기
3) carboxyl기
4) aldehyde기
5) hydroxyl기

■ ■ ■

쉬프 시약은 조직 내의 알데히드 검출에 가장 널리 사용되는 시약으로 염기성 푹신(basic fuchsin)을 사용하여 제조한다.

답 4)

240 Schiff 시약을 사용하는 염색법은?

1) Fite 염색
2) GMS 염색
3) Feulgen 반응
4) Turn blue 반응
5) Alcian blue 염색

■ ■ ■

- Fite 염색법은 항산성균 검출로 carbol-fuchsin 용액 사용
- GMS 염색법은 진균 및 주페포자충 검출로 methenamine silver 용액 사용
- Turnbull blue 반응은 2가 철이온 검출로 pot. ferricyanide 용액 사용
- Alcian blue 염색법은 산성 점액다당류 검출로 alcian blue 용액 사용

답 3)

241 탄수화물을 증명하기 위한 PAS 반응에서 주시약은?

1) Hematoxylin
2) Light green
3) Crystal violet
4) Leucofuchsin
5) Metanil yellow

■ ■ ■

환원된 염기성 푹신, 즉 쉬프 시약은 류코푹신(leucofuchsin) 또는 황화푹신(fuchsin sulfurous)이란 명칭으로도 사용되고 있다. 잘 제조된 용액은 투명한 무색이지만 이 분자는 알데히드와 반응하여 원래의 색으로 복원된다.

답 4)

242 폐생검조직으로부터 투명세포종이 의심되어 특수염색이 의뢰되었다. 어떤 염색이 필요한가?

1) MG-P
2) PAMS
3) Feulgen 반응
4) congo red
5) alcian blue-PAS

■ ■ ■

글리코겐은 폐의 투명세포종(일명 sugar tumor), 콩팥의 투명세포암종, 림프육종, 난소의 브렌너 종양(Brenner's tumor), 정상피종(seminoma), 중피종(mesothelioma) 등에서도 세포질 내에 많은 양이 출현한다. alcian blue-PAS 염색은 산성 점액과 중성 점액을 감별하는 방법으로 산성 당단백질은 청자색, GAG은 청색, 중성 점액은 PAS에만 반응하여 적자색으로 염색된다.

답 5)

243 산성 점액 다당류를 증명하는 Alcian blue 염색에 관한 설명으로 옳은 것은?

1) pH 2.5에서는 황산기에만 결합한다.
2) pH 1.0에서는 카르복실기에만 결합한다.
3) 8 GX와 8 GS 모두 염료로서 특성에 차이가 있다.
4) 비만세포에 함유된 헤파린은 pH 1.0에서 양성 반응을 보인다.
5) 프탈로시아닌계(phthalocyanin)에 속하는 4가의 산성 염료이다.

pH 1.0에서는 카르복실기가 이온화되지 않기 때문에 고도로 황산화된 산성 점액물질만 염색된다. 비만 세포(mast cell)에 함유된 헤파린도 AB, pH 1.0에서 양성 반응을 보이는 대표적인 예이다.

답 4)

244 Sialomucin과 sulfomucin 감별에 사용할 수 있는 염색법은?

1) PAS
2) Diastase-PAS
3) Nile blue sulfate
4) HID-alcian blue
5) alcian blue-PAS

HID 염색 후 잠시 수세한 다음 AB, pH 2.5로 염색하는 방법이다. 히알루론산(hyaluronic acid)을 제외한 GAG과 설포뮤신은 흑자색으로, 히알루론산과 시알로뮤신은 청색으로 각각 염색된다.

답 4)

245 산성 점액 증명을 위한 염료는?

1) oil red O
2) congo red
3) alcian blue
4) aniline blue
5) silver nitrate

alcian blue는 산성 점액물질에 대한 특이성, 강한 염색성, 염색의 불용성, 영구적으로 안정된 염색성을 유지할 수 있어서 다양한 산성 점액물질의 검출에 매우 활발하게 사용되고 있다.

답 3)

246 산성 점액 다당류(acid mucopolysaccharide)를 증명하기 위한 염색은?

1) Nile blue
2) Alcian blue
3) Aniline blue
4) Methylene blue
5) Luxol fast blue

alcian blue 염색의 원리는 alcian blue가 낮은 pH에서 산성 점액물질의 산성기와 이온결합하는 것에 기초하고 있다. AB의 염색특이성은 염색용액의 이온강도나 수소이온농도에 의존하며, 염색용액의 pH가 2.5를 넘으면 산성 점액물질에 대한 특이성이 뚜렷하게 감소한다.

답 2)

247 조직 중 산성 점액을 증명하기 위해 alcian blue 염색 시 양성대조 조직은?

1) 피부 2) 콩팥
3) 근육 4) 잘록창자
5) 지라

염색특이성은 염색용액의 이온강도나 수소이온 농도에 의존하며, 염색용액의 pH가 2.5를 넘으면 산성 점액물질에 대한 특이성이 뚜렷하게 감소한다. 알시안블루는 산성 점액물질에 대한 특이성, 강한 염색성, 염색의 불용성, 영구적으로 안정된 염색성을 유지할 수 있어서 다양한 산성 점액물질의 검출에 매우 활발하게 사용되고 있다.

답 4)

248 중성 점액과 산성 점액의 감별에 적당한 염색은?

1) diastase-PAS
2) nileblue sulfate
3) alcian blue-PAS
4) methyl green-pyronin
5) aldehyde fuchsin-alcian blue

알시안블루 염색 〉 일반적으로 AB, pH 2.5를 사용하는데, 이 pH에서 AB는 카르복시화와 황산화 산성 점액물질에 모두 염색된다. 이는 pH 2.5 용액 내에서 카르복실기와 황산기가 모두 이온화되기 때문이다. 이에 대해 AB, pH 1.0에서는 카르복실기가 이온화되지 않기 때문에 고도로 황산화된 산성 점액물질만 염색된다. AB-PAS (alcian blue, pH 2.5-PAS) 염색 〉 산성 점액과 중성 점액을 감별하는 방법으로 산성당단백질은 청자색, GAG은 청색, 중성 점액은 PAS에만 반응하여 적자색으로 염색된다.

답 3)

249 Toluidine blue에 의한 변색성 염색의 양성 세포는?

1) 림프구 2) 호산구
3) 조직구 4) 비만세포
5) 형질세포

변색성 염료의 조건은 『한 개 이상의 흡수 스펙트럼을 가지고 있어야 하며, 동시에 정색성과 뚜렷한 색상의 차이를 나타내는 것이어야 한다. 톨루이딘 블루, 티오닌 등의 티아진계 염료와 크리스털 바이올렛, 메틸바이올렛 등의 트리페닐메탄계 염료가 사용되고 있다』 이들 변색성 염료가 결합하여 변색성이 유발되는 물질로는 비만세포 과립, 연골의 기질, 결합조직점액, 아밀로이드 등이 있다.

답 4)

지질

250 지방 염색을 위한 지용성 염료를 용해시키는 용매제는?

1) 증류수
2) acetone
3) formalin
4) permount
5) propylene glycol

▪▪▪

지용성 염료의 용매제로는 50~70% 에탄올, 60% 이소프로필알코올, 60% 트리에틸인산, 프로필렌글리콜 및 에틸렌글리콜이 소개된다. 이 중 프로필렌글리콜과 에틸렌글리콜이 위의 조건에 가장 부합하는 안정된 용매로 인정받고 있다.

답 5)

251 지방을 증명하기 위해 Oil red O 염색 후 봉입제로 적합한 것은?

1) permount
2) Resin gum
3) Glycerin-jelly
4) Cedarwood oil
5) Canada balsam

▪▪▪

수용성 봉입제의 경우는 염색이 끝난 절편을 탈수하지 않고 물에서 직접 꺼내어 바로 봉입할 수 있어서 지방 보존에 효과적이다. glycerin jelly, Apathy' s gum syrup, levulose syrup, Immunomount, Aquamount, Universal mount 등이 있다.

답 3)

252 지방을 증명하기 위한 고정액, 염색시약과 봉입제의 조합으로 옳은 것은?

1) Aectone에 고정 – Oil red O 염색 – Glycerin에 봉입
2) Bouin's 용액에 고정 – Sudan black B 염색 – Gelatin에 봉입
3) 10% Formalin에 고정 – Sudan III 염색 – Glycerin jelly에 봉입
4) 10% Formalin에 고정 – Sudan black B 염색 – Balsam에 봉입
5) Aectone에 고정 – Sudan III 염색 – Apathy gum syrup에 봉입

▪▪▪

표본의 취급이나 보존에는 비수용성 봉입제가 뛰어나지만, 이들 봉입제를 사용하기 위해서는 염색 후 절편을 알코올로 탈수한 후 자일렌으로 투명화해야 한다. 이런 이유 때문에 지방염색이나 효소반응을 수행한 절편에서는 수용성 봉입제를 사용하여야 한다.

답 3)

253 지방염색의 원리는?

1) 수소결합
2) 이온결합
3) 반데르바알스힘
4) 용해도의 차이
5) 전기적 반발력

물리적 기전에는 염료의 분산도와 농도 및 조직의 구성 밀도가 중요시되고 있다. 구성 밀도란 조직을 구성하고 있는 각종 미립자 사이의 미세구멍 크기를 표현하는 말로 조직의 구성 밀도에 따라 크기가 서로 다른 염료입자들이 일종의 모세관 현상에 의해 조직 내로 침투하게 된다. 염색액 내 염료의 분산도는 염색과정의 속도를 규정하게 된다. 지방염색에 사용되는 수단염료(EX : sudan III 등)와 같은 무극성 염료는 물리적인 과정, 특히 그 분산력에 의해 지방 속으로 녹아들어가는 것이다.

답 4)

254 지방염색에 관한 설명으로 옳은 것은?

1) 파라핀절편을 사용한다.
2) permount로 봉입한다.
3) 물리적 기전에 의한 염색이다.
4) 용매제로는 100% 알코올이 좋다.
5) 인지질의 고정에는 알코올이 우수하다.

지용성 염료는 사용 시 용매의 선택이 매우 중요시 되고 있다. 선택 조건으로는 첫째, 조직절편으로부터 지질의 추출이 없어야 하고 둘째, 충분한 양의 염료가 녹아 있어야 좋은 염색 결과를 얻을 수 있으며 셋째, 경제적이며 제조가 쉽고 저장액 상태에서 오랜 기간 동안 변질, 증발 및 침전이 잘 발생되지 않은 것을 고르는 것이 좋다. 지용성 염료의 용매제로는 50~70% 에탄올, 60% 이소프로필알코올, 60% 트리에틸인산, 프로필렌글리콜 및 에틸렌글리콜이 소개된다. 이 중 프로필렌글리콜과 에틸렌글리콜이 위의 조건에 가장 부합하는 안정된 용매로 인정받고 있다.

답 3)

255 지방염색 중 산성 지방과 중성 지방의 감별에 사용하는 것은?

1) Shultz
2) sudan III
3) nile blue
4) osmic acid
5) sudan black B

중성 지질과 산성 지질이 각기 다른 색으로 염색되므로 이 두 종류의 지질의 감별 수단으로 많이 사용하고 있다. 염색의 기본 원리는 염색액 중의 어떤 성분은 특정 지질과 물리적인 흡착에 의해 결합하며, 또 다른 성분은 특정 지질과 화학적으로 결합하는 물리 · 화학적 기전에 기초하고 있다.

답 3)

256 **Nile blue는 nile red oxazone과 nile blue oxazine 및 소량의 유리 염기로 구성된 염료이다. 이 염료의 사용 여부를 확인하기 위한 시약은?**

1) ether
2) xylene
3) acetone
4) chloroform
5) 60% ethanol

나일블루황산 용액에는 세 가지의 각기 다른 분자가 혼합되어 있다. 이 분자들 중 옥사존 염이 가장 우세하며 수용성 성분이다. 둘째는 이온화하여 생기는 지용성인 소량의 유리 염기가 있으며, 셋째는 가수분해의 결과로 생기는 지용성인 옥사존이 있다. 옥사진 염은 청색, 유리염기와 옥사존은 적색을 띤다. 옥사존은 자일렌과 같은 유기용매로 쉽게 분리해 낼 수 있으며, 중성 지질과 반응하여 적색으로 나타난다.

답 2)

257 **진단을 위해 지질염색이 필요한 병명은?**

1) 중피종
2) 윌슨병
3) 레이 증후군
4) 다발성 골수종
5) 간경변증 환자

조직 내 지질의 검출 의의는 인체의 여러 조직에서 발생하는 지방색전증, 일부 종양에서의 지질 유무[지방육종, 황색섬유종], 심장 또는 간의 지방변성, 죽상동맥경화증에서의 혈관 애 죽종의 확인 및 이미 기술한 지질축적질환의 감별진단에 있어서 매우 중요한 정보를 제공해주고 있다. 또한 소아의 치사성 질환인 레이 증후군 환자에서 나타나는 콩팥요세관이나 간의 광범위한 지방 침착, 중추신경계의 말이집 파괴가 심할 때 볼 수 있는 중성 지방의 침착 등을 확인하는 데도 유용하게 사용된다.

답 3)

258 **동결절편 조직표본에서 콜레스테롤(cholesterol) 염색 시 iron alum 용액으로 처리 후 초산(acetic acid)과 황산(sulfuric acid) 혼합액으로 염색하는 방법은?**

1) Schultz 염색
2) Nile blue 염색
3) Oid red O 염색
4) Acid hematein 염색
5) Sudan black B 염색

Shultz 염색은 철명반(iron alum)으로 조직을 산화시킨 후 초산과 황산혼합액을 반응시켜 콜레스테롤이 청-자색이 관찰된다.

답 1)

아밀로이드

259 증명하고자 하는 성분과 염색시약 및 결과의 조합으로 옳은 것은?

1) 아밀로이드 – Congo red – 주황색
2) 중성 점액 – alcian blue – 청색
3) 가로무늬근 – Hematoxyline – 적색
4) 산성 점액 – Aniline blue – 청색
5) 비만세포 – toluidine blue – 청색

아밀로이드는 HE 염색에서 형태를 갖추지 않은 유리질 구조로 보이므로 다른 단백질들과 구별이 되지 않기 때문에 확인을 위해서는 특수 염색을 사용해야 한다. 아밀로이드 검출을 위한 특수 염색으로 가장 흔히 사용되는 방법이 콩고레드(congo red) 염색이다. 또한 아밀로이드의 변색성을 이용한 메틸바이올렛 또는 크리스털바이올렛 염색이 아밀로이드 검출에 사용된다.

답 1)

260 AA와 AL 아밀로이드를 감별하기 위한 congo red 염색 시 전처리 시약은?

1) Lugol iodine
2) sodium thiosulfate
3) hydrogen peroxide
4) potassium hydroxide
5) potassium permanganate

아밀로이드 검출을 위한 특수 염색으로 가장 흔히 사용되는 방법이 콩고레드(congo red) 염색이다. AL과 AA 아밀로이드를 간단히 구별하기 위해서는 먼저 과망간산칼륨(potssium permanganate)으로 산화시킨 후 콩고레드 염색을 하여 확인한다.

답 5)

261 만성 콩팥부전 환자의 콩팥 생검 조직에서 congo red 염색을 시행한 후 편광현미경으로 관찰하여 밝은 녹색의 이중굴절을 확인하였다. 어떤 물질이 검출된 것인가?

1) 당원
2) 점액
3) 지방
4) 칼슘
5) 아밀로이드

아밀로이드(amyloid)란 단백질 대사의 장애로 인해 생기 비정상적인 단백질로 콩팥, 심장, 간, 신경 등에 침범하여 만성 콩팥부전, 만성 심부전, 신경 손상 등을 발생시킨다. 아밀로이드가 침착된 기관은 흔히 비대 및 경화되고 색깔이 퇴색하여 그 절단면이 밀납처럼 변하기 때문에 돈지양변성(lardaceous degeneratiion) 또는 밀납변성(waxy degeneration)이라는 조직변화가 일어난다. 검출 염색법으로 콩고레드(Congo red)라는 염료를 이용해서 염색하고 이어서 편광현미경으로 관찰하여 밝은 녹색의 이중굴절을 보이면 아밀로이드가 침착되는 것을 확인할 수 있다.

답 5)

색소

262 Fontana-Masson 염색은 무엇을 검출할 때 쓰이는가?

1) 지질
2) 케라틴
3) 멜라닌
4) 나선균
5) 아교섬유

멜라닌은 정상인의 경우 임신 중 일시적인 MSH 분비 증가로 인해 안면피부, 유방, 성인에 많이 침착되며(갈색반), 악성 흑색종, 에디슨병(부신기능저하증), 혈색소증과 같은 질환에서 증가한다. 이에 반해 부신기능항진증, 파킨슨병, 백반증, 백피증 등의 질환에서는 감소한다. 멜라닌여색은 병리조직학적으로 특히 악성 흑색종의 진단에 매우 유용하게 사용되고 있다.

답 3)

263 정상적으로 melanin을 찾을 수 있는 장기는?

1) 폐
2) 간
3) 위
4) 피부
5) 콩팥

멜라닌은 표피의 기저층에 존재하는 멜라닌 세포에서 합성된다.

답 4)

264 Fontana의 silver nitrate 염색은 어떤 것을 증명할 때 사용하는가?

1) 나선균
2) 그물섬유
3) 탄력섬유
4) 칼슘 침착물
5) 은환원성 세포

은환원성을 이용한 염색으로 슬라이드를 디아민은이온이 들어 있는 용액에 넣으면 조직 내의 환원성 기에 의해 Ag^{2+}를 갈색 또는 흑색의 콜로이드성 금이온으로 전환한다.

답 5)

265 악성세포 내에 흑갈색색소가 관찰되어 Fontana-Masson 염색하였던 결과 흑색으로 염색되었을 경우 진단할 수 있는 종양은?

1) 지방육종
2) 악성흑색종
3) 가로무늬근육종
4) 민무늬근육종
5) 다발성골수종

답 2)

266 은환원성을 이용하여 염색하는 도은법은?

1) Levaditi acidic silver
2) Fontana Masson's silver
3) Gomori ammonical silver
4) Grocott methenamine silver
5) Periodic acid methenamine silver

- 은환원성 반응: 멜라닌, 창자내분비 세포과립
- 유동성 은환원성 반응: 진균 기저막
- 호은성 반응: *Helicobacter pylori*, 그물섬유
- 이온교환 반응: 칼슘

답 2)

267 유도성 은환원성을 이용하여 염색하는 도은법은?

1) 칼슘 : Vonkossa silver
2) 별아교세포 : Cajal ammonical silver
3) 그물섬유 : Gomori ammonical silver
4) 스피로헤타 : Warthin-Starry acid silver
5) 기저막 : Periodic acid methenamine silver

포르말린에 고정된 조직절편을 그대로 염색하고자 할 경우에는 메데나민-은용액에서 표준 반응시간보다 좀 더 오래 두는 것이 좋다. 이 염색에서는 요세관의 바닥막이 토리의 바닥막에 비해 먼저 흑색으로 변하기 때문에 현미경으로 관찰해 가면서 토리기저막이 흑색으로 나타나는 시점을 염색의 종말점으로 잡아야 좋은 결과를 얻을 수 있다.

답 5)

268 철 염색을 위한 Quincke 반응에서 Fe^{3+}를 Fe^{2+}로 환원하는데 사용하는 시약은?

1) ferric chloride
2) potassium iodide
3) hydrochloric acid
4) ammonium sulfide
5) sodium thiosulfate

2가철이 페로시안화칼륨과 결합하여 청색의 페로시안화제일철을 형성하는 데 기초한 반응이다. 체내에는 2가철 상태로 존재하는 철이 드물기 때문에 진단적 가치가 없으나, 조직절편을 먼저 희석 황화암모늄(ammonium sulfide)으로 환원시킨 후[3가철이 황화제일철로 변화됨] 턴불 블루 반응을 시행하면 3가철도 검출할 수 있다. 이와 같은 방법을 퀸케(Quincke) 반응 또는 터어만-슈멜처 반응이라 부른다.

답 4)

269 Gomori's Silver 염색에서 silver 용액에 슬라이드를 넣었을 때 조직절편이 떨어지는 이유는?

1) 염색의 잘못 때문에
2) 두멍의 불충분 때문에
3) 고정의 불충분 때문에
4) Silver 용액의 높은 산성 때문에
5) Silver 용액의 높은 알칼리성 때문에

암모니아성 은용액은 pH가 11~12 정도의 높은 알칼리성 용액이므로 잘 붙어 있는 절편이라도 유리슬라이드로부터 쉽게 탈락하는 경향이 있다. 따라서 이를 방지하기 위해서는 접착제로 젤라틴 대신 난백알부민(egg albumin)을 사용하거나 면역염색용 도포슬라이드(caoating slide)를 사용한다.

답 5)

270 Prussian blue 반응에 사용하는 염산의 작용은?

1) 매염제
2) 발색제
3) pH 조절
4) 3가철 유리
5) 철과 단백질의 분리

■ ■ ■
페를스(Perls)가 개발한 방법으로 조직절편에 프러시안블루 용액(HCl과 potassium ferrocyanide)을 첨가하면 먼저 용액 내의 HCl에 의해 혈철소 내의 단백질과 결합된 3가철(Fe3+)이 유리되며, 이어 유리된 3가철이 페로시안화칼륨(potassium ferrocyanide)과 반응하여 청색의 불용성 화합물인 프러시안블루가 형성되는데 기초한 검출법이다. 이 반응은 매우 예민하여 2가철이나 다른 금속이온과 반응하지 않는다.

답 4)

271 Hematoxylin-Eosin 염색에서는 황갈색이고, Potassium Ferricyanide로 염색하면 청색을 띠는 것은?

1) 칼슘
2) 혈철소
3) 지방갈색소
4) 담즙성 색소
5) 멜라닌 색소

■ ■ ■
턴불 블루 반응(turnbull blue reaction)은 2가철(Fe^{2+})이 페로시안화칼륨(potassium ferricyanide)과 결합하여 청색의 페로시안화제일철(ferrous ferricyanide, turnbull blue)을 형성하는 데 기초한 반응이다.

답 2)

272 Perls' prussian blue 반응에 양성인 색소는?

1) 구리
2) 칼슘
3) 혈철소
4) 멜라닌
5) 지방갈색소

■ ■ ■
프러시안블루반응(prussian blue reaction)은 페를스(Perls)가 개발한 방법으로 조직절편에 프러시안블루용액(HCl과 potassium ferrocyanide)을 첨가하면 먼저 용액 내의 HCl에 의해 혈철소 내의 단백질과 결합된 3가철(Fe^{3+})이 유리되며, 이어 유리된 3가철이 페로시안화칼륨(potassium ferrocyanide)과 반응하여 청색의 불용성 화합물인 프러시안블루(ferric ferrocyanide)가 형성되는 데 기초한 검출법이다.

답 3)

273 멜라닌에 관한 조직화학적 특성으로 옳은 것은?

1) 호은성
2) 각질 세포에서 합성
3) 악성 흑색종에서 감소
4) 과망간산 칼륨에 표백
5) 산, 유기용매에 수용성

■ ■ ■
멜라닌은 물, 산, 유기용매에 녹지 않고 강알칼리에만 용해되며, 과산화수소나 과망산칼륨 등의 산화제에 표백된다. 또한 은환원성이 있으면, 방향성아민을 함유하고 있어서 포르말린과 반응하면 일차형광을 나타낸다.

답 4)

274 지방갈색소(lipofuscin)에 관한 설명으로 옳은 것은?

1) 외인성 색소
2) 연령에 따라 감소
3) Oil red O－음성
4) prussian blue－양성
5) Fontana-Masson－양성

■ ■ ■
지방갈색소는 세포소기관의 하나인 용해소체(lysosome)를 둘러싸고 있는 막의 파편으로부터 형성된다. 병리학적으로 지방갈색소는 드물게 발생하는 유전질환인 용해소체 축적질환인 신경세포 세로이드 지방갈색소증의 신경세포 내에 출현한다. 지방갈색소에는 단백질과 결합된 지방산을 포함하고 있다. 지방갈색소의 염색특성은 소수성, 즉 불포화결합, 글리콜, 글리콜의 산화에 의해 생성된 알데히드 및 약산기의 존재에 기인한다.

답 5)

275 석면소체(asbestos body)에 관한 설명으로 옳은 것은?

1) 화학약품에 저항성이 낮다.
2) Perls' prussian blue 양성
3) 철/지질로 피복된 석면섬유
4) 철과 칼슘으로 구성된다.
5) 장기간 노출 시 백혈병을 야기한다.

■ ■ ■
폐에 들어온 석면섬유는 흡입 직후에는 규소와 마찬가지로 조직화학적 염색이 되지 않고 복굴절성과 열에 저항성이 있으나, 곧 혈철소(hemosiderin)가 포함된 단백질로 둘러싸여 20～30 μm 길이의 염주모양의 황갈색 석면체(asbestos body)를 형성한다. 석면체는 혈철소를 함유한 단백질로 둘러싸여 있어 복굴절성이 사라지고 HE 염색에서 갈색, 프러시안블루반응에서 청색으로 나타난다.

답 2)

276 어떤 악성 세포 내의 갈색 색소가 Fontana-Masson 염색에서 흑색으로 염색되고, H_2O_2 처리에 의해 표백되었다면 어떤 종양을 의심할 수 있는가?

1) 지방육종
2) 악성 흑색종
3) 가로무늬근육종
4) 지방갈색종
5) 다발성 골수종

■ ■ ■
Fontana-Masson 염색에서 흑색으로 염색되고, H_2O_2 처리에 의해 표백되는 색소는 멜라닌이다. 멜라닌은 악성 흑색종의 진단에 아주 유용하다.

답 2)

277 Prussian blue에 양성 반응을 나타내는 것은?

1) 칼슘
2) 멜라닌
3) 아밀로이드
4) 석면소체
5) 색소성 모반세포

■ ■ ■
폐에 들어온 석면섬유는 흡입 직후에는 규소와 마찬가지로 조직화학적 염색이 되지 않고 복굴절성과 열에 저항성이 있으나 곧 혈철소가 포함된 단백질로 둘러싸여 20～30 μm 길이의 염주모양의 황갈색 석면체를 형성한다. 따라서 프러시안 블루반응에서 청색으로 나타난다.

답 4)

278 무멜라닌성 흑색종(amelanotic melanoma) 확인이 필요한 경우 사용하는 염색법은?

1) Schmorl
2) Dopa-oxidase
3) Fontana-Masson
4) Ferrous ion uptake
5) Formaldehyde induced fluorescein

기질로 사용된 dopa가 타이로신분해효소에 의해 산화되어 효소활성부위에 흑갈색 색소를 형성하는 반응을 이용하여 악성 흑색종의 변이종인 무멜라닌성 흑색종의 진단에 이용된다.

답 2)

279 Schmorl 염색에 사용되는 Schmorl 용액에 ferric chloride와 포함되어 있는 것은?

1) permanganatee
2) potassium iodat
3) potassium dichromate
4) potassium ferricyanide
5) potassium ferrocyanide

지방갈색소, 멜라닌 등의 환원능을 이용한 방법으로 조직절편에 페로시안화칼륨(potassium ferricyanide)과 염화제이철(ferric chloride)을 동시에 첨가하면 환원성 물질에 의해 염화제이철의 3가철이 2가철로 환원되고 이 2가철은 페로시안화칼륨과 반응하여 페로시안화제일철을 형성한다.

답 4)

조직 내 병원미생물

280 암이나 HIV/AIDS와 같이 면역력이 저하된 환자에 기회감염을 일으키는 주폐자충을 명하는 염색은?

1) PAS
2) GMS
3) Girdley
4) Mucicarmine
5) Warthin-Starry

주폐자충(*Pneumocystis jirovecii*)의 포낭벽(cystic wall) 내 당을 염색에 이용하는 GMS 염색으로 검출할 수 있다.

답 2)

281 면역이 떨어진 환자에서 기회감염된 미생물을 찾아내기 위해 염색할 때 필요한 물질로 옳은 것은?

1) 칼슘
2) 환원제
3) 산화제
4) 조색제
5) 정착제

항암제, 코르티코스테로이드 제제 등과 같은 물질을 장기간 처치 시나 면역억제 질병에 감염된 경우에 기회감염균으로 진균이 감염되기 쉽다. 따라서 진균을 염색하기 위해서는 유도성 은환원성 염색을 실시하여야 한다. 결과적으로 도은법 시 암모니아 은을 직접 환원시킬 수 없기 때문에 먼저 산화제를 넣어 환원성을 회복시키는 것이 필요하다.

답 3)

282 진균을 증명하기 위한 GMS 염색에 이용되는 산화제는?

1) picric acid
2) osmic acid
3) formic acid
4) chromic acid
5) hydrochloric acid

GMS 염색의 산화제는 chromic acid이다.

답 4)

283 진균 감염이 의심되는 조직 표본을 염색하고자 과요오드산으로 산화시키고 메테나민-은을 환원시켰다. 염색 결과 표본 배경의 염색으로 판단이 곤란하였다. 해결 방법은?

1) 과요오드산의 반응 시간을 줄인다.
2) 과요오드산 대신 크롬산을 사용한다.
3) 메테나민-은 용액의 반응 시간을 늘린다.
4) 메테나민-은 용액 대신 쉬프 시약을 사용한다.
5) 메테나민-은 용액 대신 암모니아성 은 용액을 사용한다.

PAS와 PAMS, GMS, Gridley 염색법의 원리와 특성의 차이를 이해시킨다. 아교섬유나 바닥막에 부가된 당을 비롯한 모든 당류의 알코올을 산화시켜 알데히드를 생성하는 과요오드산과 달리, 크롬산은 생성된 알데히드마저 과산화시켜 알데히드의 반응성을 떨어뜨린다. 진균의 세포벽의 다당은 밀집되어 있어 크롬산의 과산화 영향이 적으므로 알데히드 반응성이 남아, 기타 당류와 차별적 반응을 보인다.

답 2)

284 조직편을 이용하는 레바디티법과 달리 파라핀 절편으로 스피로헤타 같은 나선균 염색법으로, 최근에는 위염의 원인균 검출에 이용하는 호은성 조직염색법의 환원제는?

1) 보락스(borax)
2) 포르말린(formalin)
3) 하이드로퀴논(hydroquinon)
4) 메텐아민 은(methenamin silver)
5) 암모니아성 은(ammonical silver)

스피로헤타 같은 나선균, 위염을 일으키는 헬리코박터 같은 호은성 조직염색법은 레바디티법과 와르틴-스타리염색법이 있는데 레바디티법은 조직편을 사용하는데 비해 와르틴-스타리법은 파라핀절편으로 염색하며 환원제는 하이드로퀴논을 사용한다.

답 3)

285 Helicobacter pylori 증명을 위한 Warthin-Starry 염색법의 원리는?

1) 감압법
2) 도은법
3) 생체염색법
4) 진행성 염색법
5) 이온교환수지법

나선균인 Helicobacter pylori를 도은 후 하이드로퀴논을 환원제로 사용하여 흑색으로 환원시켜 검출하는 방법이다.

답 2)

286 Warthin-Starry 염색법으로 증명할 수 있는 것은?

1) HSV
2) Fungus
3) Protozoa
4) Spirochetes
5) Gram-Negative cocci

*Helicobacter pylori*는 나선균에 포함된다.

답 4)

287 도은법 염색에서 acid silver 용액을 사용하는 염색법은?

1) 진균 : GMS 염색법
2) 별아교세포 : Cajal 염색법
3) 그물섬유 : Gomori 염색법
4) 멜라닌 : Fontana-Masson 염색법
5) 스피로헤타 : Warthin Starry 염색법

GMS 염색법 : 메테나민 은용액
Cajal 염색법 : 질산은
Gomori 염색법, Fontana-Masson 염색법 : 암모니아 은용액

답 5)

288 Acid Fast 염색의 원리가 적용되는 결핵균의 특성에 관한 설명으로 옳은 것은?

1) Enzyme에 의해 탈색되지 않는 지방성 막이 존재함
2) Acid alcohol에 의해 탈색되는 지방성 막이 존재함
3) Acid alcohol에 의해 탈색되지 않는 지방성 막이 존재함
4) Ether alcohol에 의해 탈색되지 않는 지방성 막이 존재함
5) Acetone alcohol에 의해 탈색되지 않는 지방성 막이 존재함

항산성 간균(Acid Fast Bacilli, AFB) 염색은 acid alcohol에 의해 탈색되지 않는 지방성 막이 존재하여 crystal violoet으로 염색이 되는 세균을 의미한다.

답 3)

289 결핵균의 포함이 의심되는 폐육아종에 Ziehl-Neelsen 염색에서 항산성균이 검출되지 않았다. 확진을 위한 염색법은?

1) GMS 염색
2) Gram 염색
3) gridley 염색
4) Warthin-Starry 염색
5) auramine-Rhodamine 염색

Auramine-Rhodamine 염색 시 암시야에서 결핵균은 황금색 형광을 나타내므로 쉽게 존재 유무를 확인할 수 있다. 특히, 조질절편의 결핵성 육아종 내에서 항산성 간균을 확인하는데 유용하다.

답 5)

290 진균을 증명하기 위한 GMS 염색에 관한 설명으로 옳은 것은?

1) 실온에서 은을 침투한다.
2) methenamine-silver를 사용한다.
3) 산화제로 periodic acid를 사용한다.
4) 은환원성 반응을 이용한 염색법이다.
5) 환원제로는 20% formalin을 사용한다.

■■■
유도성 은환원성을 이용한 도은법으로 진균 세포벽의 다당류를 크롬산으로 산화하여 알데히드를 유리시킨 후 메텐나민-은을 흑색으로 환원하여 검출하는 방법이다.

답 2)

291 진균을 증명하기 위해 진균세포벽의 다당류를 chromic acid로 산화시켜 염색하는 염색법은?

1) Gridley
2) von Kossa
3) Congo red
4) Ziehl-Neelsen
5) Fontana-Masson

■■■
진균 세포벽의 다당류를 크롬산으로 산화시켜 알데히드를 유리시킨 후 쉬프 시약으로 반응시키는 방법을 그리들리 염색법이라고 한다.

답 1)

292 나균의 항산성 성분의 추출을 막기 위해 절편은 자일렌과 무엇으로 탈파라핀을 해야 하는가?

1) ether
2) dioxane
3) alcohol
4) acetone
5) peanut oil

■■■
나균이나 노카르디아 항산성은 결핵균보다 약해서 지힐-닐센법으로는 균을 증명하지 못한다. 이 경우 조직절편을 탈파라핀하는 과정에서 자일렌 2 : 낙화생기름(peanut oil) 1 혼합액을 사용하여 항산성 성질의 상실을 막는다.

답 5)

293 스피로헤타를 증명하기 위한 Warthin-Starry 염색에 대한 설명으로 맞는 것은?

1) 현상액의 반응 온도는 37℃이다.
2) 스피로헤타가 적색으로 염색된다.
3) 은환원성 반응을 이용한 염색법이다.
4) 발색제로 Hydroquinone을 사용한다.
5) 강알칼리 수용액으로 시약을 제조한다.

■■■
도은 후 하디드로퀴논을 환원제로 이용하여 나선균을 흑색으로 환원시켜 검출하는 방법으로 나선균의 호은성을 이용한 염색법이다.

답 4)

294 조직 염색 시 질산은에 흑색으로 염색되는 것은?

1) 당원
2) 아밀로이드
3) 나선균
4) 아교섬유
5) 탄력섬유

■■■
나선균은 은염색으로 검출한다.

답 3)

295 조직에서 helicobacter pylori를 신속하게 검출할 때 사용하는 염색은?

1) PAS
2) GMS
3) Gram
4) Giemsa
5) Ziehl-Neelsen

■■■
대조가 결여되어 있지만 빠르고 저렴하여 쉽게 이용할 수 있는 방법은 Giemsa 염색이다.

답 4)

296 바이러스성 간염의 확진을 위해 시행하는 HBsAg 염색법은?

1) Gridley 염색
2) Alcian blue 염색
3) Victoria blue 염색
4) Warthin-Starry 염색
5) Fontana-Masson 염색

■■■
Alcian blue 염색은 산성 점액물질에 특이성이 있으며, Fontana-Masson 염색은 은환원법(argentaffin)을 염색기전으로 멜라닌 색소를 염색하며, Gridley 염색은 PAS 변법으로 진균 염색에 이용되고, Victoria blue 염색 바이러스성 봉입체 검출에 이용되며 Warthin-Starry 염색은 위염의 원인균(Heliobacter pylori) 검출하는데 이용된다.

답 3)

효소조직화학

297 특이 효소와 반응하는 화합물 또는 화학기는?

1) 기질
2) 조효소
3) 조인자
4) 반응산물
5) 에피토프

■■■
특정 효소와 반응하는 화합물을 기질이라 한다.

답 1)

298 효소검출을 위한 근육생검조직은 미고정 상태로 신속히 동결한 후 후고정을 한다. 동결하는데 최적의 조건은?

1) 냉아세톤
2) 액체질소
3) 프레온가스
4) −150℃의 이소펜탄(isopentane)
5) 냉동미세절단기(cryostat)의 냉각판

효소검출을 위한 근육생검조직 동결절편의 최적 조건은 액체질소에 담긴 이소펜탄을 이용하는 것이다.

답 4)

299 정상근육의 pH 9.4 ATPase 염색에서 결과는?

1) IIA, IIB형, I형 섬유−연음
2) IIA, IIB형, I형 섬유−짙음
3) I형과 IIA형 섬유−옅고, IIB 섬유 짙음
4) IIA와 IIB형 섬유−짙고, I형 섬유 옅음
5) IIA와 IIB형 섬유−옅고, I형 섬유 짙음

ATPase 염색에서 pH 9.4인 경우 I형은 옅게, II형은 짙게 염색이 된다.

답 4)

300 마이오신 ATPase 검출을 위한 pH 9.4 ATPase 염색에서 활성을 저해하는 물질은?

1) K^+
2) Mg^+
3) Cl^-
4) Na^+
5) Ca^{2+}

ATPase는 ATP를 ADP와 오르토인산염으로 분해하여 에너지를 방출하는 효소이다. 효소의 활성위치에 따라 myosin ATPase, 미토콘드리아 ATPase, Na^+ -K^+ ATPase의 3종류가 존재한다. 이 중 최적 pH가 9.4인 활성위치는 myosin ATPase이고 Ca^{++}에 의해 활성화되고 Mg^{++}에 의해 저해된다.

답 2)

301 succinic dehydrogenase (SDH)를 통해 검출하는 것은?

1) 지방
2) 용해소체
3) Z−띠물질
4) 세포질그물
5) 미토콘드리아

Succinic dehydrogenase (SDH)와 같은 미토콘드리아효소 반응의 경우 1형 근섬유에 강하게 염색된다.

답 5)

302 **근육질환을 효소조직화학적으로 염색하는 방법은?**

1) ALP
2) ACP
3) ATPase
4) Esterase
5) DOPA-oxidase

근육조직의 효소조직화학 염색법은 ATPase 염색법이다.

답 3)

303 **면역과산화효소법(immunoperoxidase technique) 염색 결과, 조직표본 내 혈액이 풍부한 부위에서 적혈구에 강한 양성 반응을 보였다. 이 결과의 해결방법으로 일차적으로 고려해야 할 사항은?**

1) 완충액의 수세기간 연장
2) 과산화수소 사용의 재검토
3) 미면역혈청 처리과정 생략
4) 일차 항체의 반응시간 연장
5) 다른 색소원(chromogen)의 사용

적혈구와 같이 헴(heme)에 의한 유사 과산화효소 활성을 보이는 세포나 과립구 가운데 특히 호산구와 같은 백혈구는 과산화효소를 간직하고 있어서 면역과산화효소법을 사용하면 거짓 양성 반응이 발생할 수 있다. 따라서 면역과산화효소법에서는 이들 세포 내의 과산화효소 활성을 억제하기 위해서 흔히 0.3% 과산화수소가 첨가된 메탄올을 사용하고 있는데, 적혈구에 강한 양성 반응을 보였다면 사용된 과산화수소수에 대한 재검토가 필요하다. 이밖에 적혈구나 과립구 외에 카탈라아제(catalase)가 존재하는 간세포에서도 유사 과산화효소 활성이 나타나며, 갑상샘소포상피, 콩팥 요세관상피에서도 상피성 과산화효소 활성을 관찰할 수 있다.

답 2)

304 **뼈대근 생검조직으로 효소조직화학적 염색을 시행하기 위한 올바른 처리법은?**

1) 동결절편의 방향은 중요하지 않다.
2) 조직을 직접 액체질소로 급속 동결시킨다.
3) 적출된 검체는 즉시 효소검사가 시행되어야 한다.
4) 동결절편은 뼈대근의 가로절단면(cross sections)이 나오도록 제작한다.
5) 생검된 조직을 먼저 Zenker 고정액으로 처리하여 액체질소로 동결시킨다.

동결절편 검체의 경우 1×0.5×0.5 cm 크기로 잘라 근육겸자를 꼭 사용할 필요는 없으나 근육겸자를 사용하면 근육의 방향을 확인하는데 편리하며, 액체질소로 냉각된 이소펜탄(isopentane)에 넣어 동결하는 방법이 많이 사용된다. 동결 전 생리식염수를 적신 거즈에 이완시켜둔 조직을 절제한 후 1시간 이내에 동결하여 절편을 제작한다. 절편은 근육의 가로절단면(cross section)이 나오도록 방향을 잡아 연속절편을 제작한다.

답 4)

305 근육섬유 감별에 이용되는 ATPase 염색 과정 중 반응액에 칼슘이 들어가는 이유는?

1) 근육 내의 ATPase를 소멸하고 미토콘드리아 내의 ATPase를 소멸한다.
2) 근육 내의 ATPase를 억제하고 미토콘드리아 내의 ATPase를 억제한다.
3) 근육 내의 ATPase를 억제하고 미토콘드리아 내의 ATPase를 활성화한다.
4) 근육 내의 ATPase를 활성화하고 미토콘드리아 내의 ATPase를 억제한다.
5) 근육 내의 ATPase를 활성화하고 미토콘드리아 내의 ATPase를 활성화한다.

ATPase는 모든 세포 또는 근육 내 myosin에 부착된 미토콘드리아에 존재한다.
미토콘드리아 내의 ATPase는 마그네슘에 의해 활성화되고 칼슘에 의해 억제된다.
반면 근육 ATPase는 칼슘에 의해 활성화되고 마그네슘에 의해 억제된다.
따라서 반응액에 칼슘이 사용되는 것은 근육 ATPase를 활성화하고 미토콘드리아 ATPase를 억제하기 위한 것이다.

답 4)

면역조직화학

306 면역조직화학 염색에서 오토크레이브 (autoclave)를 실시하는 이유는?

1) 항원성 부활
2) 배경염색 차단
3) 염색반응 촉진
4) 발색물질 확산
5) 내인성효소 활성 차단

답 1)

307 Horseradish peroxidase에 특이하게 반응하는 기질은?

1) propylene oxide
2) diaminobenzidine
3) hydrogen peroxide
4) polyethylene glycol
5) ethylene diamine tetraacetic acid

HRP는 활성부위에 철이 포함된 헴기, 즉 헤마틴을 가지고 있고 용액 내에서는 갈색을 띤다. HRP의 헤마틴은 일차로 과산화수소와 복합체를 형성한 후 과산화수소를 물과 산소원자로 분해한다.

답 3)

308 **신선한 동결절편을 이용한 형광항체염색에서 검출되었던 항원이 포르말린에 고정된 파라핀 절편을 이용한 효소항체염색에서 검출되지 않았다. 해결방법은?**

1) 염색 단계의 순서를 확인한다.
2) 트립신을 처리한 후 염색해 본다.
3) 완충액에 의한 세정시간 줄여본다.
4) 1차 항체의 염색시간을 연장해본다.
5) 1차 항체의 희석비율을 조절해본다.

■ ■ ■

신선한 동결절편을 이용한 형광항체염색에서 검출되었던 항원이 포르말린에 고정된 파라핀절편을 이용한 효소항체염색에서 검출되지 않았다면 항원부활이 되지 않았다는 것을 의미한다.

답 2)

309 **형광항체검사에 적합한 조직절편은?**

1) 동결절편
2) 수지절편
3) 파라핀절편
4) 셀로이딘 절편
5) 알코올고정 세포도말표본

■ ■ ■

면역조직화학 검사에 가장 적합한 검체는 항원성이 그대로 있는 신선동결절편조직이다.

답 1)

310 **잘록창자암과 관련 있는 종양 표지자는?**

1) AFP
2) CEA
3) PSA
4) hCG
5) CA-19-9

■ ■ ■

AFP : 간암
CEA (carcinoembryogenic antigen) : 큰창자암
PSA : 전립샘암
hCG : 고환암
CA-19-9 : 이자암

답 2)

311 **면역조직화학 검사에서 조직절편을 3% 과산화수소수에 처리하는 목적은?**

1) 발색을 위해
2) 항원성의 부활을 위해
3) biotin을 활성화를 위해
4) 항체의 결합력을 높여주기 위해
5) 내인성 peroxidase의 활성을 억제하기 위해

■ ■ ■

과다한 과산화수소의 첨가와 전자공여체가 없으면 내인성 HRP 활성은 억제되므로 전자공여체 없이 과산화수소의 첨가만으로 내인성 과산화효소를 제거할 수 있다.

답 5)

312 면역조직화학 염색 시 발색물질로 AEC를 사용하였다. 봉입제로 옳은 것은?

1) Histoclad
2) permount
3) paraplast
4) glycerin jelly
5) canada balsam

발색물질로 AEC를 사용하면, 산화된 적색 종산물이 알코올 용해성이기 때문에 수용성 봉입제를 사용해야 한다. 수용성 봉입제의 해당하는 glycerin jelly를 사용한다.

답 4)

313 면역조직화학 염색 시 내인성 효소를 차단하기 위해 사용하는 것은?

1) H_2O_2
2) Trypsin
3) Autoclave
4) paraplast
5) Tween 20

내인성과 산화효소 활성을 억제하기 위해서는 0.3% H_2O_2를 첨가한 메탄올을 사용하는 방법이 가장 일반적이며, 5 mM 과요오드산 수용액을 사용하는 방법(Isobe 방법), DAB-H_2O_2 반응액에 10 mM NaN_3 첨가하여 사용하는 NaN_3 방법 그리고 0.1% 페닐히이드리진을 첨가한 PBS를 사용하는 방법(Straus 방법)이 있다.

답 1)

314 면역조직화학 염색 시 정상혈청과 반응시키는 목적은?

1) 항원성 부활
2) 배경염색 차단
3) 염색 반응률 촉진
4) 봉입제 굴절률 향상
5) 내인성 효소활성 차단

바이오틴 표지 이차 항체가 비특이적으로 절편과 반응하는 것을 막기 위해서는 이차 항체를 얻은 동물과 동종의 동물에서 채취한 정상혈청을 먼저 반응시켜 항체분자가 비특이적으로 조직에 결합하는 것을 방지한다. 이때 비특이적 반응의 방지는 배경 염색의 차단을 의미한다.

답 2)

315 전립샘 암종과 잘록창자 샘암종을 구별하는 데 유용한 면역조직화학적 표지자는?

1) LCA
2) EMA
3) PSA
4) vimentin
5) cytokeratin

전립샘 암종은 PAP, PSA, Leu-7의 조직 특이성 종양 표지자를 활용하며, 잘록창자 샘암종은 CEA, CK20의 조직 특이성 종양 표지자를 활용한다.

답 3)

316 **파라핀절편을 사용한 면역염색 후 과다한 배경 염색이 나타나는 원인으로 옳은 것은?**

1) 잘못된 색소원을 선택하였다.
2) 완충액에 너무 자주 수세하였다.
3) 비면역 혈청 처리를 하지 않았다.
4) 2차 항체에 너무 오래 반응시켰다.
5) 포르말린에 과고정된 조직을 사용하였다.

내인성 활성 물질의 활성이 남아 있는 상태에서 이런 물질을 표지한 항체를 사용할 경우에는 과다한 배경 염색이 일어나기 때문에 면역 조직 화학적으로는 이들 물질의 활성을 조직으로부터 완전히 억제한 후 염색을 진행해야 한다. 그러기 위해서는 비면역혈청을 처리해야 한다.

답 3)

317 **면역조직화학 염색을 위한 색소원(chromogen) 중 알코올에 불용성인 것은?**

1) BCIP/NBT
2) fast red TR
3) fast blue BBN
4) 3-amino-9-ethylcarbazole (AEC)
5) 3,3′-diaminobenzidine tetrahydrochloride (DAB)

발색물질 중 DAB는 알코올에 녹지 않기 때문에 비수용성 봉입체로 봉입할 수 있다. fastred TR, fastblue BBN, AEC는 모두 알코올 용해성이 있으며, BCIP/NBT는 불확실하다.

답 5)

318 **면역조직화학 염색에서 발색제인 DAB로 사용한 경우, 사용 직전에 혼합해서 사용하는 시약은?**

1) H_2O_2
2) pepsin
3) Cobalt
4) methanol
5) Protein blocker

DAB는 H_2O_2의 존재하에 효소인 HRP에 의해 불용성 갈색반응산물과 물로 전환되므로 사용 직전에 H_2O_2를 혼합해야 한다.
DAB + H_2O_2 – HRP → DAB 중합체(갈색) + H_2O

답 1)

319 **면역조직화학 염색 시 염색 전에 트립신이나 극초단파에 의한 가열 처리법을 시행하는 이유는?**

1) pH를 조절하기 위해
2) 매염을 촉진하기 위해
3) 항원성의 부활을 위해
4) 내인성 효소의 활성을 억제하기 위해
5) 2차 항체에 의한 비특이적 반응을 억제하기 위해

포르말린 고정으로 형성된 단백질 가교에 의한 입체구조가 가열처리로 인해 변성과 분해되어 가려져 있던 항원이 노출되기 때문에 항원성의 부활을 위해 가열처리법을 시행한다.

답 3)

320 면역조직화학 염색 후 발색제에 의해 적혈구와 과립구에 반응을 보일 때 그 원인은?

1) 염색 중에 표본이 건조되었기 때문이다.
2) 검체의 대조염색이 잘못되었기 때문이다.
3) 외인성 peroxidase가 차단되지 않았기 때문이다.
4) 내인성 peroxidase가 차단되지 않았기 때문이다.
5) 적혈구와 과립구들이 1차 항혈청과 반응하는 항원을 가지고 있기 때문이다.

내인성 활성 물질의 활성이 남아 있는 상태에서는 거짓 양성 반응을 피할 수 없으므로, 이들 물질의 활성을 조직으로부터 완전히 억제해야 한다. 적혈구와 과립구에는 주로 내인성 과산화효소의 활성이 존재하므로, 적혈구와 과립구에 반응을 보인다는 것은 내인성 과산화효소 활성을 억제하지 않았다는 뜻이다.

답 4)

321 면역조직화학 염색에서 항원결정기와 가교결합을 형성하여 항원의 위치를 차폐시키는 고정제는?

1) Methanol
2) Picric Acid
3) Chromic acid
4) Formaldehyde
5) Mercuric chloride

포름알데히드 분말을 물에 녹이면 물분자를 취하여 메틸렌글리콜을 형성하는데, 이것이 단백질과 결합하여 메틸렌가교가 완성된다.

답 4)

322 Avidin-biotin 면역염색에서 1차 항체 처리 후에 이어지는 단계는?

1) DAB 표지 2차 항체
2) 효소표지 2차 항체
3) biotin 표지 2차 항체
4) avidin 표지 2차 항체
5) avidin-biotin complex

1차 항체 처리 후 바이오틴 표지 이차 항체를 200배 희석하여 일차 항체 때와 같이 절편위에 떨어뜨려 실온에서 30분간 반응시킨다.

답 3)

323 면역형광염색을 위해 주로 사용하는 조직의 처리는?

1) 고정하지 않는다.
2) 알코올에 고정한다.
3) B-5용액에 고정한다.
4) 포르말린에 고정한다.
5) 아세트산에 고정한다.

면역형광염색을 위한 조직은 조직편을 채취한 후 포르말린에 고정하는 경우도 있지만 주로 동결절편 하기 때문에 고정을 하지 않는다.

답 1)

324 면역염색에서 AEC를 색소원으로 사용하였다. 대조염색에 사용되는 헤마톡실린은?

1) 철헤마톡실린
2) 퇴행성 헤마톡실린
3) 매염제가 없는 헤마톡실린
4) 희석을 많이 한 헤마톡실린
5) 알코올이 첨가되지 않은 헤마톡실린

AEC로 인한 산물은 알코올 용해성이어서 알코올 또는 알코올 용액에 담가서는 안된다. 따라서 수용성 대조염색이나 수용성 봉입제를 사용해야 하므로 대조염색으로는 알코올이 첨가되지 않는 헤마톡실린을 사용한다.

답 5)

분자병리

325 RNA를 분자의 크기에 따라 특이적으로 검출하는 방법은?

1) PCR
2) Realtime-PCR
3) Western-blotting
4) Northern-blotting
5) Southern-blotting

Northern blotting은 전체 RNA나 mRNA의 해석을 목적으로 블로팅을 수행하는 방법이다. 즉, 원하는 세포나 조직에서 RNA를 추출한 후 전기영동을 이용하여 RNA를 크기별로 분리한다. 그 다음 니트로셀룰로스 막이나 나일론 막에 옮긴 후 원하는 mRNA에 상보적인 DNA나 RNA 탐침자를 부합시킨 다음 자가방사법으로 mRNA의 크기나 상대적인 양을 측정하는 기술이다.

답 4)

326 DNA를 분자의 크기에 따라 특이적으로 검출하는 방법은?

1) PCR
2) Realtime-PCR
3) Western-blotting
4) Northern-blotting
5) Southern-blotting

Southern Blotting은 DNA를 분자 크기에 따라 특이적으로 검출하는 방법이다. 즉, 검체 DNA를 agarosegel에서 전기영동하여, 니트로셀룰로스 막에 옮긴 후에 DNA 탐침자와 부합시키는 방법이다.

답 5)

327 여러 가지의 단백질이 포함된 조직 추출물을 단백질의 크기에 따라 분리하는 방법은?

1) PCR
2) Realtime-PCR
3) Western-blotting
4) Northern-blotting
5) Southern-blotting

Western Blotting은 여러 가지 단백질이 포함된 세포 또는 조직의 추출물을 SDS가 포함된 polyacryl amidegel에서 전기영동하여 단백질들을 크기에 따라 분리한 후, 니트로셀룰로스막이나 나일론막에 옮긴다. 그 다음 흡착막을 부합백에 넣고 원하는 단백질에 대한 항체와 결합시킨 후 그 항체에 대한 바이오틴 표지 2차 항체를 반응시킨 다음 효소항체법에서와 같이 아비딘-과산화효소(avidin-peroxidase)와 결합시키고 H_2O_2가 포함된 발색제로 발색하여 그 단백질의 존재 유무와 크기를 알아내는 기술이다.

답 3)

328 조직 절편 위에서 직접 중합효소연쇄반응을 하는 IS-PCR (in situ-pcr) 검사 시 적당한 고정액은?

1) Acetone
2) 10% NBF
3) Bouin sol
4) Glutaraldehyde
5) Mecuric chloride

IS-PCR에는 4~10% NBF나 4% 파라포름알데히드에 고정된 조직만을 사용한다.

답 2)

329 IS-PCR 검사 시 표적 핵산 염기서열 내로 PCR 시약이 접근되도록 처리하는 단백질 분해 시약은?

1) H_2O_2
2) HRP
3) PBS buffer
4) taq enzyme
5) proteinase K

단백질 분해효소는 교차 결합되어 있는 단백질을 분해하는 효과가 있어서 표적 핵산염기 서열 내로 PCR 시약이 좀 더 쉽게 접근하는 것을 도와준다. 이를 한 단백질분해효소로는 트립신, 펩신 및 단백질 분해효소 K (proteinase K)가 사용되어 왔으며, proteinase K가 전체적인 세포형태의 손상이 없기 때문에 가장 효과적인 것으로 알려져 있다.

답 5)

330 유전자의 ISH에 사용되는 절편을 95℃로 가열하는 이유는?

1) 비특이적 반응 억제를 위해
2) 고정에 의한 차폐를 제거하기 위해
3) 하이브리드 형성과정을 촉진시킨다.
4) DNA를 변성시켜 가닥을 분리해준다.
5) 세정 온도를 높일수록 더 정확하게 match된다.

ISH의 원리는 핵산염기의 G와 CA와 T의 상보적 결합을 이용하여 DNA-DNA, RNA-RNA, DNA-RNA를 부합시켜 특정 염기서열을 검출하는 기술이다. 이 원리를 이용하여 원하는 핵산의 특정 염기 서열을 검출하기 위해서는, 95℃에서 진행되는 denaturation(변성)을 통해 핵산(DNA)을 한 가닥으로 만드는 과정이 필요하다.

답 4)

331 PCR에서 민감도(sensitivity)와 특이성(specificity)을 결정하는데 가장 중요한 과정은 어떤 과정인가?

1) Denature
2) Extension
3) Annealing
4) DNA extraction
5) Polymerase synthesis

■■■

보통 PCR은 DNA 변성, primer 결합, DNA 합성 3단계를 이용하여 소량의 DNA를 대량으로 증폭하는 방법이다.
1) Denaturation(변성)
PCR의 가장 첫 단계이며, 온도가 높아짐에 따라 DNA의 염기 사이에 있는 수소결합이 끊어져 두 가닥의 DNA가 분리된다.
2) Annealing(결합)
열처리로 한 가닥으로 분리된 DNA 가닥에 primer가 붙는 과정이다. Primer는 상보적인 염기를 가지고 있는 주형 DNA 염기서열에 결합(annealing)한다. 이 과정이 바로 PCR의 정확도를 결정짓는 단계로 민감도와 특이성을 결정하는데 중요하다.
어느 온도로 진행되는 가는 primer의 길이와 그것을 이루고 있는 염기의 종류에 따라 달라진다.
3) Extension(합성)
Primer로부터 DNA 원형과 상보적 결합으로 생성되며 뻗어나가는 과정이다.

답 3)

전자현미경 검사

332 전자현미경 검사용 조직절편의 두께로 적당한 것은?

1) 황색
2) 녹색
3) 은색
4) 청색
5) 백색

■■■

전자현미경 검사용 조직절편 제작과정 중 박절 시 회색-은색 또는 금색을 띤 은색이 되도록 약 100 nm (60~90 nm) 이내로 초미세절편을 제작한다.

답 3)

333 전자현미경 포매용액 Epon 812에 첨가하는 경화제는?

1) AEC
2) DAB
3) DMB
4) DDSA
5) DMP−30

■■■

전자현미경용 포매제는 소수성 수지와 친수성 수지로 나뉘는데, 에폭시수지(Epon812)는 전자에 속한다. 이러한 Epon812는 중합 후 수축이 적고 기포가 생기지 않으며 경화가 일정하게 진행되어 전자선에 대해 강한 특징을 나타낸다. Epon812를 이용하는 경우엔 경화제(hardner)로 DDSA (Dodecenyl Succinic Anhyde)와 MNA (Methyl Nadic Anhydride)를, 가속제(accelerator)로는 DMP-30을 첨가한다.

답 4)

334 투과전자현미경 표본제작에서 절편의 두께로 가장 적합한 색깔은?

1) 황색
2) 녹색
3) 은색
4) 청색
5) 흑색

■ ■ ■

답 3)

335 전자현미경 검사용 2차 고정액으로 사용하는 것은?

1) Glutaraldehyde
2) Phosphate buffer
3) Osmium tetroxide
4) Cacodylate buffer
5) Paraformaldchydc

■ ■ ■

일반적인 경우 전자현미경 검사용 검체의 고정은 2.5% Glutalaldehyde 전고정 후 동일완충액으로 2~3회 수세한 후 1% Osmium Tetroxide(사산화오스뮴)에 옮겨 4℃에서 1~2시간 후 고정한 다음 동일 완충액으로 수세한 후 다음 단계로 이동힌다.

답 3)

336 전자현미경적 검사를 위한 포매방법은?

1) 파라핀
2) 셀로이딘
3) 카보왁스
4) 에폭시수지
5) OCT compound

■ ■ ■

전자현미경적 검사를 위한 포매제로는 에폭시수지(epoxyresin)를 가장 많이 사용한다. 파라핀은 일반표본제작, 셀로이딘은 뇌, 안구, 뼈 등의 표본제작, 카보왁스는 위축, 경화가 심한 조직제작, OCTcompound는 동결 절편 제작에 주로 사용되는 포매제이다.

답 4)

337 전자현미경 절편을 부착시키는 것은?

1) 중합제
2) 치환제
3) slide glass
4) 그리드(grid)
5) 에폭시 수지

■ ■ ■

그리드(grid)는 초박절된 절편을 올려놓는 것으로, 파라핀 절편을 유리슬라이드에 부착시키는 것과 같은 역할을 하며 그물모양으로 된 여러 개의 작은 구멍이 있는 3 mm 정도의 얇은 원형의 금속판으로 되어 있다.

답 4)

338 전자현미경 고정액으로 짝지어진 것은?

1) Zenker-Helly-Glutaraldehyde
2) Glutaraldehyde-Toluene
3) Osmium tetroxide-Carnoy
4) Glutaraldehyde-Chloroform
5) Osmium tetroxide-Glutaraldehyde

■ ■ ■

전자현미경 검사용 검체의 전고정 Glutalaldehyde/후고정 : Osmium Tetroxide

답 5)

339 전자현미경 검사를 위한 표본제작에 관한 설명으로 옳은 것은?

1) 탈수는 methanol을 사용한다.
2) 고정액은 formalin을 사용한다.
3) 포매제로 paraplast를 사용한다.
4) 염색제 osmium tetroxide를 이용한다.
5) 치환제로는 propylene oxide를 사용한다.

■ ■ ■

전자현미경 검사용 검체는 탈수 후 수지포매를 위해 산화프로필렌(propyleneoxide)으로 치환한다. 치환과정은 무수에탄올-산화프로필렌 동량 혼합액 15분 → 산화프로필렌1 10분 → 산화프로필렌2 10분의 순서로 진행한다. 탈수는 탈수제(에탄올, 아세톤 등)를 조직변화를 방지하기 위해 저농도에서 고농도로 사용한다. 고정액은 주로 2.5% Glutalaldehyde(전고정), 1% Osmium Tetroxide(후고정)를 사용한다. 포매제는 중합 후 수축이 적고 기포가 생기지 않으며 경화가 일정하게 진행되어 전자선에 강한 비수용성의 에폭시 수지를 주로 사용한다. 일반 전자 염색법의 염색액은 초산우라닐(UranylAcetate) 용액, 구연산납(LeadCitrate) 용액이 있다.

답 5)

340 전자현미경 검사를 위해 에폭시수지 포매블록을 박절한 후 절편의 간섭색이 은회색에서 은색으로 보이면 절편의 두께는 어느 정도인가?

1) 1～2 μm
2) 4～5 μm
3) 20～50 nm
4) 60～90 nm
5) 0.25～0.5 μm

■ ■ ■

전자현미경 검사를 위한 절편의 두께는 절편의 색을 보고 판정하는데, 절편이 60～90 nm의 두께를 가지면 은회색, 은색을 나타낸다. 절편의 두께의 따른 색은 다음과 같다. 〈 60 nm : 회색, 60～90 nm : 은색, 90～150 nm : 금색, 150～190 nm : 자색, 190～240 nm : 청색, 240 이상 : 녹색

답 4)

341 전자현미경적 표본제작에 사용하는 epoxy resin (epon 812)에 관한 설명으로 옳은 것은?

1) 경화제로는 DMP－30가 사용된다.
2) 다량체(polymer) 상태로 공급되고 있다.
3) propylene oxide가 치환제로 사용된다.
4) 60℃, 45℃, 35℃로 온도를 내려가면서 중합시킨다.
5) 가속제(중합촉진제)로는 NMA와 DDSA가 사용된다.

■ ■ ■

전자현미경 검사용 검체는 고정이 끝난 후 완충액으로 수세한 후 조직에 침투된 수분 과고정제를 탈수제(에탄올, 아세톤 등)로 치환하여 제거한다. 탈수 후에는 수지포매를 위해 치환제 인산화프로필렌(propylene oxide)으로 치환한다. 가속제로는 DMP-30을 첨가한다.

답 3)

342 전자현미경표본의 염색액으로 사용되는 시약은?

1) uranyl nitrate
2) silver nitrate
3) sodium citrate
4) uranyl acetate
5) propylene oxide

일반 전자 염색법의 염색액은 초산 우라닐(uranyl acetate) 용액, 구연산납(lead citrate) 용액이 있다. Uranyl Nitrate는 질산 우라늄, Silver Nitrate는 질산은, sodium citrate는 시트르산 나트륨으로, 채혈 시 채혈 tube에 첨가된 항응고제로써 혈장응고검사, 혈소판 기능 검사 등을 위해 사용된다. 마지막으로 Propylene oxide는 전자현미경 검사용 검체의 탈수 후 수지포매를 위한 치환제로 사용된다.

답 4)

343 광학현미경 표본 제작 시 사용하는 일반염색인 H&E 염색처럼, 투과전자현미경에서 일반염색으로 사용하는 이중전자염색(double electron stain)에 사용되는 염색제는?

1) FITC & PI
2) PAP stain
3) Osmium tetroxide
4) Crystal violet & Methyl violet
5) Uranyl acetate & Lead citrate

인체나 동물의 세포(조직)는 질량이 가벼운 수소, 산소, 탄소 및 실소 원소로 조성되기 때문에 전자밀도가 낮아서 전자현미경에서 발생하는 전자의 산란을 일으키지 못한다.
이를 개선하기 위하여 검체에 원소의 질량이 큰 우라늄, 납 성분의 중금속을 붙여서 전자밀도를 증가시켜 주는 것을 전자염색이라고 하는데, 이를 통해 전자의 산란을 일으켜 조직, 세포의 미세구조를 관찰할 수 있게 한다.

답 5)

344 전자현미경표본 관찰 시 초박절절편 내에 검정색의 뚜렷한 침전물이 출현하였다. 이 결과의 주된 원인은?

1) 고정액의 부정확한 pH
2) 현미경의 부적절한 조절
3) 관찰 전 그리드의 불완전한 건조
4) 염색에 질산우라닐(uranyl nitrate)의 사용
5) 염색기간 동안 탄산납(lead carbonate)의 침착

전자현미경 염색표본 내에 뚜렷한 검정색의 침전물이 발생하였다면 그 원인의 하나로 전자염색과정에서 발생하였을 가능성이 매우 높다. 전자염색은 초산우라닐(uranyl acetate)과 구연산납(lead citrate)의 중금속을 이용한 이중염색으로 이루어지는데, 구연산납을 사용하여 염색할 때에는 공기 중 탄산가스(CO2)와 결합하여 검정색 침전물인 탄산납(lead carbonate)을 형성하는 경향이 있다. 따라서 이를 방지하기 위해서는 구연산납 염색과정에서는 염색액 주변에 수산화나트륨(NaOH)을 깔아두어 탄산을 흡수시켜야 한다.

답 5)

조직검사학

조직검사학 실기

01 사진과 같은 장기에서 조직병리 진단을 위한 생검 검체를 채취하는 방법은?

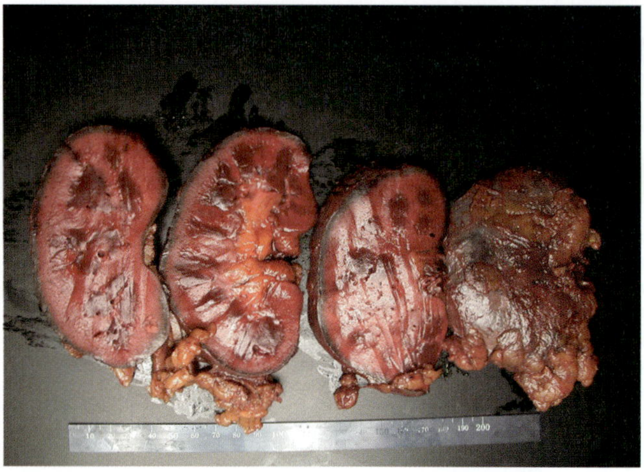

1) 표층생검
2) 바늘생검
3) 펀치생검
4) 시험소파술
5) 내시경 생검

답 2)

02 사진의 장기와 같은 방법으로 고정하는 검체는?

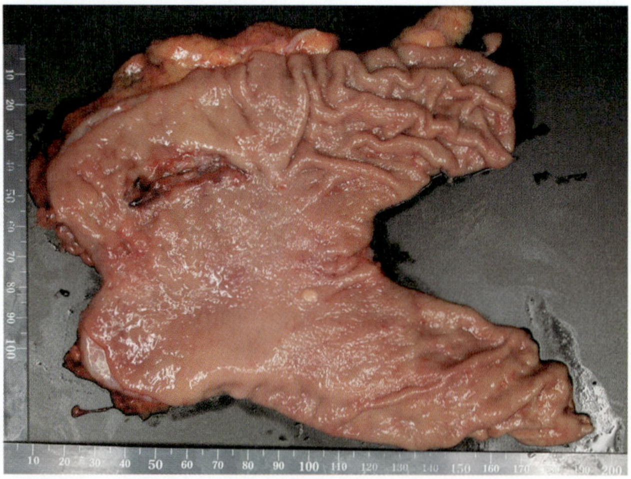

1) 자궁
2) 허파
3) 콩팥
4) 위
5) 유방

답 4)

03 장기 명칭은?

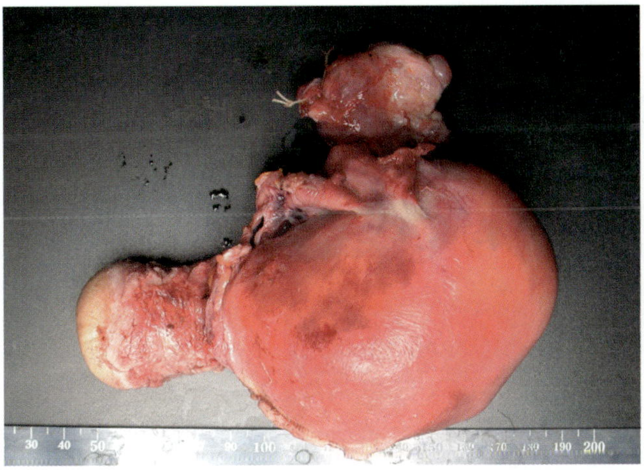

1) 간
2) 폐
3) 콩팥
4) 자궁
5) 가슴샘

답 4)

04 사진의 장기 고정 방법은?

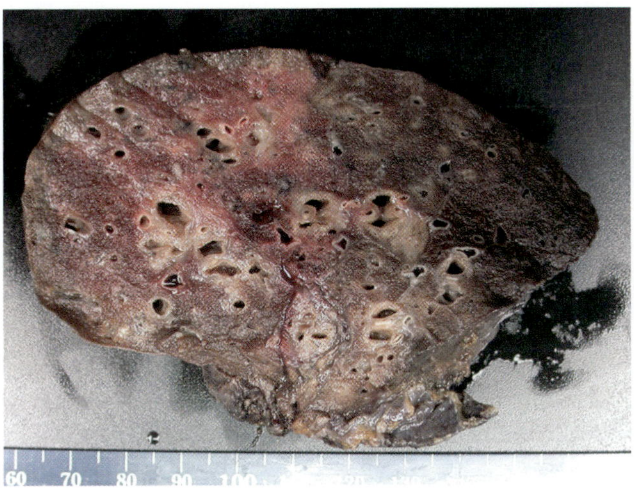

1) 증기고정
2) 담금고정
3) 주입고정
4) 동결고정
5) 극초단파고정

답 3)

05 조직은 남성생식기 중 일부분으로 요도를 둘러싸고 있는 호두알 만한 크기의 장기이다. 무엇인가?(지금 보이는 장기는 정상조직보다 커져 있는 상태이며 연속으로 절단한 상태이다.)

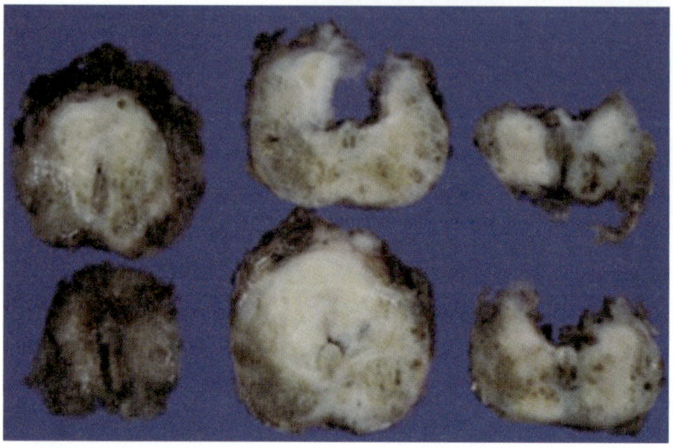

1) 음경
2) 고환
3) 방광
4) 전립샘
5) 부고환

답 4)

06 사진과 같은 장기의 명칭은?

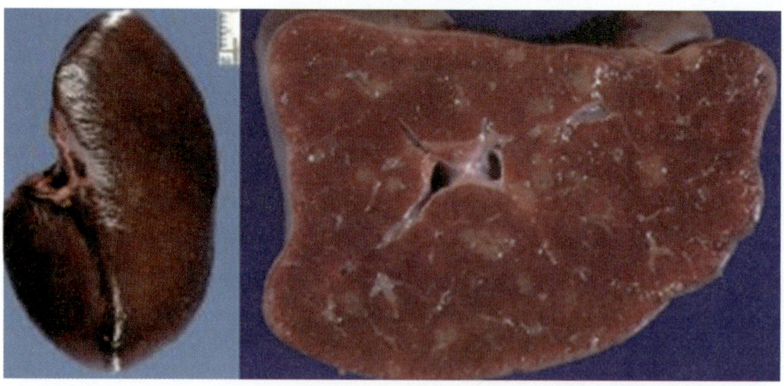

1) 폐
2) 자궁
3) 지라
4) 콩팥
5) 림프절

답 3)

07 장기의 명칭은?

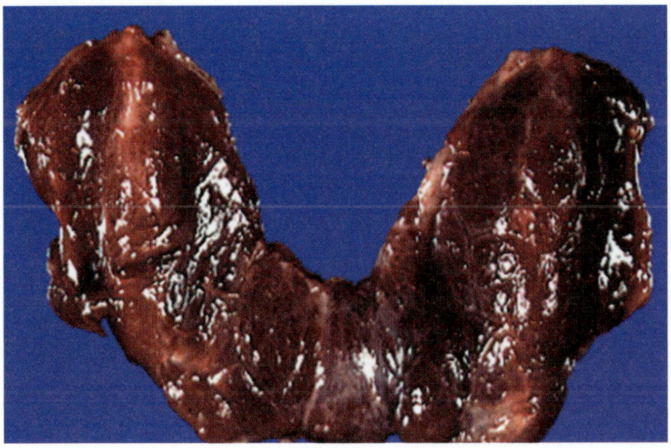

1) 이자
2) 부신
3) 가슴샘
4) 전립샘
5) 갑상샘

답 5)

08 장기에서 화살표가 가리키는 부위는?

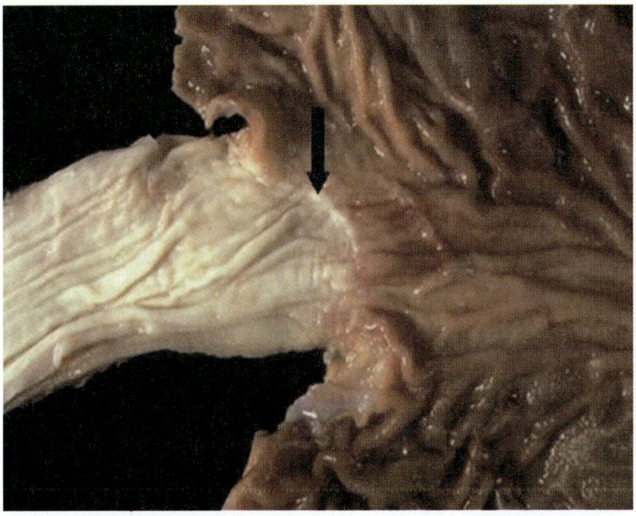

1) 기관-폐 접합부
2) 식도-위 접합부
3) 큰창자-작은창자 접합부
4) 자궁 질-바깥자궁목 접합부
5) 바깥자궁목-속자궁목 접합부

답 2)

09 절취된 조직 장기의 명칭은 무엇인가?

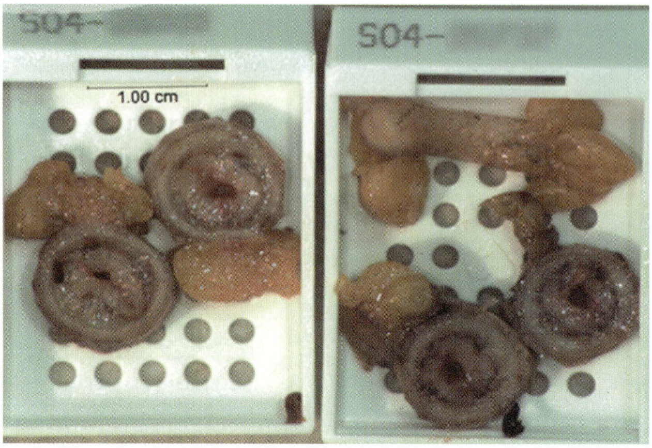

1) 식도
2) 작은창자
3) 혈관
4) 담관
5) 충수돌기

답 5)

10 내시경 점막밑 절제술을 이용하여 채취한 검체이다. 장기명은?

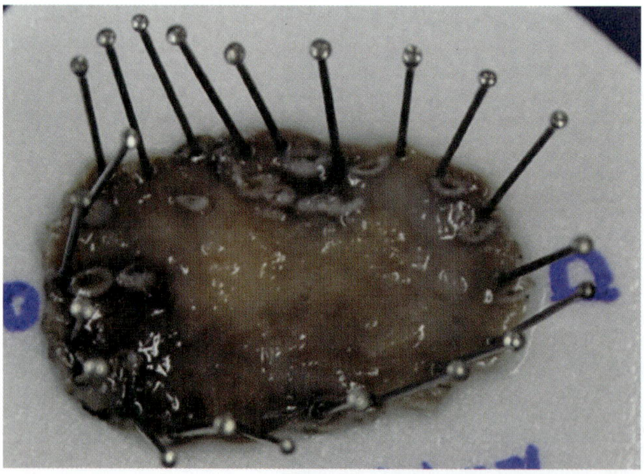

1) 간
2) 위
3) 폐
4) 지라
5) 대뇌

답 2)

11 아래와 같이 고정하는 장기명은?

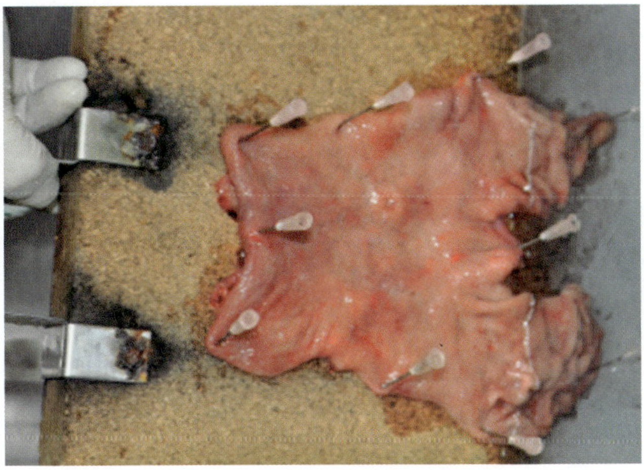

1) 폐
2) 위
3) 자궁
4) 대뇌
5) 뼈대근

답 2)

12 육안조직 표본이다. 장기명은?

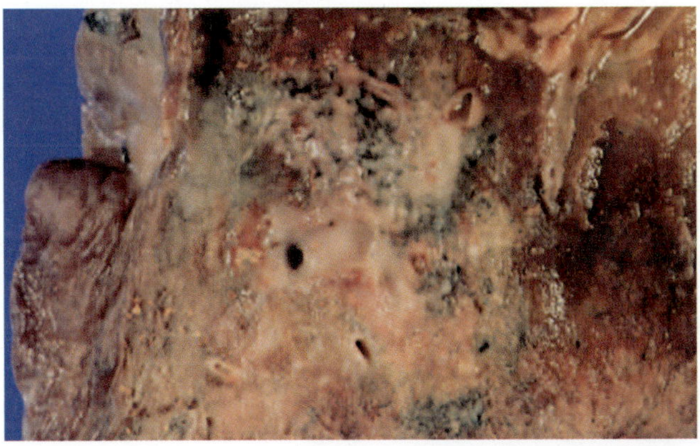

1) 간
2) 폐
3) 지라
4) 콩팥
5) 심장

답 2)

13 석면폐증의 조직학적 소견이다. 간질 섬유화와 함께 석면소체(Ferruginous body)가 관찰되고 있다. 석면소체를 보기 위한 특수 염색법은?

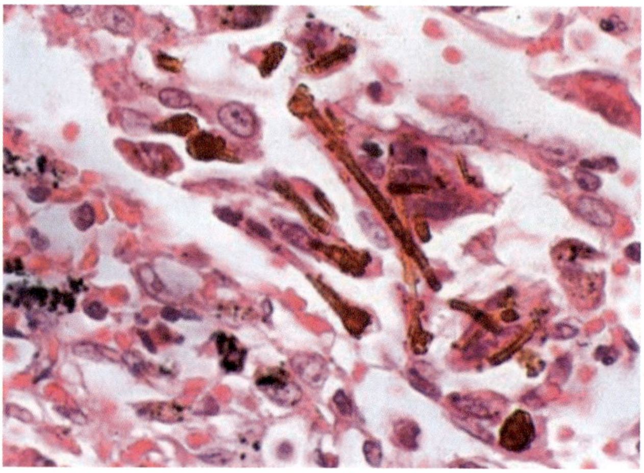

1) PAS stain
2) Elastic fiber stain
3) Alcian blue stain
4) Prussian blue stain
5) Masson trichrome stain

답 4)

14 장기 명은?

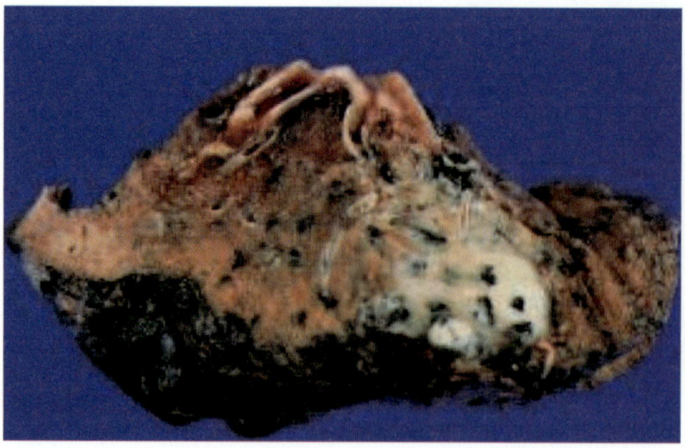

1) 간
2) 폐
3) 지라
4) 콩팥
5) 심장

답 2)

15 장기 명으로 맞는 것은?

답 4)

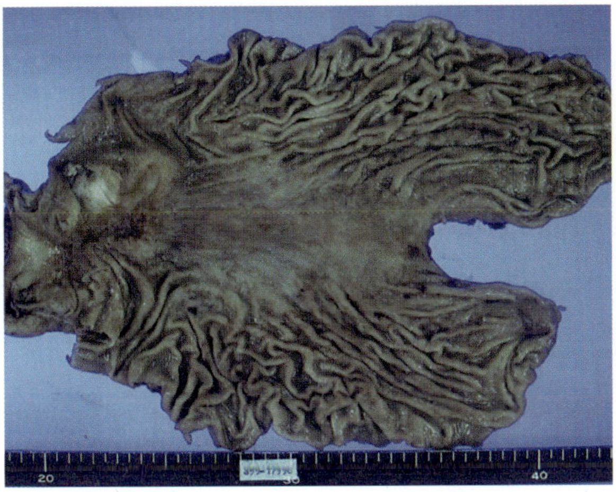

1) 큰창자
2) 이자
3) 식도
4) 위
5) 작은창자

16 사진과 같이 시약이 포함된 고정액은?

답 1)

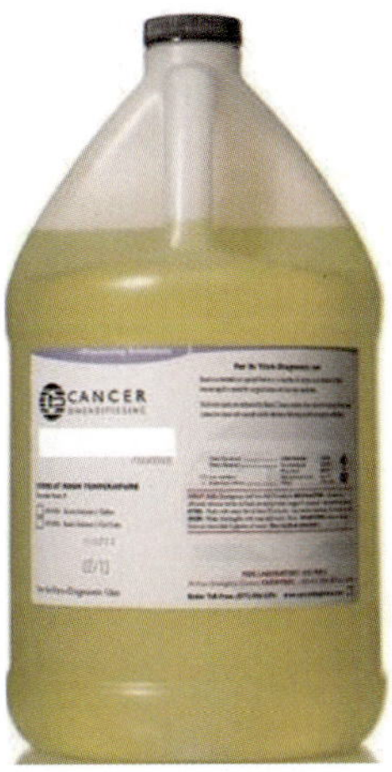

1) Boüin 용액
2) Muller 용액
3) Zenker 용액
4) Carnoy 용액
5) formalin 용액

17 사진과 같은 기구를 이용하여 절취하는 부위는?

답 2)

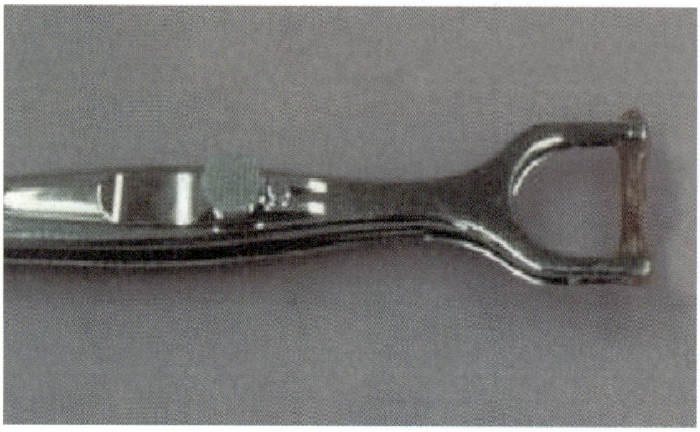

1) 위
2) 근육
3) 척수
4) 작은창자
5) 자궁목

18 조직 표본 제작과정에서 사진과 같은 장비를 이용하여 수행하는 과정은?

답 2)

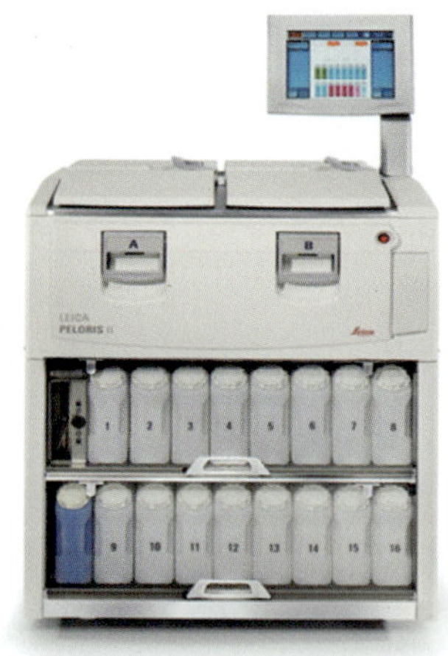

1) 고정–탈수–투명
2) 탈수–투명–침투
3) 투명–침투–삭정
4) 침투–삭정–포매
5) 삭정–포매–염색

19 사진과 같은 장비를 이용한 절편법에서 OCT compound의 역할은?

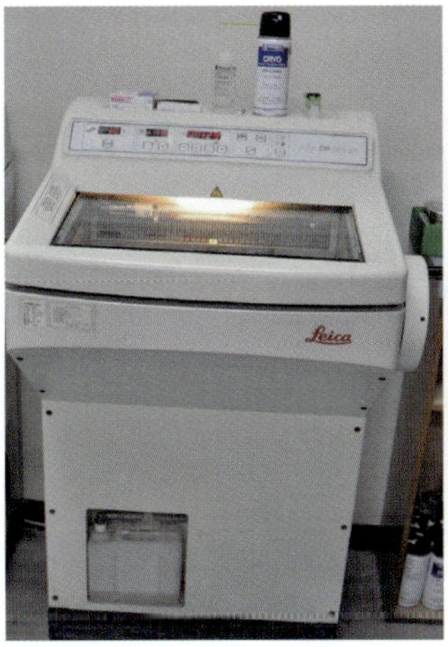

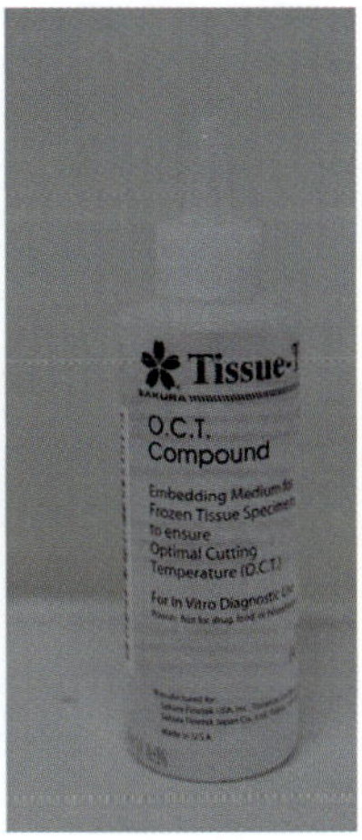

1) 포매제
2) 부착제
3) 투명제
4) 탈수제
5) 봉입제

답 1)

20 동결절편기의 내부사진이다. 화살표가 표시하는 곳의 명칭은?

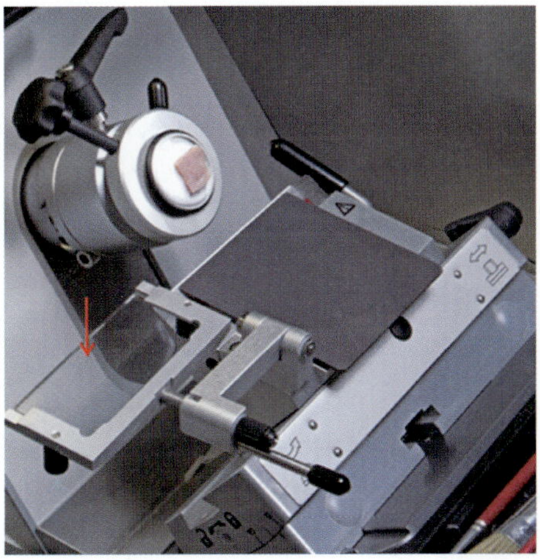

1) 유리칼
2) 냉각판
3) 열추출기
4) 조직 재물대
5) 절편 신전판

답 5)

21 포매 중인 조직이다. 화살표 장소의 온도는?

답 5)

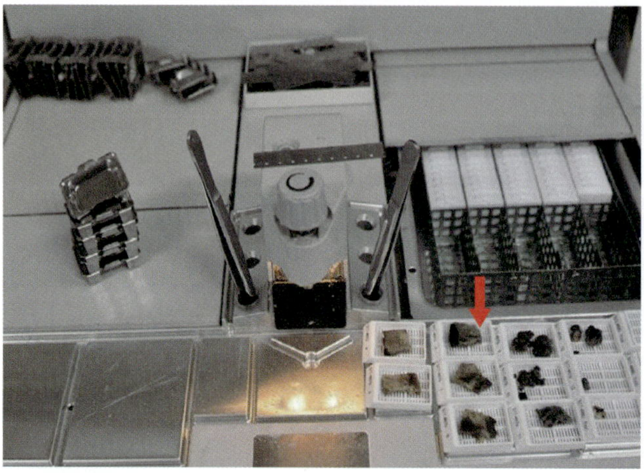

1) −5도　　2) 18도
3) 37도　　4) 45도
5) 60도

22 조직 표본 제작과정의 자동화 장비이다. 어느 단계에서 이용 되는 것인가?

답 5)

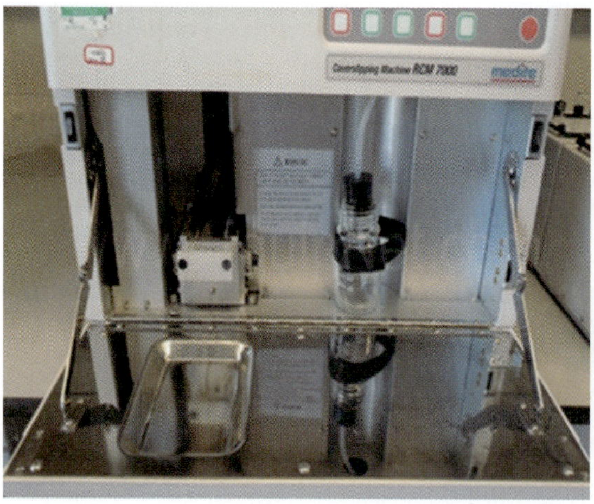

1) 침투　　2) 포매
3) 박절　　4) 염색
5) 봉입

23 파라핀 절편을 부유온수조(flotation bath)에 띄우고 있다. 물의 온도가 40℃ 이하라면 어떤 현상이 발생하겠는가?

답 3)

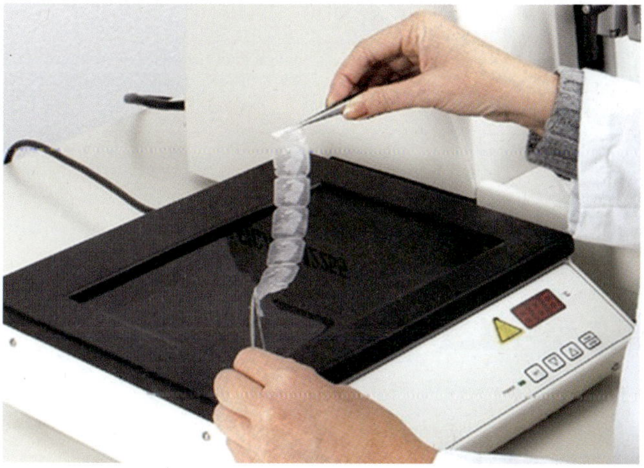

1) 절편이 잘 떨어진다.
2) 기포가 많이 발생한다.
3) 주름이 많이 발생한다.
4) 절편이 많이 갈라진다.
5) 리본이 낱장으로 분리된다.

24 HE 염색에 사용되는 자동염색기이다. 염색용기의 배열이 맞게 된 것은 ?

답 1)

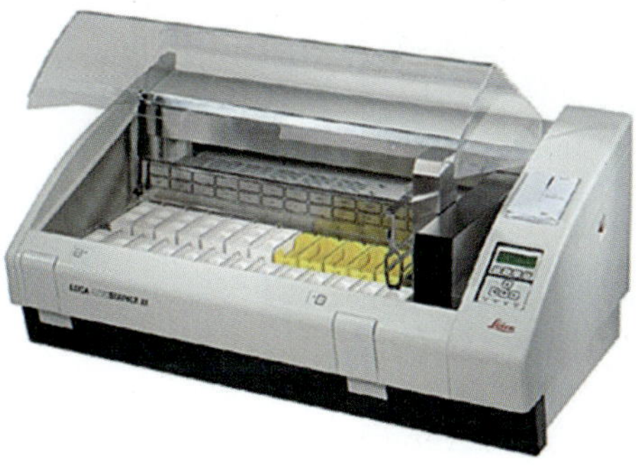

1) 탈파라핀 −힘수−수세−핵염색−수세−세포질 염색 탈수 투명 봉입
2) 탈파라핀 −탈수 −수세−핵염색−수세−세포질 염색−함수−투명−봉입
3) 탈파라핀 −함수 −수세−핵염색−수세−세포질 염색−투명−탈수−봉입
4) 탈파라핀 −함수 −수세−세포질 염색−수세−핵염색−탈수−투명−봉입
5) 탈파라핀 −함수 −수세−세포질 염색−수세−핵염색−투명−탈수−봉입

25 조직 표본 제작에 사용하는 장비로 작동 순서로 맞는 것은?

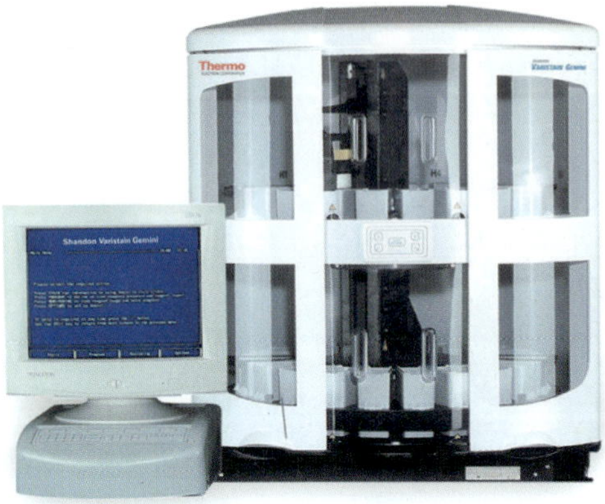

1) 핵염색 → 청색화 → 분별 → 세포질염색
2) 핵염색 → 분별 → 세포질염색 → 청색화
3) 핵염색 → 청색화 → 세포질염색 → 분별
4) 분별 → 핵염색 → 청색화 → 세포질염색
5) 핵염색 → 세포질염색 → 분별 → 청색화

답 3)

26 블록은 어느 포매를 사용한 것인가?

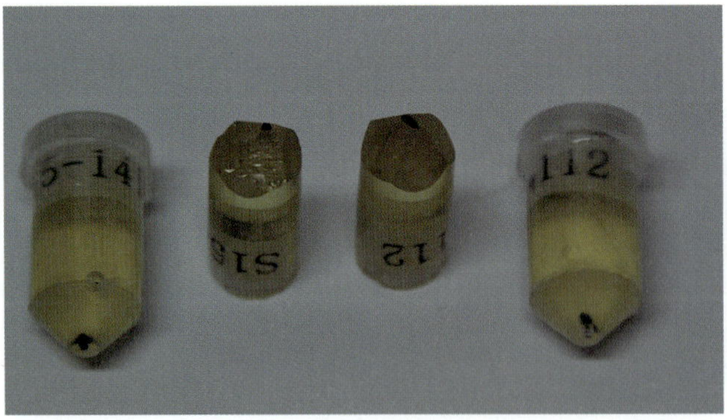

1) resin 포매
2) gelatin 포매
3) paraffin 포매
4) glycerin 포매
5) celloidin 포매

답 1)

27 파라핀 포매 후 파라핀블록의 상태이다. 무엇에 문제가 있는 것인가?

답 1)

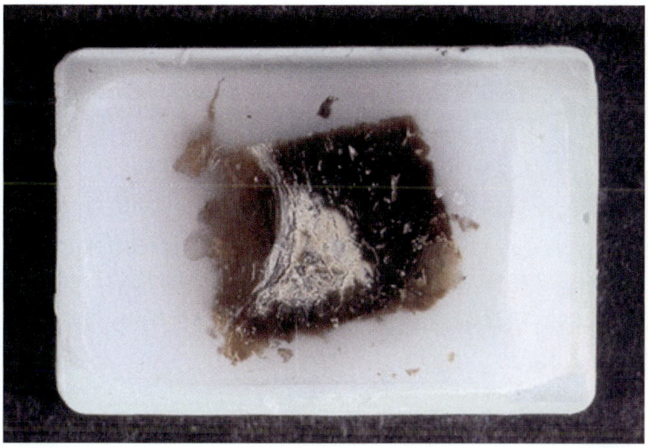

1) 탈수가 불충분하여 발생한 결과이다.
2) 투명과정에서 너무 오래 방치한 결과이다.
3) 포매 시 파라핀이 굳은 다음 조직을 심은 결과이다.
4) 포매 시 파라핀의 온도가 너무 높아 발생한 결과이다.
5) 조직 일부에 침착된 칼슘을 탈회하지 않고 포매한 결과이다.

28 조직절편제작 진행 과정을 실행할 때 가장 중요한 내용은?

답 3)

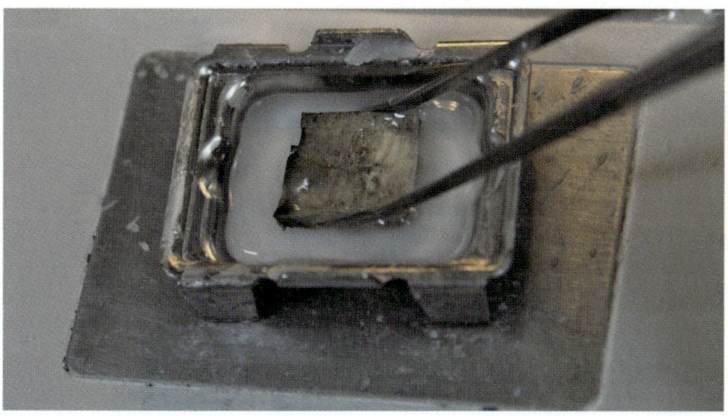

1) 수세를 충분히 한다.
2) 탈수를 충분히 한다.
3) 병소부위를 하향으로 한다.
4) 기포가 들어가지 않게 한다.
5) $CaCO_3$와 같은 중화제를 첨가한다.

29 H&E 염색 후 사진과 같이 나타나는 이유는?

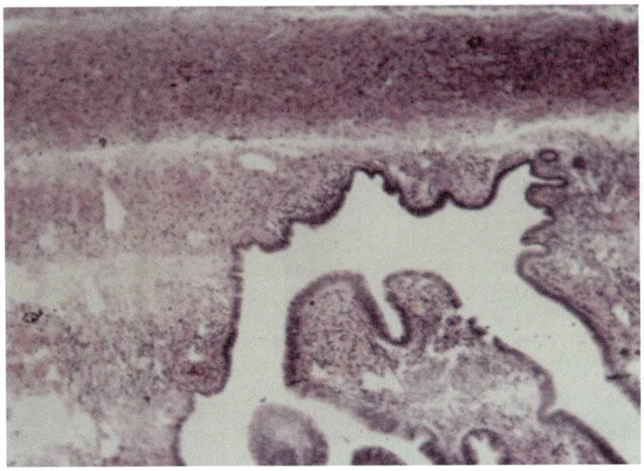

1) 연한 파라핀을 사용하였다.
2) 투명제에 너무 오래 두었다.
3) 포매제 온도가 너무 높았다.
4) 칼날이나 블록에 이물질이 있다.
5) 칼날이나 블록이 느슨하게 조여졌다.

답 5)

30 회전식 절편기를 사용하여 박절하고 있다. 사진과 같은 현상이 일어나는 이유는?

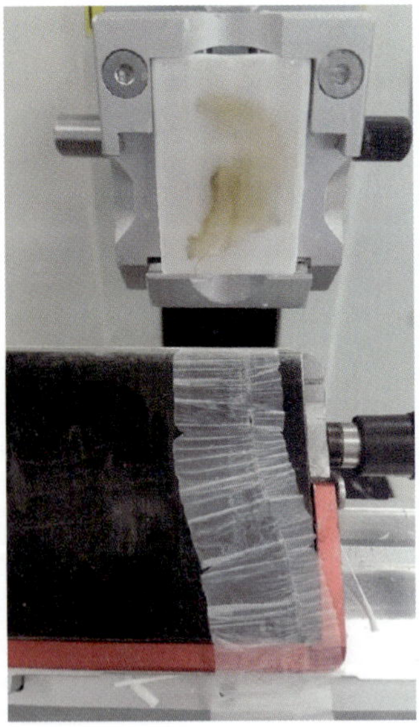

1) 너무 무딘 칼을 사용하였다.
2) 칼날의 각도가 적절치 못하였다.
3) 탈수 불충분에 의해 절편이 분해된 것이다.
4) 파라핀 침투가 부분적으로 충분치 못하였다.
5) 칼날에 이물질이나 홈이 있는 것을 사용하였다.

답 5)

31 절편기 block holder의 측면사진이다. 눈금은 각도를 표시한 것이다. 어떤 각도의 조절에 사용되는가?

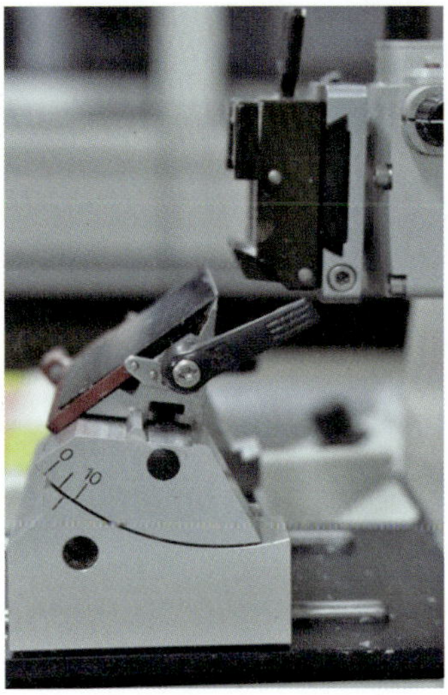

1) 쐐기각
2) 경사각
3) 미는 각
4) 틈의 각
5) 당기는 각

답 4)

32 절편기는 다음 중 어떤 염색 표본 제작에 사용되는 기구인가?

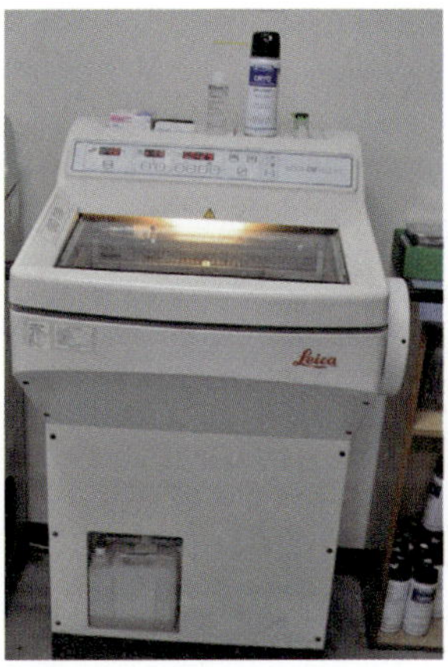

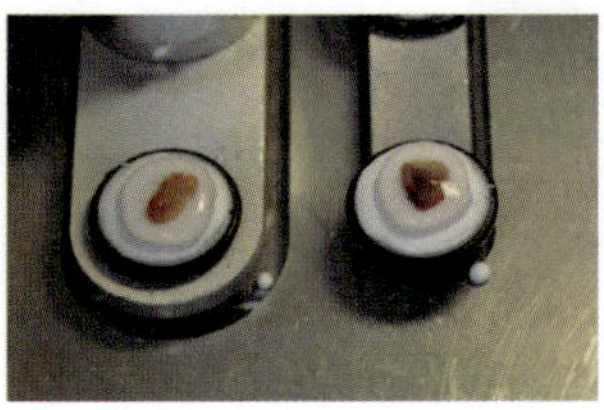

가. 지방염색	나. 형광염색
다. 효소조직화학 염색	라. 전자현미경 표본염색

1) 가, 나, 다
2) 가, 다
3) 나, 라
4) 라
5) 가, 나, 다, 라

답 1)

33 장비를 이용한 검사법에 해당되는 것은?

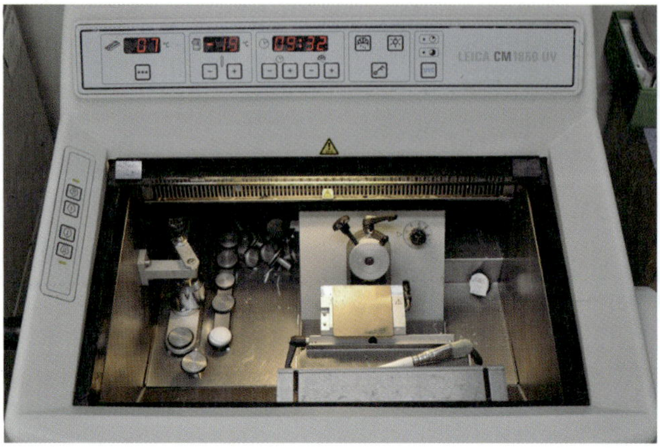

1) 분자병리검사
2) 유세포 분석법
3) 동결절편 검사
4) 자동침투기 과정
5) 세침흡입세포 검사

답 3)

34 동결절편기에서 다음 화살표가 가리키는 기구의 명칭은?

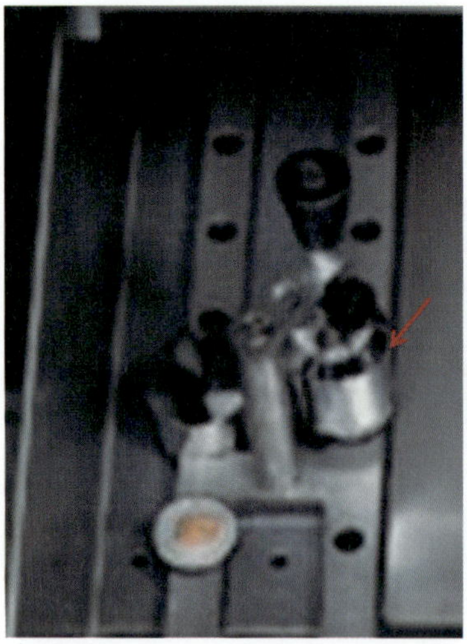

1) 유리칼
2) 냉각판
3) 열추출기
4) 절편신전판
5) 조직 재물대

답 3)

35 동결절편에 사용되는 사진의 기구의 명칭은?

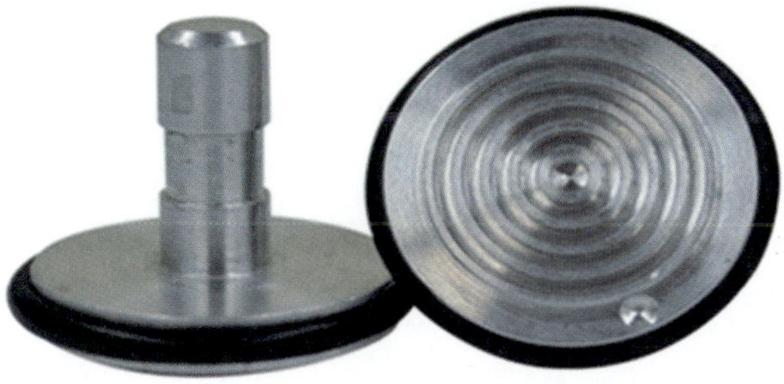

1) 유리칼
2) 냉각판
3) 열추출기
4) 절편신전판
5) 조직 재물대

답 5)

36 H&E 염색을 완성한 후 조직표본 내에서 관찰된 것이다. 무엇 때문에 생긴 것인가?

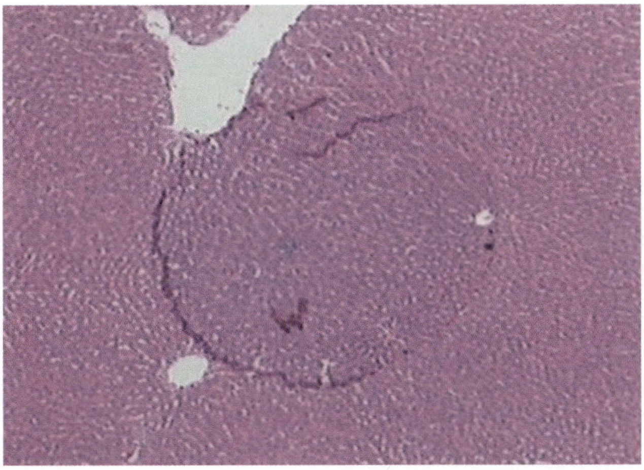

1) 자가융해
2) 박절 결함
3) 기포 발생
4) 포매 불량
5) 탈수 불충분

답 3)

37 H&E 염색을 완성한 후 조직표본 내에서 관찰된 것이다. 짙은 갈색 색소는 무엇 때문에 생긴 것인가?

답 5)

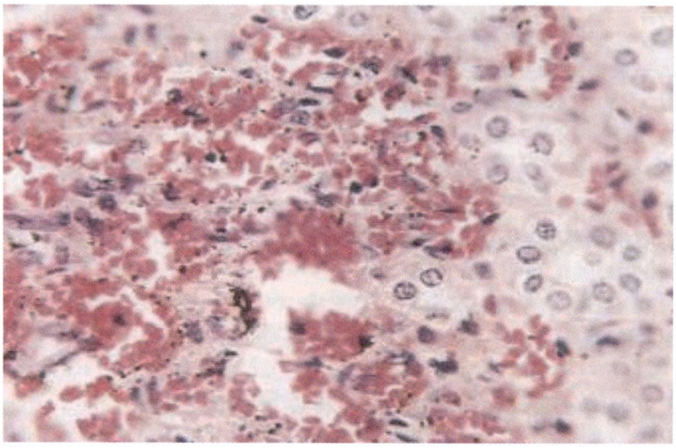

1) 탈수가 불충분할 때
2) 투명이 불충분할 때
3) 조직절편이 건조되었을 때
4) 헤마톡실린을 여과하지 않았을 때
5) 산성화된 포르말린을 고정액으로 사용하였을 때

38 H&E 염색을 완성한 후 조직표본 내에서 관찰된 것이다. 어느 단계에 문제가 있는가?

답 4)

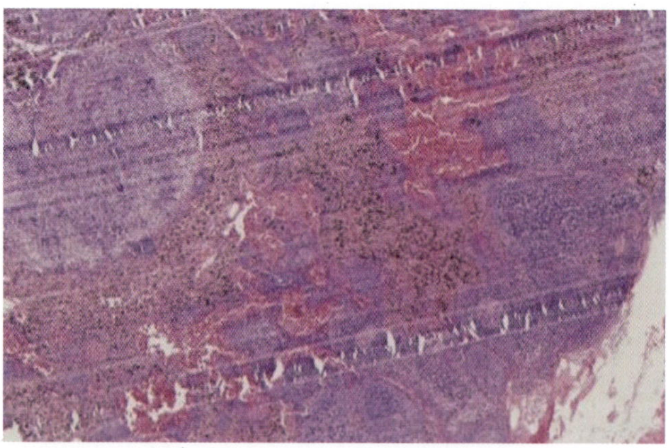

1) 고정
2) 탈수
3) 포매
4) 박절
5) 염색

39 H&E 염색을 완성한 후 조직표본 내에서 관찰된 것이다. 화살표는 어느 단계에 문제가 있어서 발생한 것인가?

답 2)

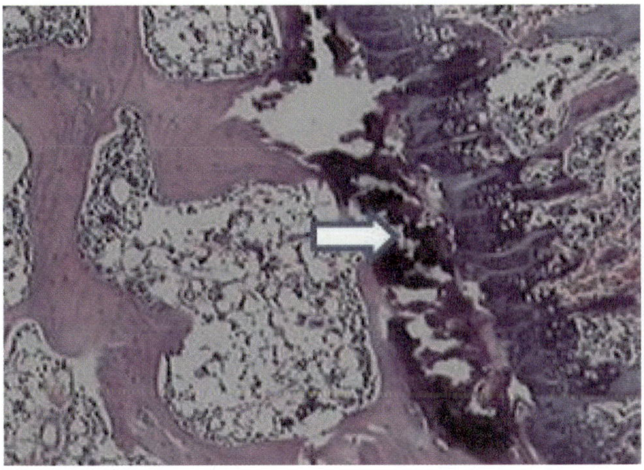

1) 고정
2) 탈회
3) 포매
4) 박절
5) 염색

40 그물섬유 염색을 완성한 후 조직표본 내에서 관찰된 것이다. 화살표는 어느 단계에 문제가 있어서 발생한 것인가?

답 5)

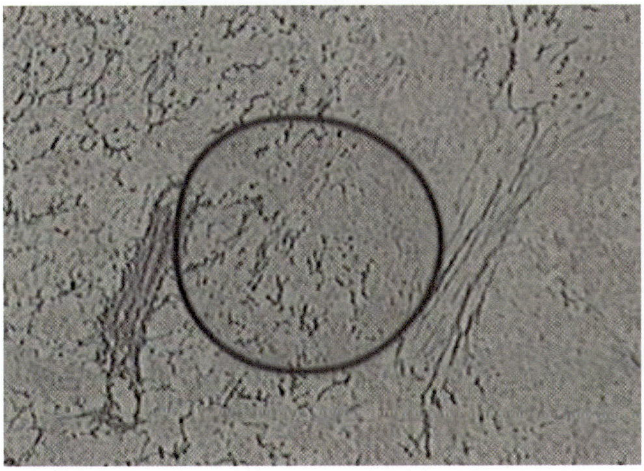

1) 고정
2) 탈회
3) 포매
4) 염색
5) 봉입

41 조직 표본 제작과정에서 일반염색에 사용되는 해리스 헤마톡실린 용액이다. 사용 시 왼쪽과 같은 금속성 광택물이 생성되었을 때 제거할 수 있는 조치는?

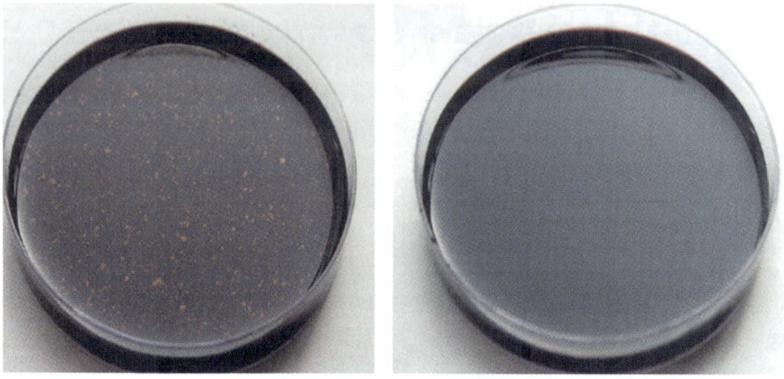

1) 냉암소 숙성
2) 빙초산 첨가
3) 알코올 첨가
4) 여과지 여과
5) 산화수은 첨가

답 4)

42 염색액의 사용 여부 간이판별법이다. 어떤 염색액에 대한 검사인가?

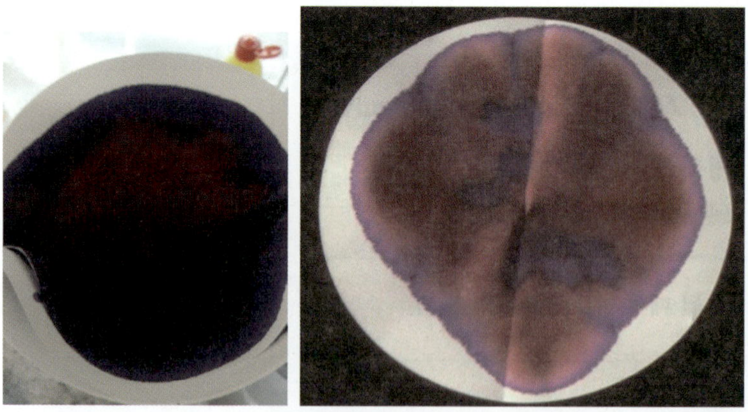

1) Eosin
2) Giemsa
3) Schiff 시약
4) Hematoxylin
5) Silver nitrate

답 4)

43 무엇을 보기 위한 염색인가?

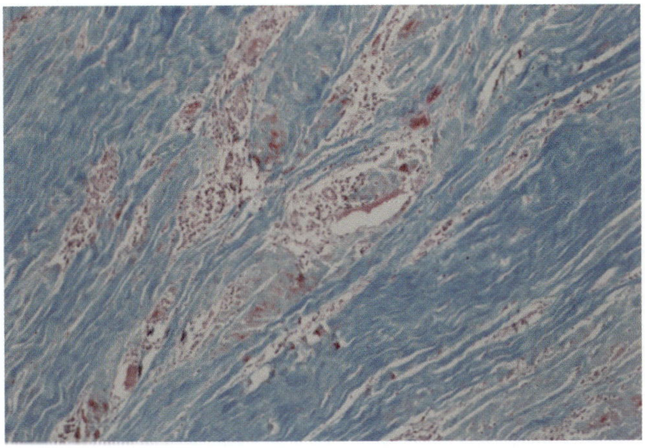

1) 근육섬유
2) 탄력섬유
3) 그물섬유
4) 아교섬유
5) 신경섬유

답 4)

44 뼈대근육조직을 특수 염색한 것이다. 염색법과 고정액이 맞게 연결된 것은?

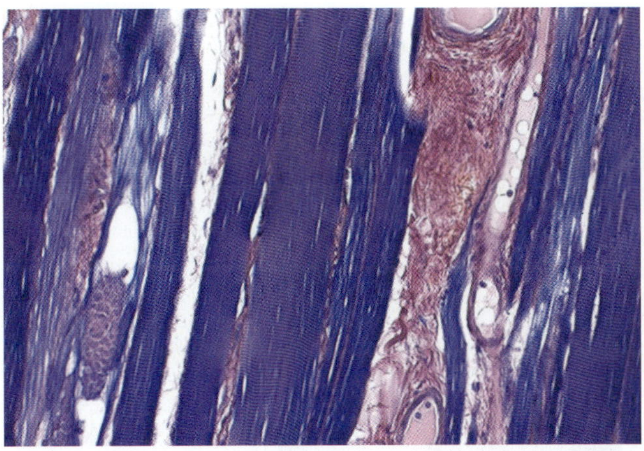

1) PTAH−Zenker
2) PAMS−Dubosq. Brazil
3) Masson trichrome−Bouin
4) Methyl green pyronin−Carnoy
5) Methyl violet−absolute alcohol

답 1)

45 콩팥의 특수 염색 사진이다. 이 염색에 대한 설명으로 맞는 것은?

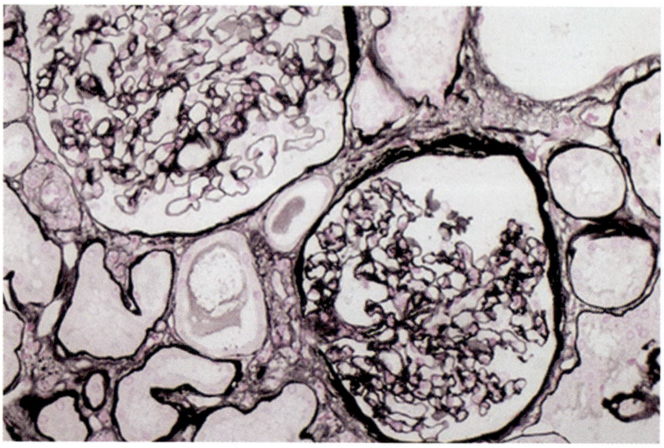

1) 종양진단에 사용된다.
2) ammonia를 주 시약으로 사용한다.
3) 산화제로 chromic acid를 사용한다.
4) 토리모세혈관 바닥막 관찰에 사용된다.
5) 절편의 두께가 10 ㎛ 이상 두께로 박절해야 한다.

■ ■ ■

답 4)

46 아래 사진의 염색에서 사용되는 산화제는?

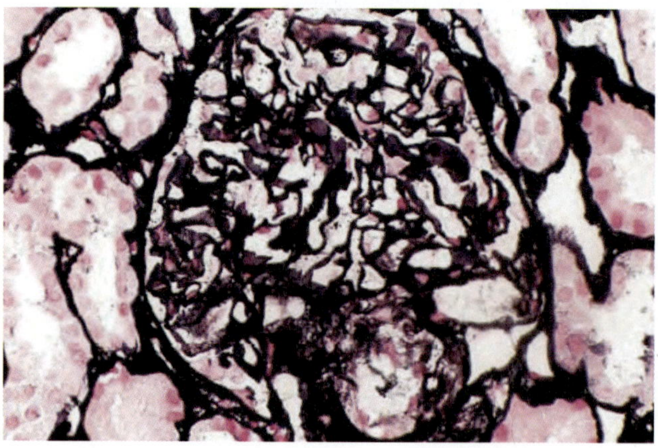

1) 염산(hydrochloric acid)
2) 크롬산(chromic acid)
3) 염화금(gold chloride)
4) 과요오드산(periodic acid)
5) 과망간산칼륨(potassium permanganate)

■ ■ ■

답 4)

47 악성멜라닌종에 대한 특수염색 사진으로 염색에 대한 원리로 타당한 것은?

답 3)

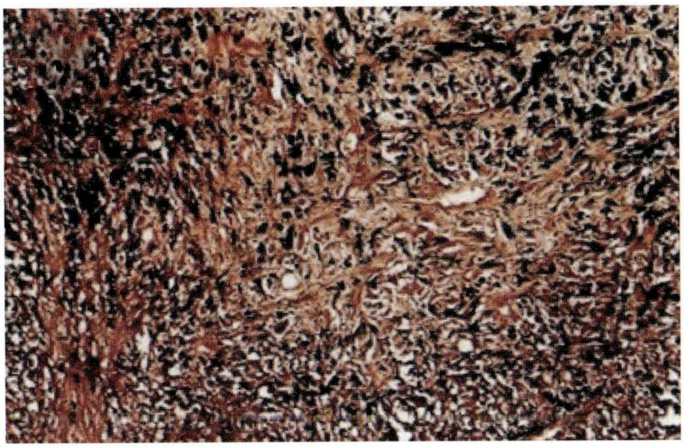

1) 호은성
2) 변색성
3) 은환원성
4) 선택용해성
5) 유도성 은환원성

48 간조직의 특수 염색표본이다. 매염을 위한 2차 고정액으로 가장 좋은 것은?

답 3)

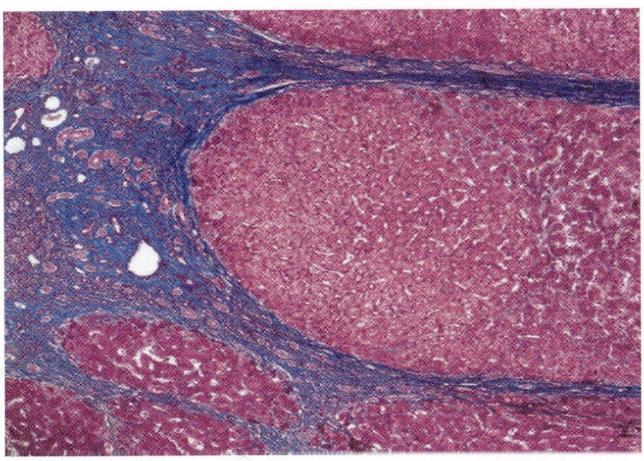

1) Formalin
2) Helly 용액
3) Boüin 용액
4) Carnoy 용액
5) Zenker 용액

49 사진에서와 같은 특수 염색을 실시하여 확인하고자 하는 물질은?

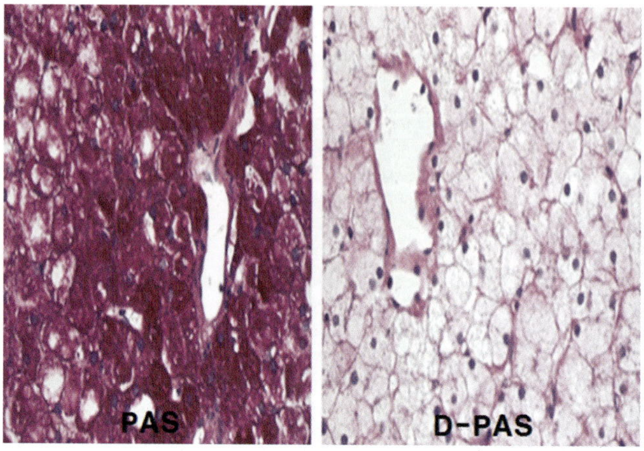

1) 당원
2) 점액
3) 지방
4) 칼슘
5) 핵산

답 1)

50 사진에서와 같은 특수 염색을 실시하여 확인하고자 하는 물질은?

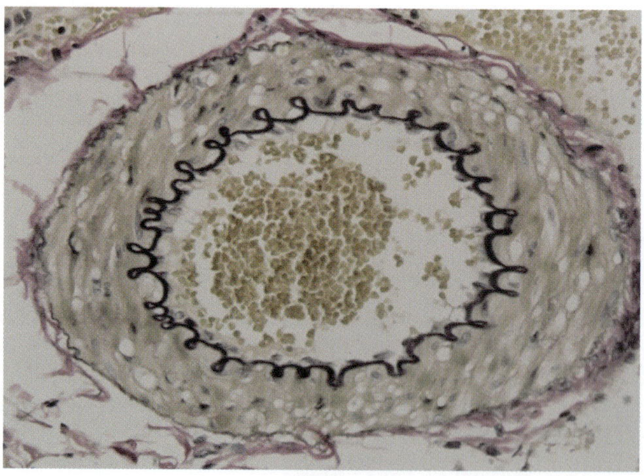

1) 바닥막
2) 아교섬유
3) 탄력섬유
4) 섬유소
5) 그물섬유

답 3)

51 van Gieson 염색에서 아교섬유에 착색되는 염료는?

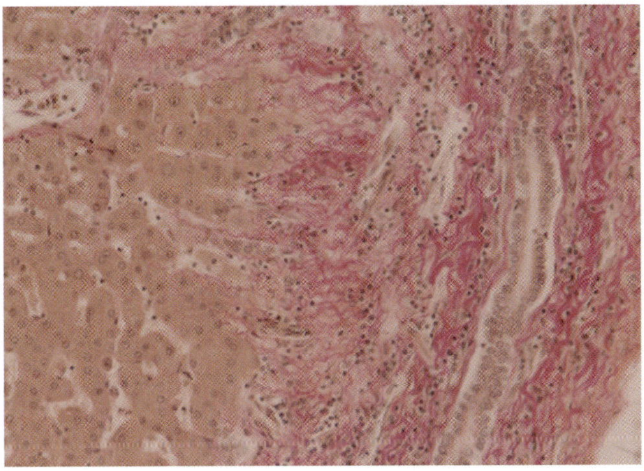

1) Light green
2) Aniline blue
3) Acid fuchsin
4) Basic fuchsin
5) Mercuric chloride

답 3)

52 염색표본의 주 염색시약은?

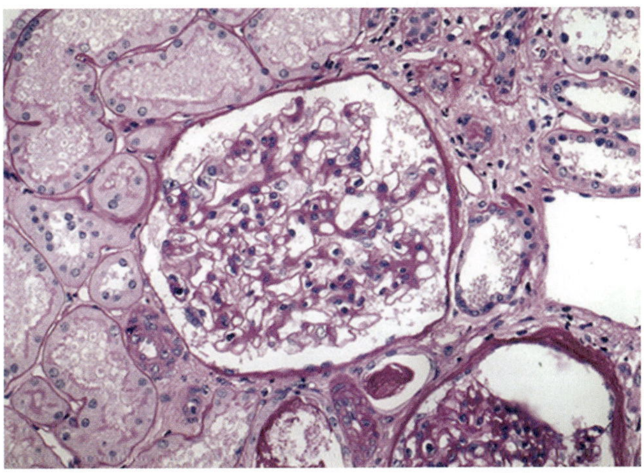

1) Hematoxylin
2) Aniline blue
3) Acid fuchsin
4) Schiff reagent
5) Methylene blue

답 4)

53 간조직의 특수 염색이다. 청색으로 염색된 성분은?

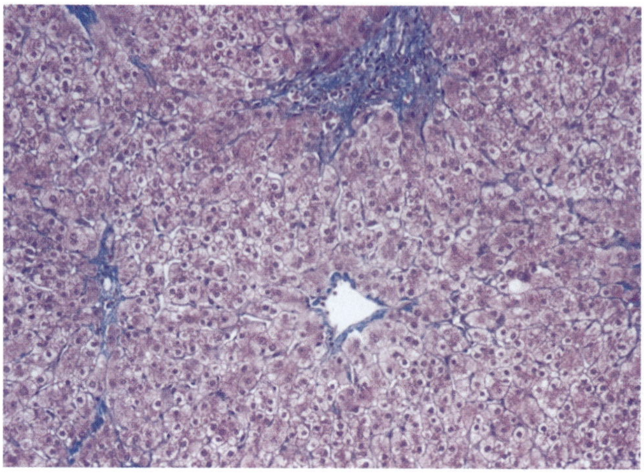

1) 간세포
2) 그물섬유
3) 아교섬유
4) 탄력섬유
5) 신경섬유

답 3)

54 콩팥을 특수 염색한 것이다. 흑색으로 나타나는 섬유의 종류는?

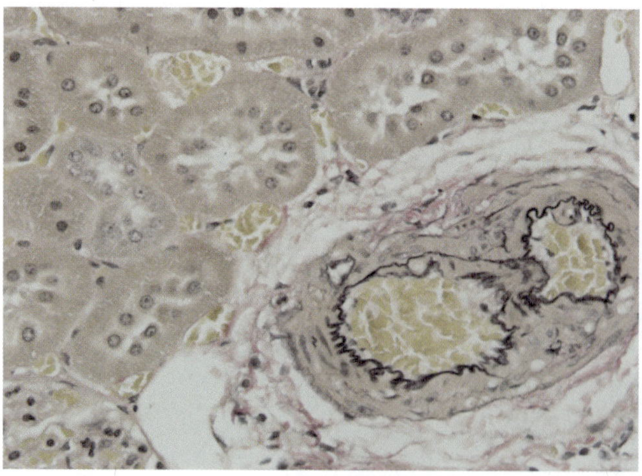

1) 아교섬유
2) 그물섬유
3) 탄력섬유
4) 신경섬유
5) 근육원섬유

답 3)

55 간조직의 PAS 염색 사진이다. 화살표가 표시한 붉게 염색되는 것은?

답 5)

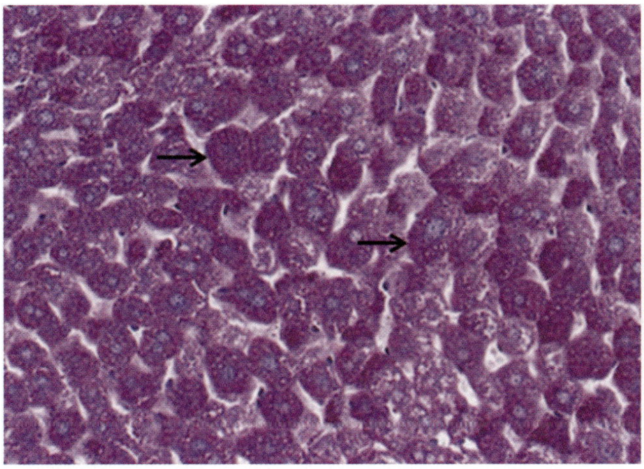

1) 담관
2) 점액
3) 리포푸신
4) 쿠퍼세포
5) 글리코겐

56 Toluidine blue로 림프절을 염색한 사진이다. 화살표가 가리키는 세포는?

답 3)

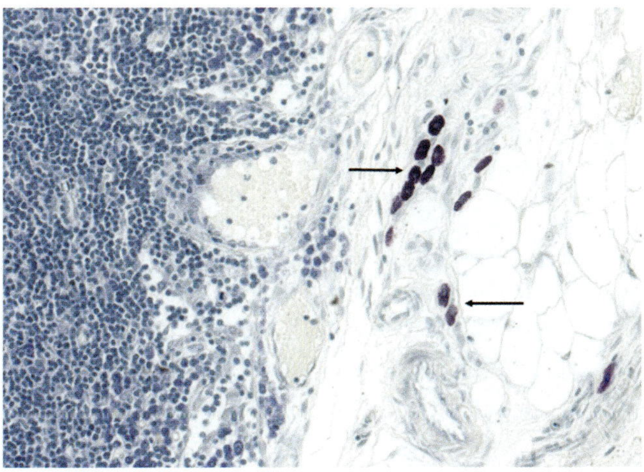

1) 호중구
2) 림프구
3) 비만세포
4) 섬유모세포
5) 큰포식세포

57 아밀로이드 침착이 의심되어 아래와 같은 염색결과를 얻었다면 염색법으로 옳은 것은?

답 3)

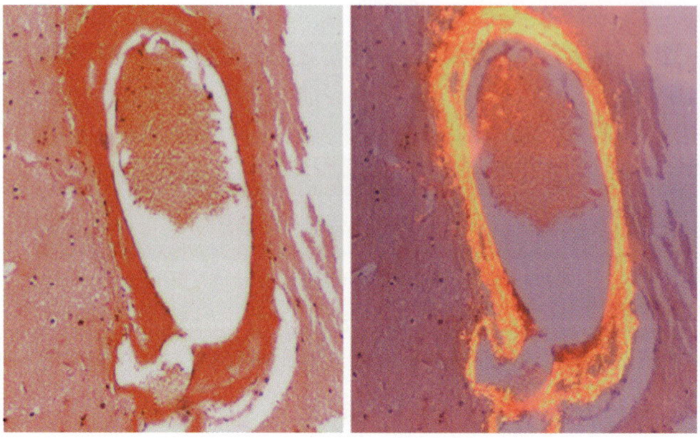

1) PAS 염색
2) GMS 염색
3) Congo red 염색
4) Reticulin fiber 염색
5) Warthin starry 염색

58 육아종성 염증부위를 직접 도말하여 아래와 같은 Ziehl-Neelsen 염색(acid-fast stain)한 결과, 붉은색으로 염색되었을 경우 유추할 수 있는 세균으로 옳은 것은?

답 3)

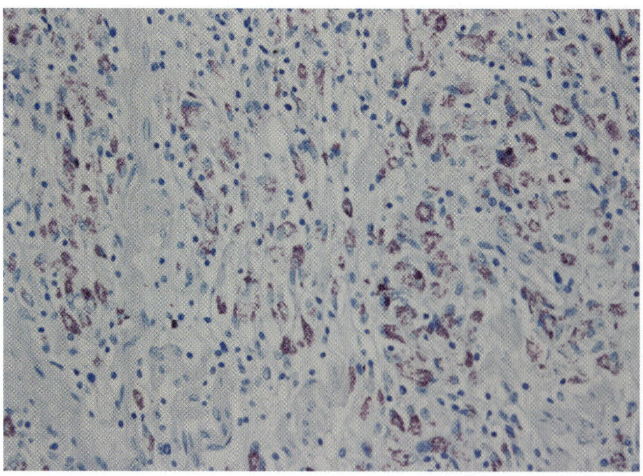

1) 임균
2) 매독균
3) 결핵균
4) 대장균
5) 살모넬라

59 간의 특수 염색 사진으로 검게 염색된 물질은 무엇인가?

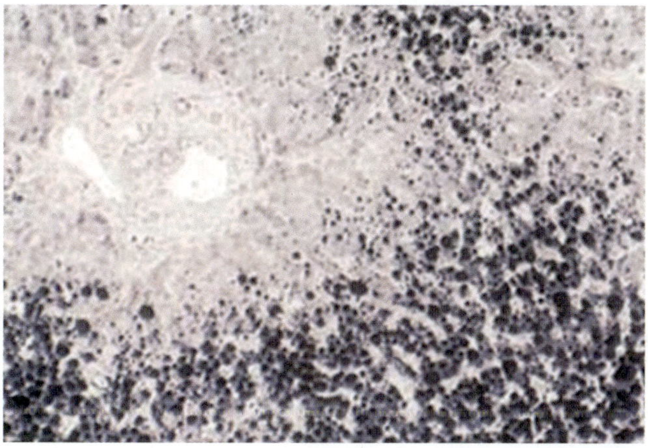

1) 담즙
2) 지방
3) 중성 점액
4) 글리코겐
5) 아밀로이드

답 2)

60 간조직의 특수 염색이다. 이 염색에 사용된 주된 시약은?

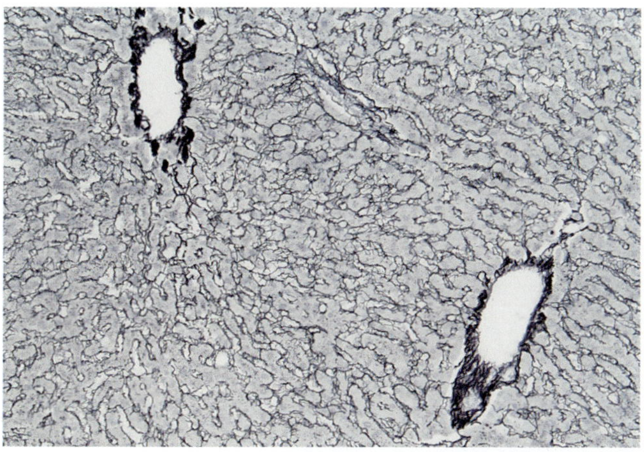

1) Light green
2) Sudan black B
3) Ammonical silver
4) Osmium tetroxide
5) Methenamin silver

답 3)

61 큰창자의 특수 염색이다. 이염색에 사용된 주된 시약은?

답 5)

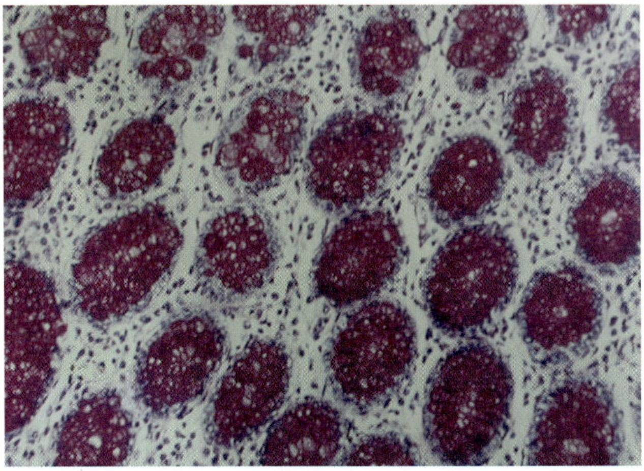

1) Light green
2) Hematoxylin
3) Crystal violet
4) Metanil yellow
5) Schiff's reagent

62 염색소견으로 재생된 간세포들이 크고 작은 재생결절을 이루고 있으며 푸르게 염색되는 섬유성 격막이 결절 주위를 둘러 싸고 있다. 어떤 염색인가?

답 5)

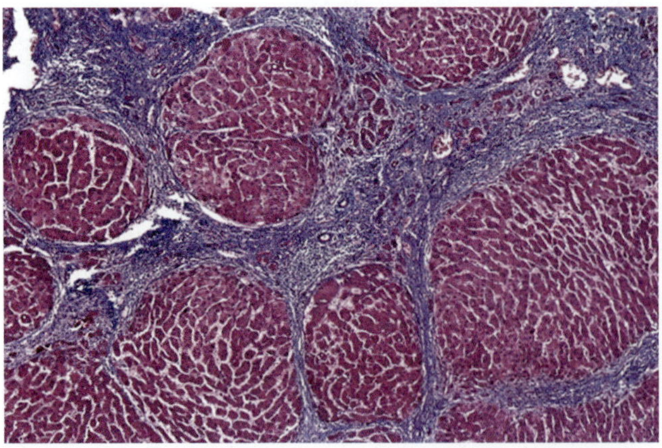

1) PAS 염색
2) Elastic fiber 염색
3) Reticulin fiber 염색
4) Warthin Starry 염색
5) Masson trichrome 염색

63 아래 사진과 같이 뼈조직 탈회 종료를 확인하는 방법은?

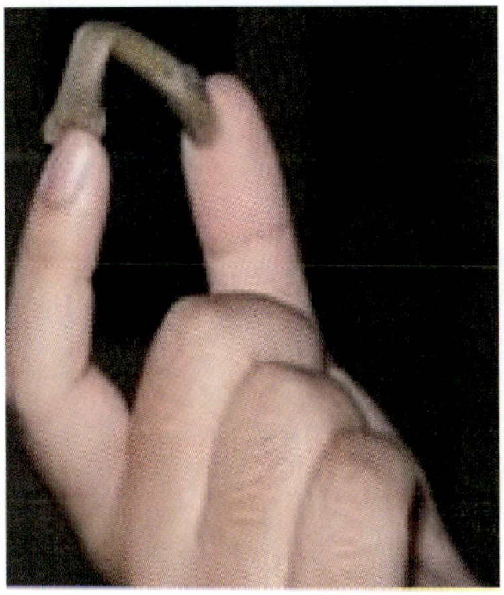

1) 물리적 검사
2) 초음파 검사
3) 수산칼슘 검사
4) 방사선촬영 검사
5) 이산화탄소기포 검사

답 1)

64 산탈회 후 calcium oxalate test로 탈회가 종료되었는지 검사하고 있다. 왼쪽은 탈회가 진행되고 있는 상태이다. 왼쪽과 같은 젖빛 변화는 칼슘과 무엇이 반응하여 생긴 것인가?

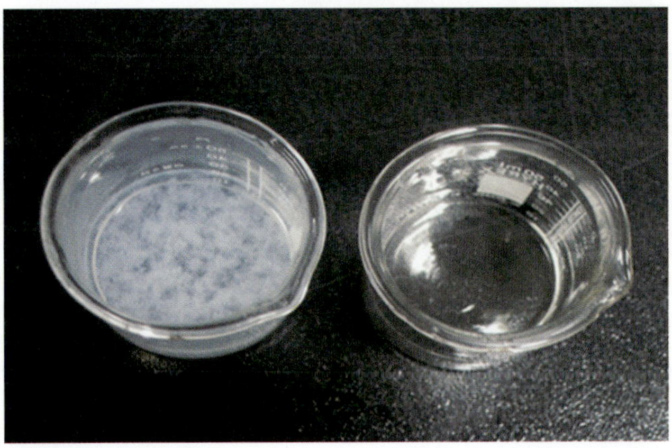

1) ammonia water
2) calcium hydroxide
3) calcium carbonate
4) ammonium oxalate
5) magnesium carbonate

답 1)

65

연골조직을 von Kossa 도은법한 것이다. 환원에 사용되는 것은?

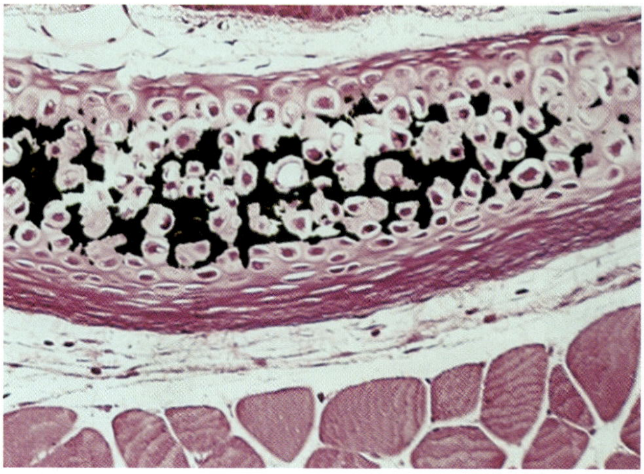

1) formalin
2) pyrogallol
3) periodic acid
4) hydroquinone
5) ultraviolet light

답 5)

66

Van Gieson 염색 사진이다. 염색에서 yellow color로 나타나는 것은?

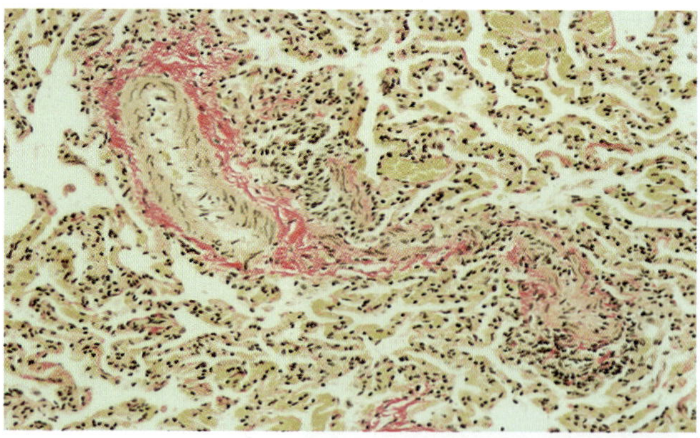

가. Collagen	나. Nuclear	다. Muscle	라. RBC

1) 가, 나
2) 나, 다
3) 다, 라
4) 가, 나, 다
5) 가, 나, 다, 라

답 3)

67 콩팥의 침생검조직의 특수 염색 사진이다. 청색으로 염색된 성분과 염료가 일치하는 것은?

답 3)

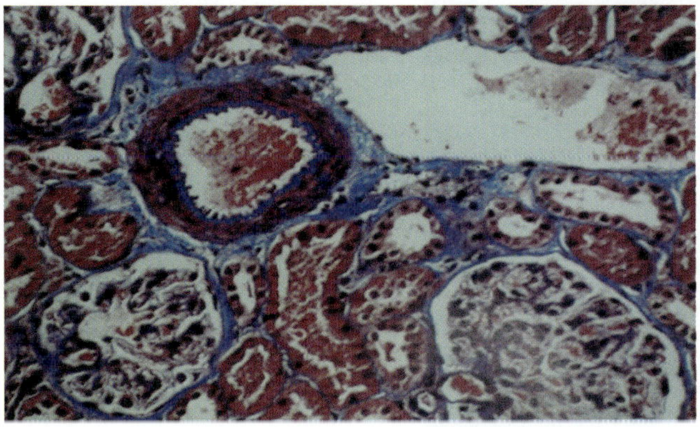

1) 근육－aniline blue
2) 아교섬유－alcian blue
3) 아교섬유－aniline blue
4) 탄력섬유－acid fuchsin
5) 그물섬유－biebrich scarlet

68 동맥의 Verhoeff 염색 사진이다. 사용되는 탈색제는?

답 3)

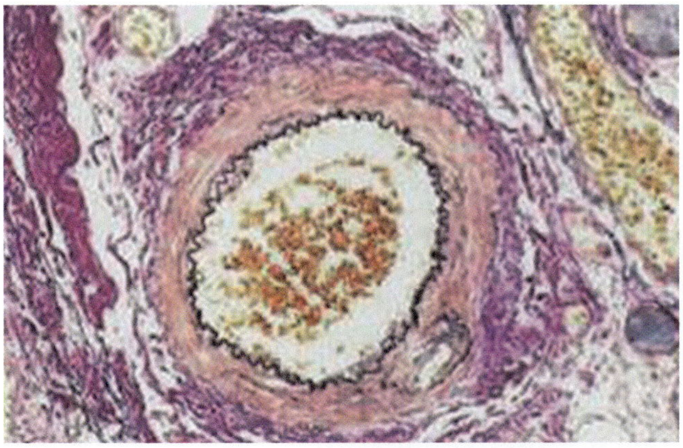

1) 95% alcohol
2) 1% Hcl alcohol
3) 2% ferric chloride
4) 10% ferric chloride
5) Phosphotungstic acid

69 **액체질소에 조직을 냉각시키고 있다. 다음 중 어떤 조직의 동결절편 제작에 사용하는가?**

답 3)

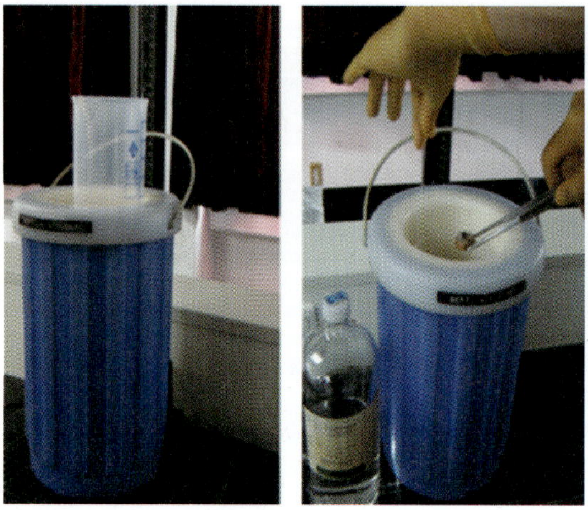

1) 뼈와 같이 딱딱한 조직
2) 폐와 같이 공기를 함유한 조직
3) 뼈대근육의 효소조직화학적 검사
4) 지라와 같이 혈액이 풍부한 조직
5) 전자현미경 표본제작을 위한 전처리 단계

70 **중심공동질환 환자의 근육조직 염색 사진이다. 염색 방법은?**

답 3)

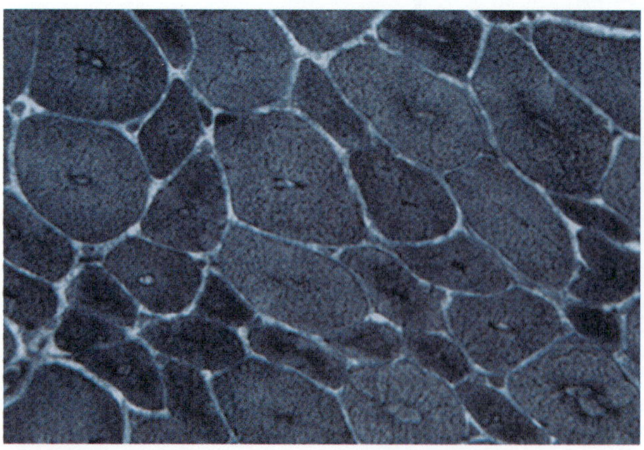

1) PTAH
2) ATPase
3) NADH-TR
4) Succinic dehydrogenase
5) Modified Gomori trichrome

71 근육섬유형을 보기 위해 ATPase 염색(pH 4.0)을 한 사진이다. 옅게 염색된 근섬유에 대한 설명으로 틀린 것은?

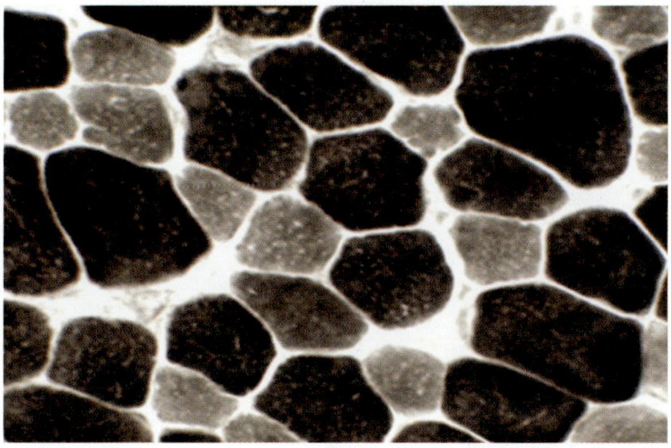

1) 적색섬유이다.
2) I형 근섬유이다.
3) 글리코겐 함량이 높다.
4) 피로에 저항성이 높다.
5) 미오글로빈 함량이 적다.

답 5)

72 Luxol fast blue 염색을 실시한 사진이다. 청색으로 염색된 것은 무엇인가?

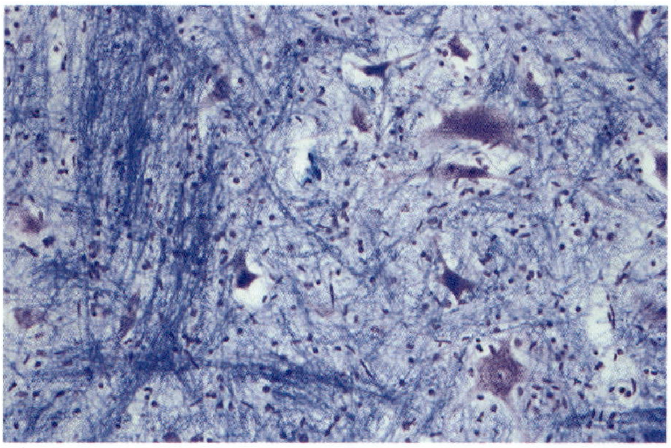

1) 말이집
2) 근섬유
3) 멜라닌
4) 아교섬유
5) 탄력섬유

답 1)

73 위-작은창자 경계 점막을 특수 염색한 것이다. 어떤 염색 방법을 이용한 것인가?

답 3)

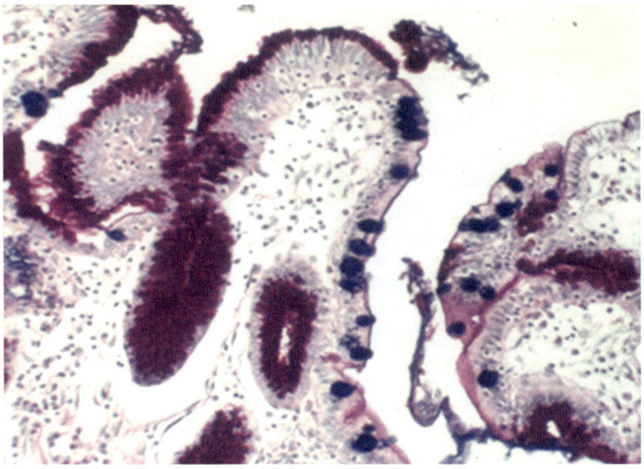

1) Diastase-PAS
2) HID-Alcian blue
3) Alcian blue-PAS
4) Alcian blue-safranin O
5) Aldehyde fuchsin-Alcian blue

74 큰창자의 특수 염색 사진이다. 무엇을 보기 위한 것인가?

답 2)

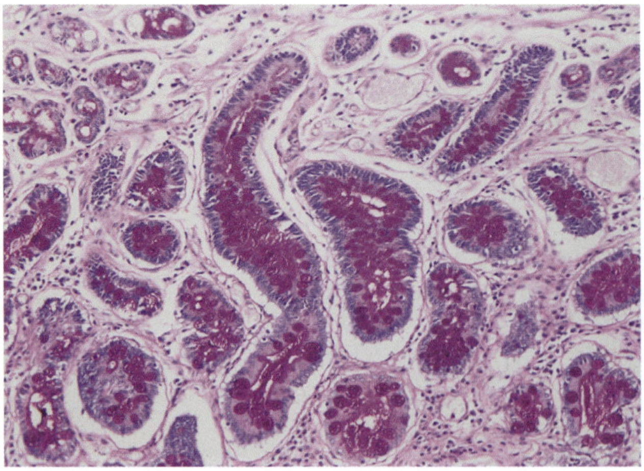

1) 지방
2) 점액
3) 아밀로이드
4) 결핵균
5) 멜라닌

75 장점막의 high iron diamine (HID)-alcian blue 염색이다. 흑색은 어떤 물질인가?

답 4)

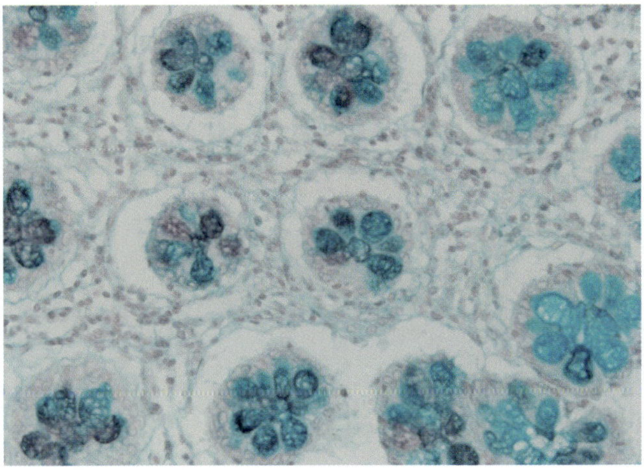

1) 당원
2) 당지질
3) 중성 점액
4) 설포뮤신
5) 시알로뮤신

76 장점막의 특수 염색 사진이다. 청색으로 염색된 세포와 분비물이 맞게 연결된 것은?

답 2)

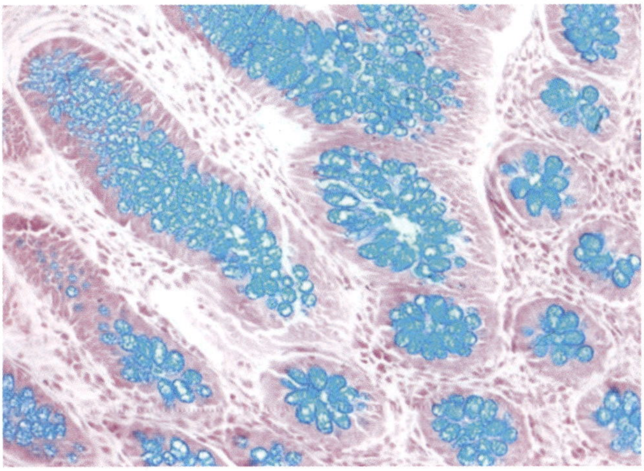

1) 흡수세포-당단백질
2) 술잔세포-산성 점액
3) 비만세포-산성 점액
4) 목점액세포-중성 점액
5) 파네트세포-라이소자임

77 간조직의 특수 염색 사진이다. 적자색 성분이 글리코겐임을 입증하려면 어떤 처리가 필요한가?

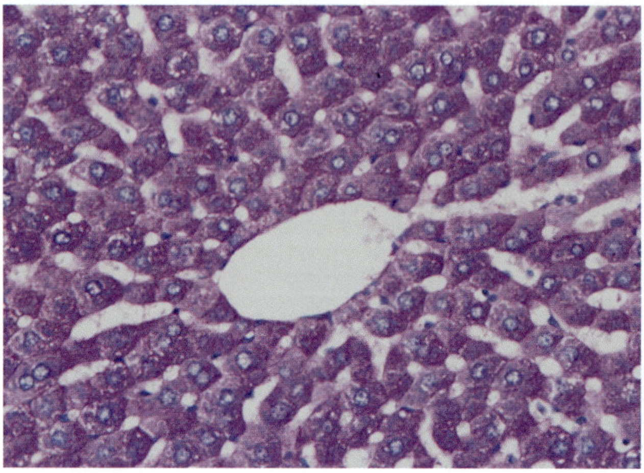

1) 염산 처리
2) 타액 처리
3) 과산화수소 처리
4) 과요오드산 처리
5) 과망간산칼륨 처리

답 2)

78 간조직의 H&E 염색표본이다. 공포가 지방임을 증명하려면 어떤 염색이 필요한가?

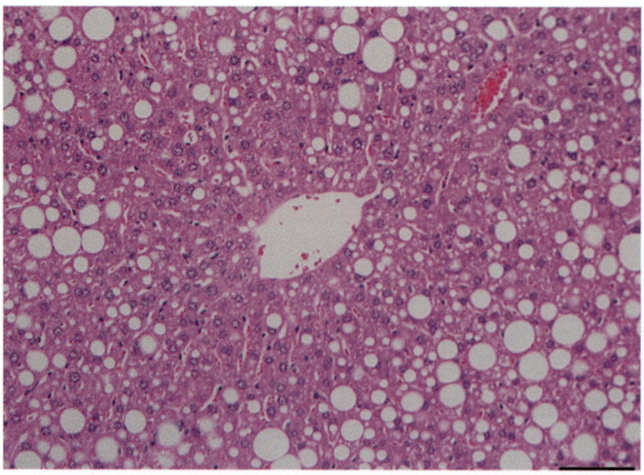

1) 파라핀절편–PAS
2) 동결절편–Oil red O
3) 파라핀절편–Congo red
4) 동결절편–Best carmine
5) 동결절편–Dopa–Oxidase

답 2)

79 간조직의 지방을 증명하기 위한 특수 염색 표본이다. 시행된 염색은?

답 3)

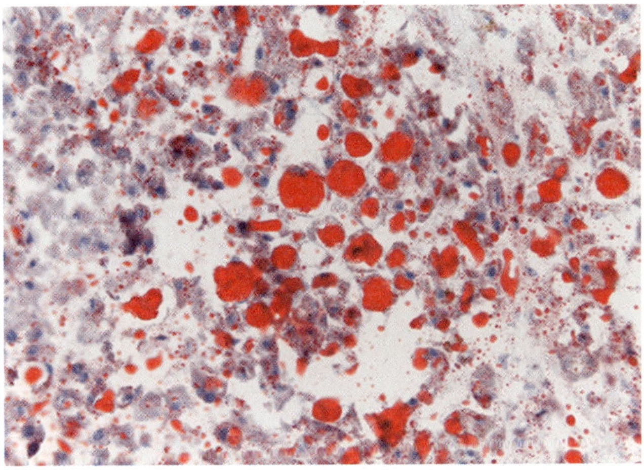

1) HE
2) Cong red
3) Oil Red O
4) Best carmine
5) Masson trichrome

80 콩팥을 Congo red 염색한 후 편광현미경으로 관찰한 사진이다. 무엇을 보기 위한 것인가?

답 2)

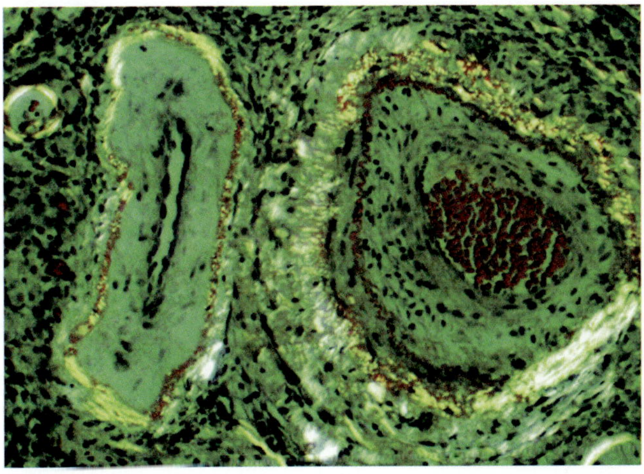

1) 지방 침윤
2) 아밀로이드 침착
3) 혈철소 침착
4) 글리코겐 침착
5) 점액다당류 침착

81 어떤 종양조직을 Fontana-Masson 염색한 것이다. 만일 흑색 성분이 H_2O_2에 표백되었다면 성분은?

답 3)

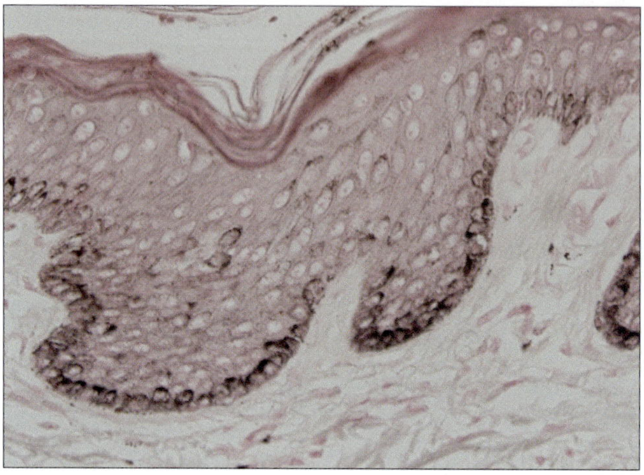

1) 칼슘
2) 혈철소
3) 멜라닌
4) 리포푸신
5) 담즙색소

82 간조직의 특수 염색 사진이다. 청색물질은 무엇인가?

답 4)

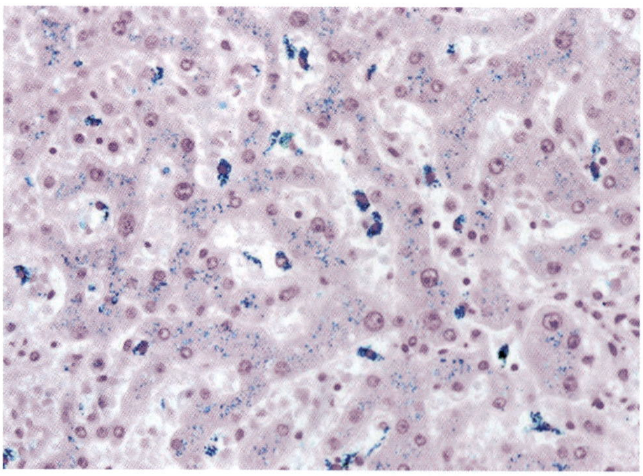

1) 산성 점액
2) 아밀로이드
3) 콜레스테롤
4) 혈철소
5) 인지질

83 간조직의 특수 염색표본이다. 무엇을 보기 위해 염색한 것인가?

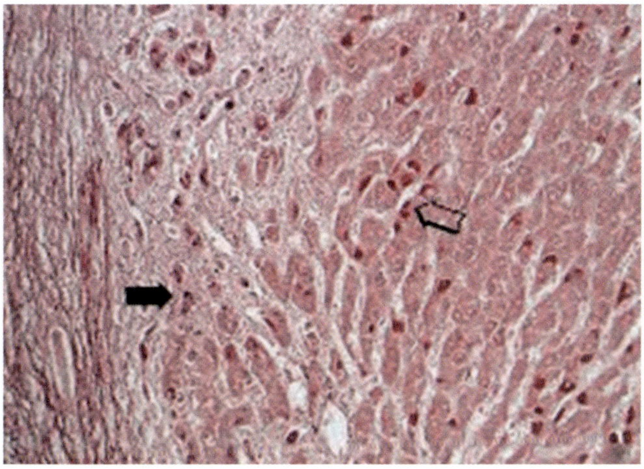

1) 섬유증
2) 지방변성
3) 담즙침착
4) 혈철소 침착
5) B형 바이러스 감염

답 5)

84 위점막 생검조직이다. 사용된 염색 방법과 검출성분은?

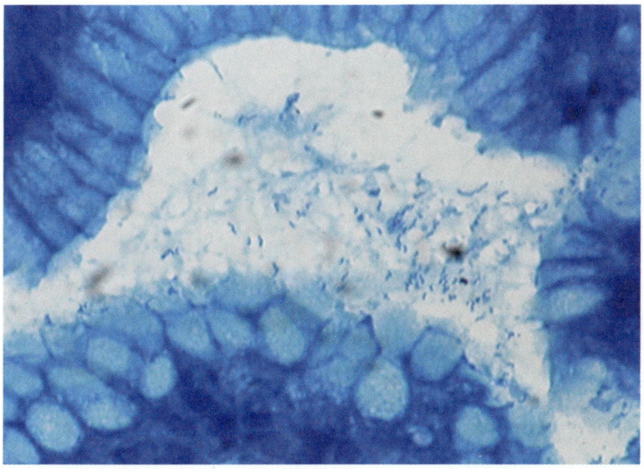

1) PAS−점액
2) GMS−진균
3) Ziehl−Neelsen−결핵균
4) Prussian blue−석면소체
5) Giemsa−*Helicobacter pylori*

답 5)

85 폐조직의 특수 염색 사진이다. 무엇을 보기 위한 것인가?

답 4)

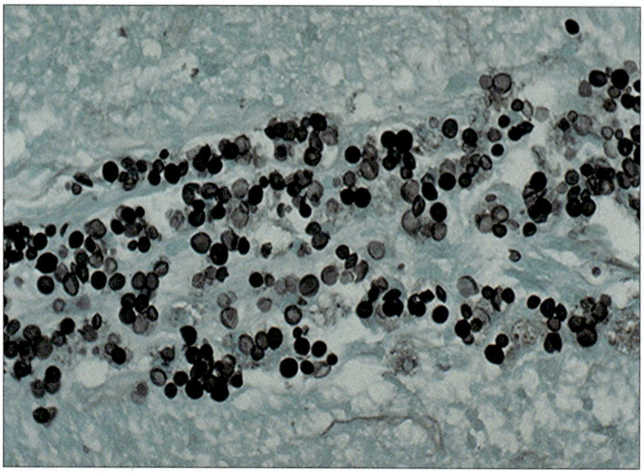

1) *Rhizor mucor*
2) *Coccidioides immitis*
3) *Aspergillus fumigatus*
4) *Pneumocystis jirovecii*
5) *Histoplasma capsulatum*

86 간조직의 특수 염색 사진이다. 무엇을 보기 위한 것인가?

답 3)

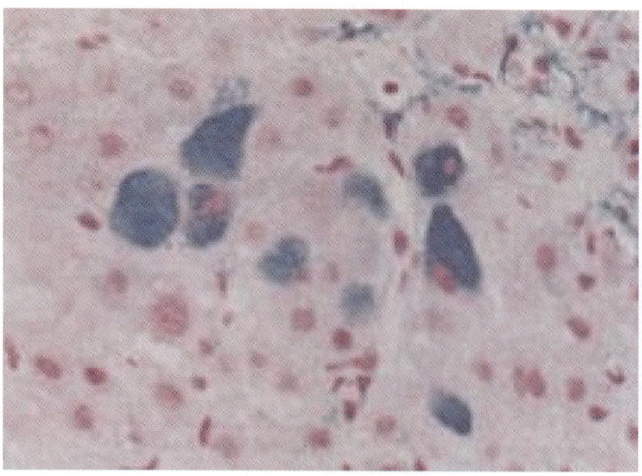

1) 지방
2) 혈철소
3) HBsAg
4) 담즙색소
5) 산성 점액

87 폐(Lung)에서 GMS 염색을 실시한 사진이다. 진단할 수 있는 것은?

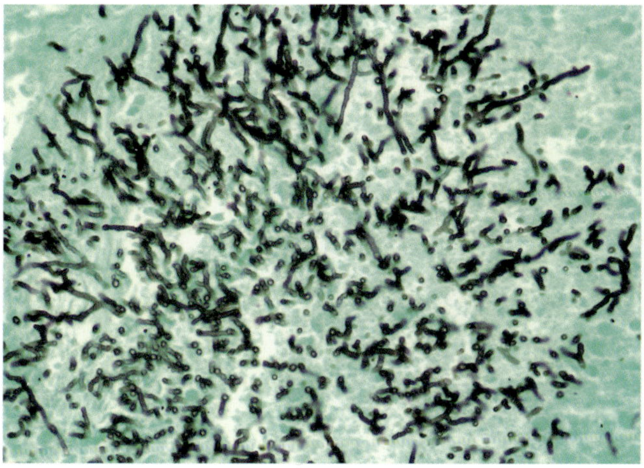

1) 진균증
2) 흑색종
3) 결핵균
4) 과각화증
5) 단순포진 바이러스 감염

답 1)

88 사진과 같은 구조에서 양성 물질은 무엇인가?

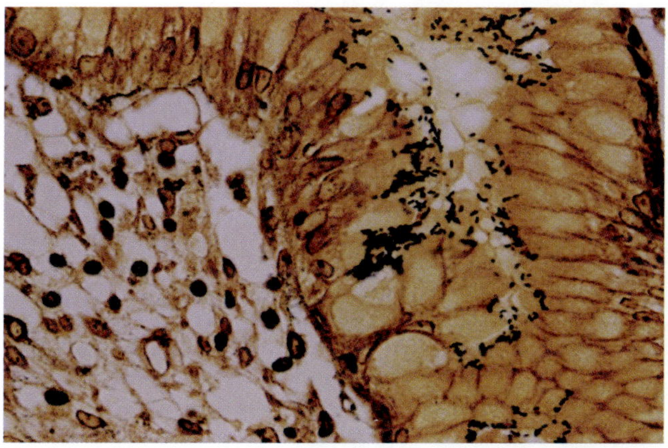

1) *H. pylori*
2) *S. aureus*
3) *S. epidernidis*
4) *Enterococcus*
5) Streptococcus group A

답 1)

89 폐조직의 형광염색 사진이다. 사용된 염료는?

답 3)

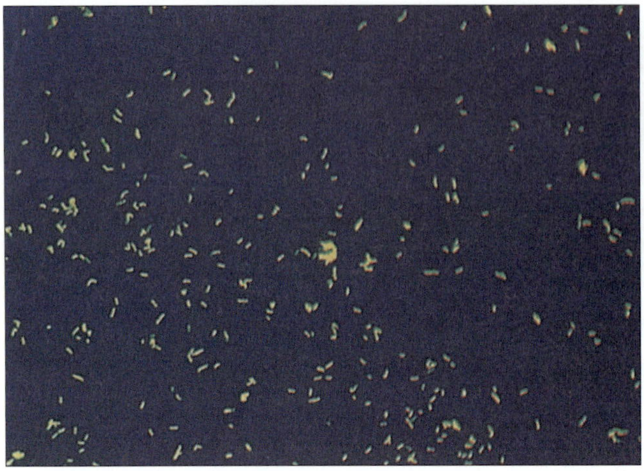

1) DAPI
2) FITC
3) Auramine
4) Texas red
5) Acridine orange

90 폐조직을 특수염색한 조직표본이다. 염색시 산화제는?

답 4)

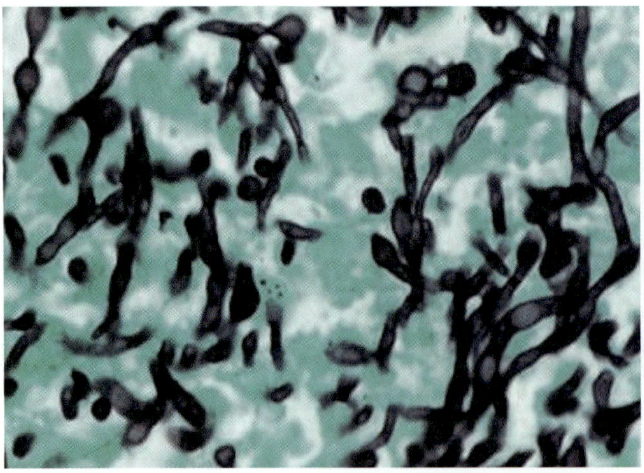

1) PTAH
2) Acetic acid
3) Periodic acid
4) Chromic acid
5) Potassium permanganate

91 사진의 장기명과 염색법으로 옳은 것은?

답 3)

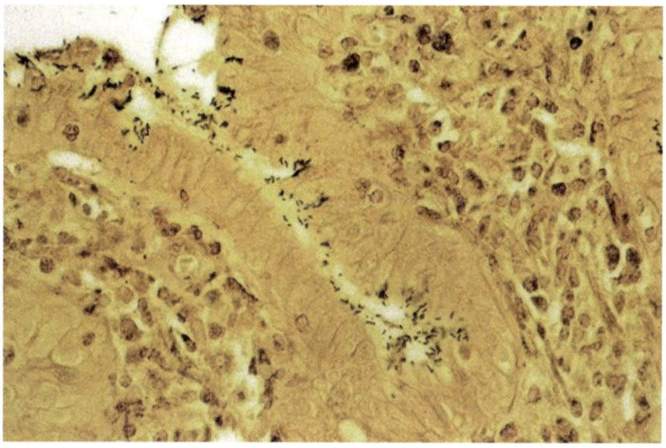

1) 피부－GMS 염색
2) 식도－Elastic fiber 염색
3) 위－Warthin Starry 염색
4) 작은창자－Reticulin fiber 염색
5) 큰창자－Warthin－Starry 염색

92 사진에 공동형태로 확장된 기관지강에 황갈색의 진흙과 같은 과립성 물질이 차 있다. 진단결과 아스페르길루스증(aspergillosis)로 진단받았다. 아스페르길루스를 보기 위한 적당한 염색법으로 짝지어진 것은?

답 1)

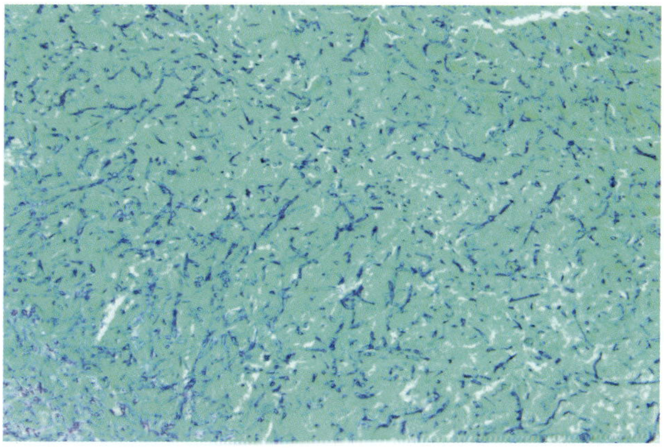

1) PAS stain－GMS stain
2) Alcian blue stain－Oil red O
3) Prussian blue stain－von Kossa
4) Elastic fiber stain－reticulin fiber
5) Masson trichrome stain－alizarine red

93 면역조직화학 염색의 모식도이다. 다음 중 어떤 방법을 사용한 것인가?

답 5)

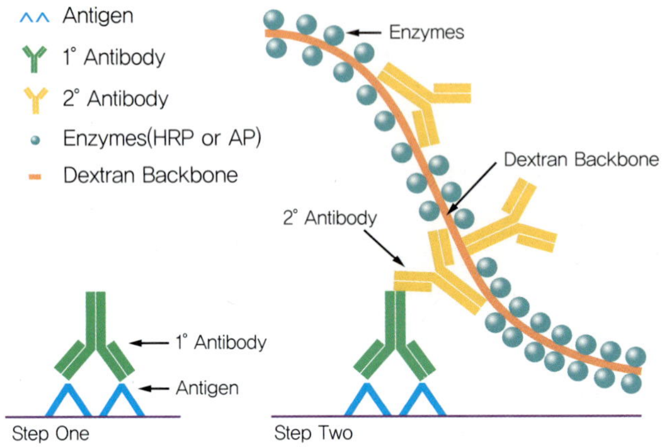

1) PAP
2) ABC
3) LSAB
4) APAAP
5) Envision polymer

94 면역조직화학 염색의 모식도이다. 다음 중 어떤 방법을 사용한 것인가?

답 3)

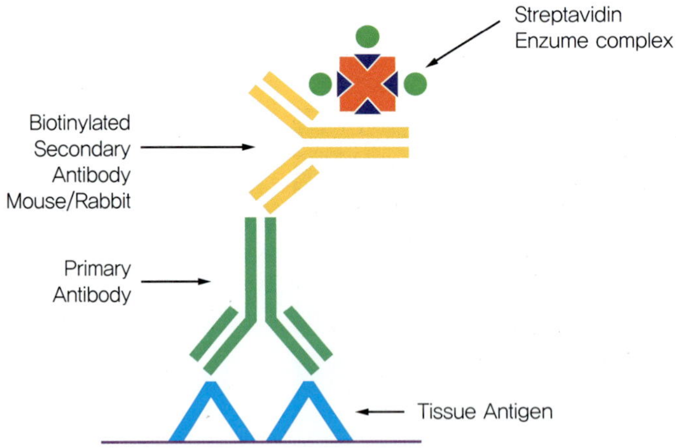

1) PAP
2) ABC
3) LSAB
4) APAAP
5) Envision polymer

95 면역조직화학 염색에서 사용하는 장비로 사용 용도로 타당한 것은?

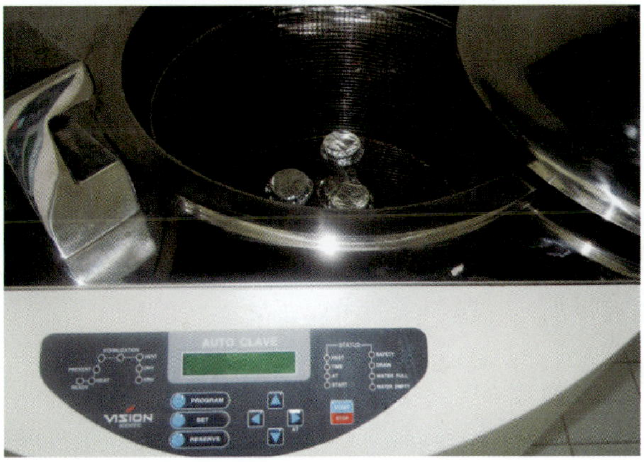

1) 매염 촉진
2) 항원성 부활
3) 발색제 활성화
4) 비특이적 반응 제거
5) 내인성 효소 활성 차단

답 2)

96 위암조직의 cytokeratin 면역염색표본이다. 염색과정에서 hydrogen peroxide를 처리하는 이유는?

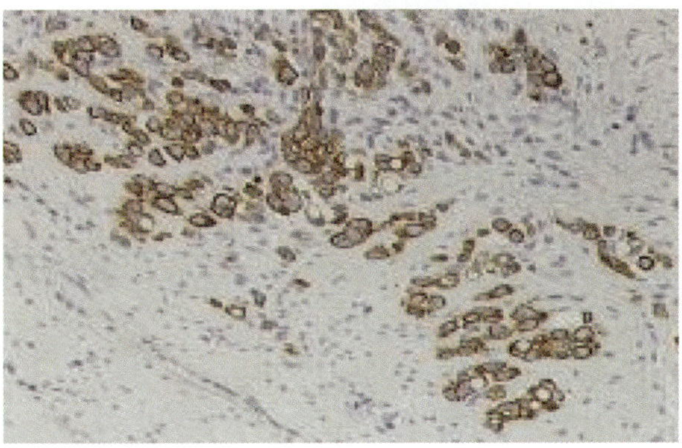

1) 염색의 안정화
2) 항원성의 부활
3) 염색강도 증강
4) 비특이반응 방지
5) 내인성 과산화효소 활성 차단

답 5)

97 어떤 암조직에서 PCNA를 보기 위해 면역 염색한 사진이다. 염색과정에서 정상동물 혈청을 사용하였다면 그 목적은?

답 3)

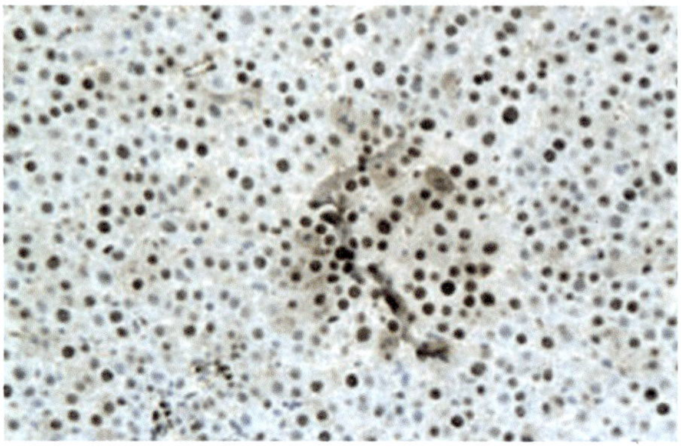

1) 염색의 안정화를 위해
2) 항원성을 부활시키기 위해
3) 배경의 비특이반응을 차단하기 위해
4) 발색제의 염색성을 강화시키기 위해
5) 내인성 과산화효소를 차단하기 위해

98 양성(+) 부분을 발색시키는 것은?

답 2)

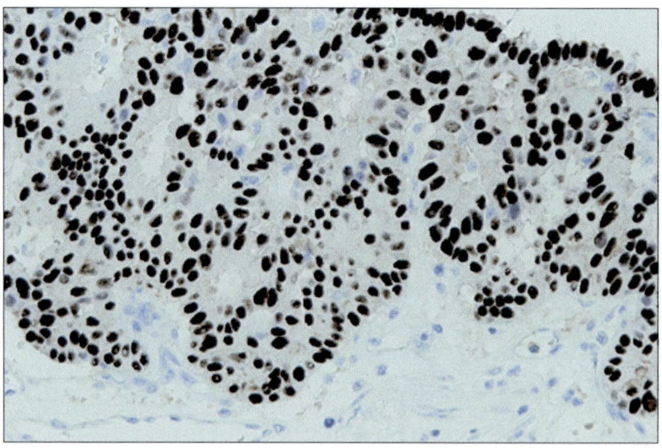

1) AEC
2) DAB
3) Fast Red TR
4) Naphtol-AS-D
5) 4-chloro 1-naphtol

99 기구는 어떤목적에 사용되는 것인가?

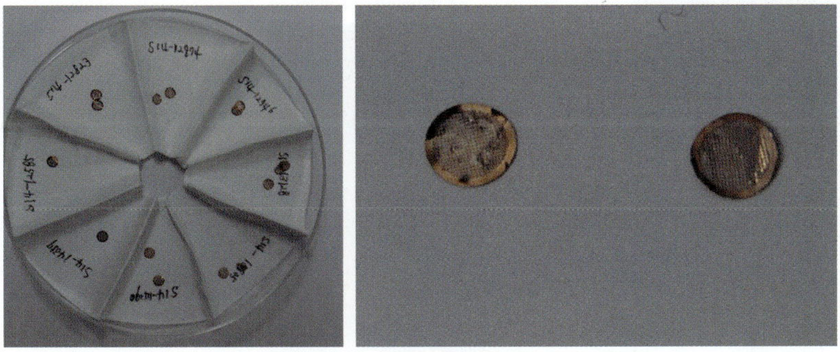

1) 동결절편 제작
2) 셀로이딘 표본제작
3) 형광현미경 표본제작
4) 전자현미경 표본제작
5) 위상차현미경 표본제작

답 4)

100 무엇을 하는 과정인가?

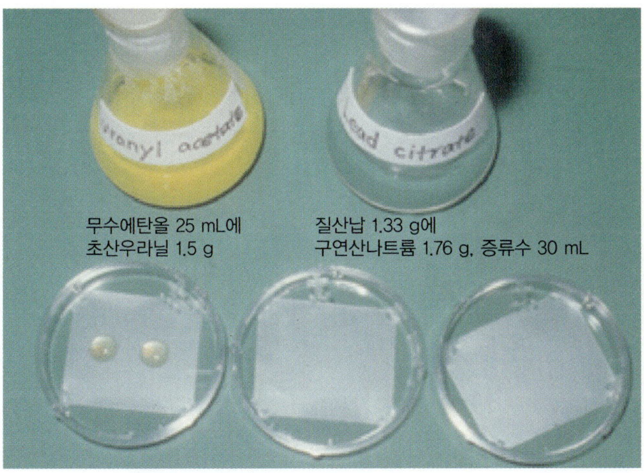

1) 삭정
2) 박절
3) 포매
4) 전자현미경 염색
5) 면역조직화학 염색

답 4)

101 전자현미경 절편의 두께로 가장 적당한 ultramicrotome 절편의 색깔은?

답 2)

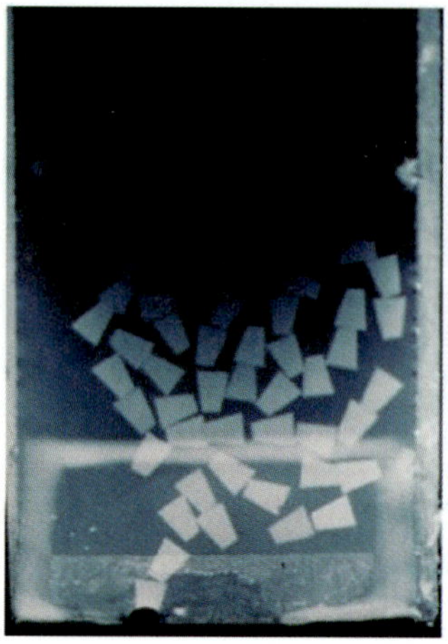

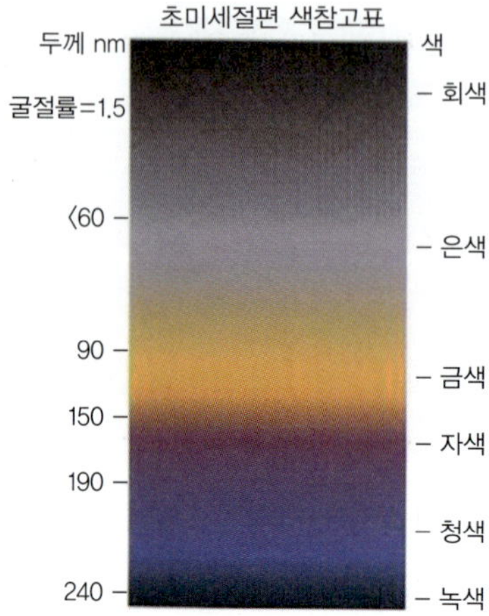

1) 회색
2) 은색
3) 녹색
4) 자색
5) 청색

102 아래 사진에서 볼 수 있는 검사법의 장점은?

답 5)

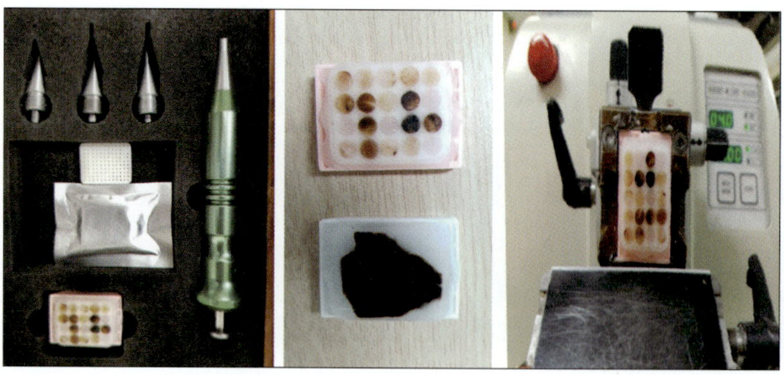

1) 시약을 많이 사용한다.
2) 검사에 필요한 조직의 양이 많이 필요하다.
3) 한 번에 많은 양의 염색을 처리할 수 없다.
4) 한 장 또는 몇 장의 슬라이드만 처리할 수 있다.
5) 모든 표본을 동일 환경에서 한 번에 처리할 수 있다.

103 장비는 무슨 검사를 하기 위한 것인가?

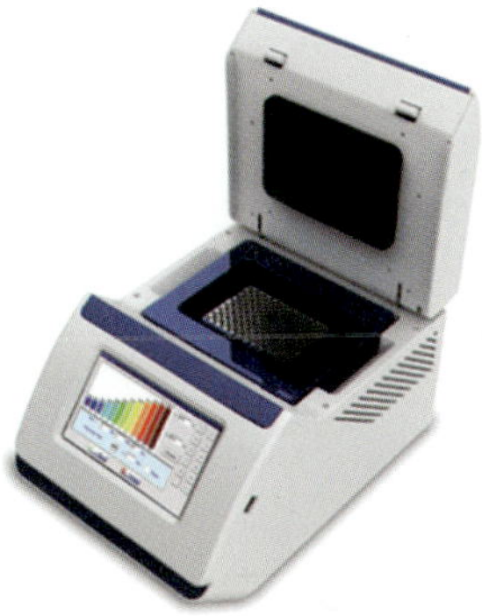

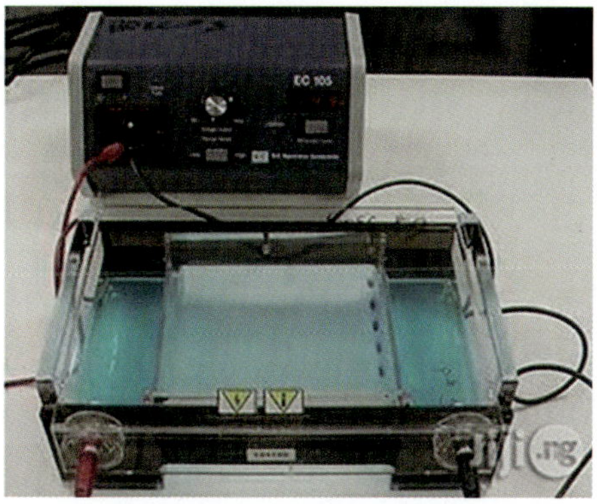

1) 분자병리 검사
2) 전자현미경 검사
3) 특수조직화학 검사
4) 면역조직화학 검사
5) 효소조직화학 검사

답 1)

104 사진과 같은 작업을 진행할 때 조직절편의 포매에 대한 설명으로 맞는 것은?

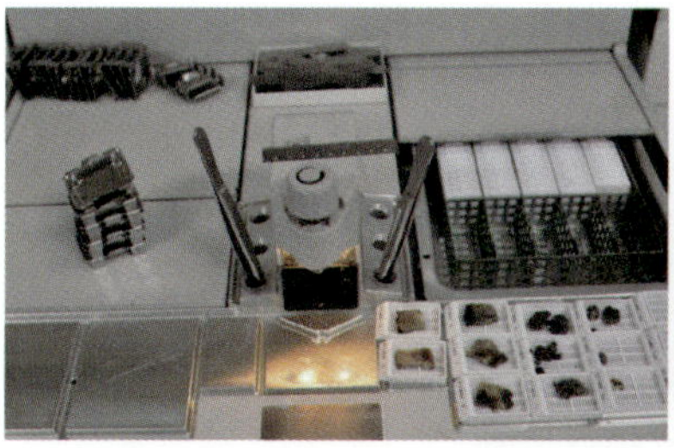

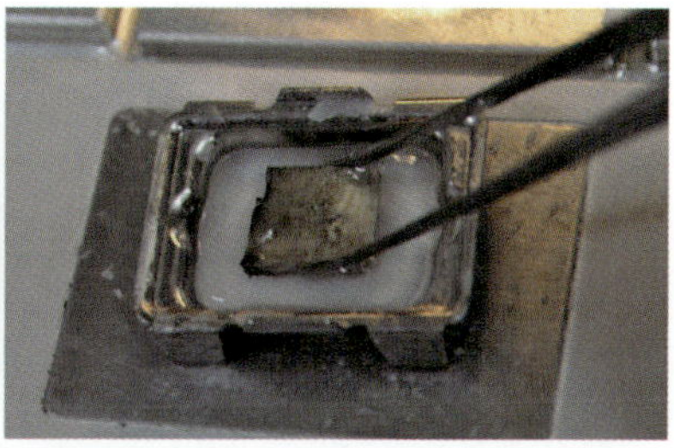

1) 병소부위를 상향하여 포매한다.
2) 관상형 조직은 세로 면이 나오도록 포매한다.
3) 낭포형 조직은 공기주머니가 생기도록 포매한다.
4) 피부나 위장관조직은 상피표면이 나오도록 포매한다.
5) 막창자꼬리(충수)는 가로 면과 세로 면이 모두 나오도록 포매한다.

답 5)

105 간조직의 Prussian blue 염색 표본이다. 청색물질의 반응 산물은 무엇인가?

답 3)

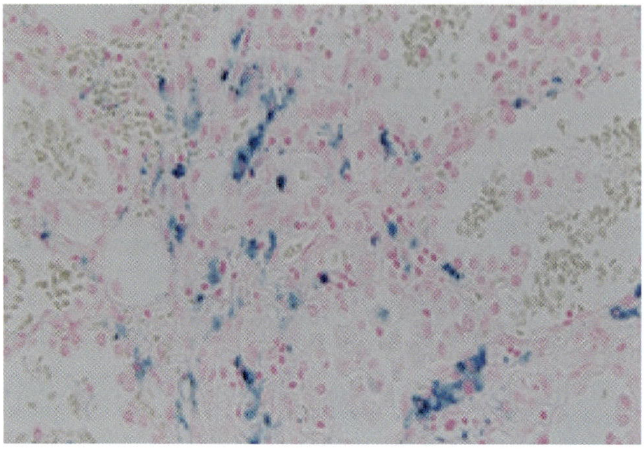

1) Ferrous iron
2) Ferric ferricyanide
3) Ferric ferrocyanide
4) Ferrous ferricyanide
5) Ferrous ferrocyanide

106 편도선 조직표본을 면역조직화학적 검사한 것이다. 갈색으로 발색시키는 것은?

답 2)

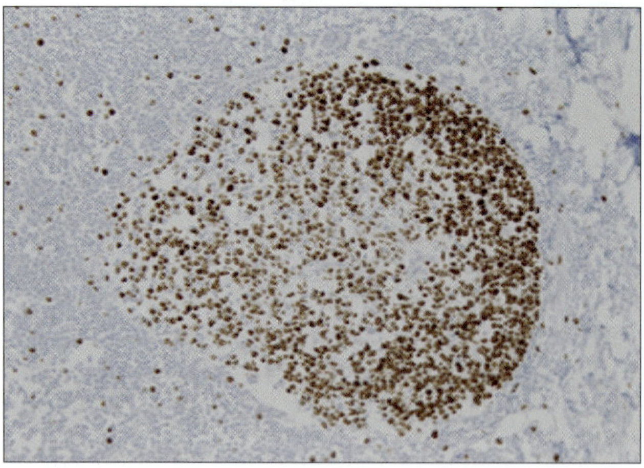

1) AEC
2) DAB
3) Fast Red TR
4) Naphtol-AS-D
5) 4-chloro 1-naphtol

107 면역조직화학 염색 시 사진과 같은 장비의 역할은?

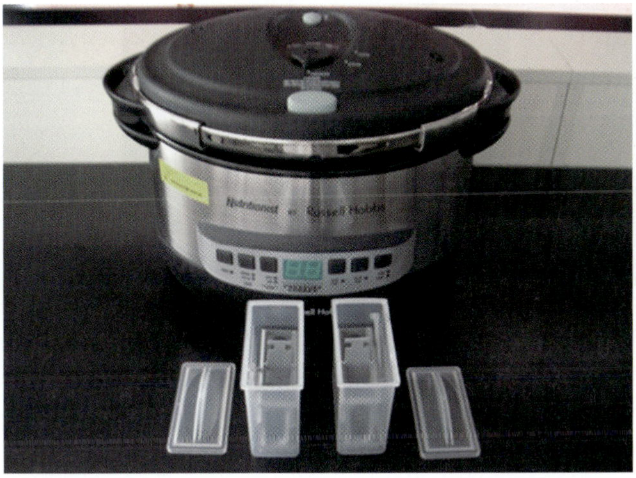

1) 자동봉입
2) 발색강화
3) 자동염색
4) 항원성 복원
5) 내인성 인자 억제

답 4)

108 전자현미경 표본제작에 사용되는 automatic tissue processor이다. 치환제로 사용되는 것은?

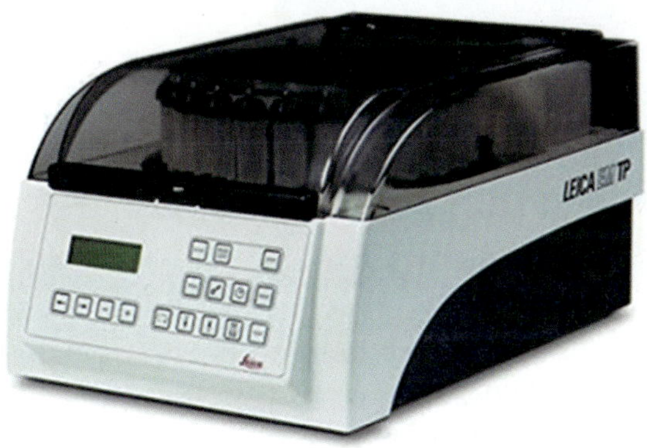

1) Xylene
2) Toluene
3) Benzene
4) Propylene oxide
5) Mercuric chloride

답 4)

109 면역형광염색한 표본이다. 무엇을 염색한 것인가?

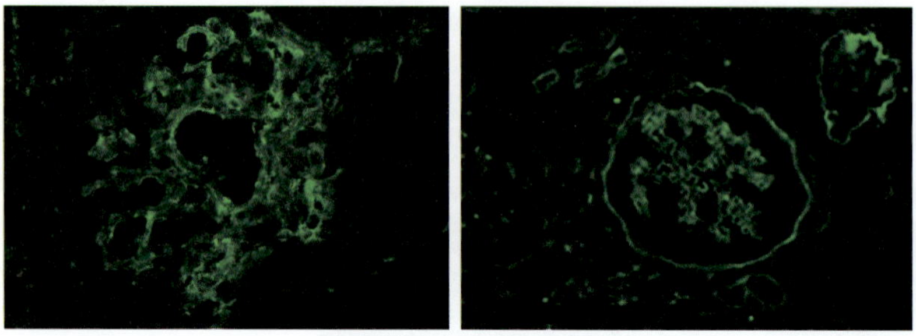

1) 폐포
2) 혈관
3) 위점막
4) 토리
5) 지방세포

답 4)

110 고정액으로 사용되는 시약은?

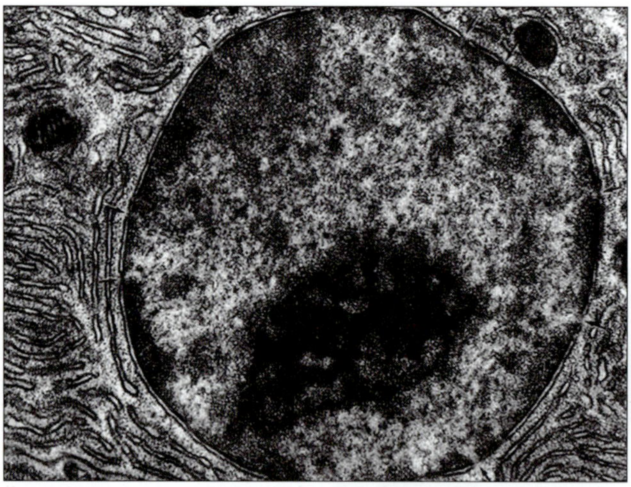

1) Ethanol
2) Formalin
3) Picric acid
4) Glutaraldehyde
5) Mercuric chloride

답 4)

111 폐암 중 샘암종의 병인은 표피성장인자 수용체(EGFR) 유전자의 점돌연변이에 의해 발병되며, 아래의 방법을 이용하여 쉽게 진단이 용이하다. 아래 진단 방법은 무엇이라 부르는가?

답 5)

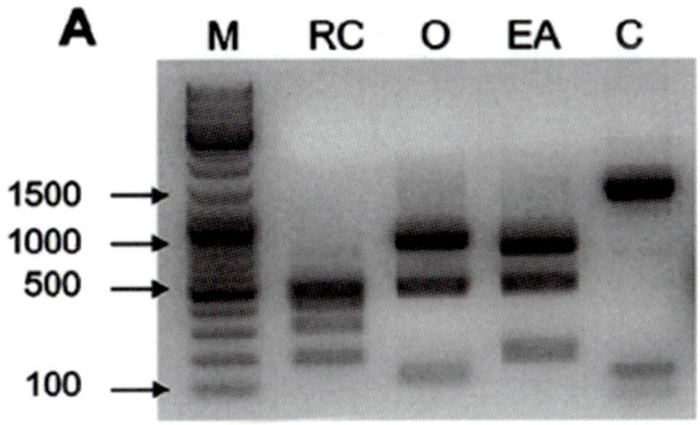

1) 노던 블롯
2) 유세포 분석
3) 제자리부합법
4) 차세대 염기서열 분석
5) 제한효소 절편길이 다형성법

112 DNA 시퀀싱 기법 중 최고 표준이 되는 방법은?

답 1)

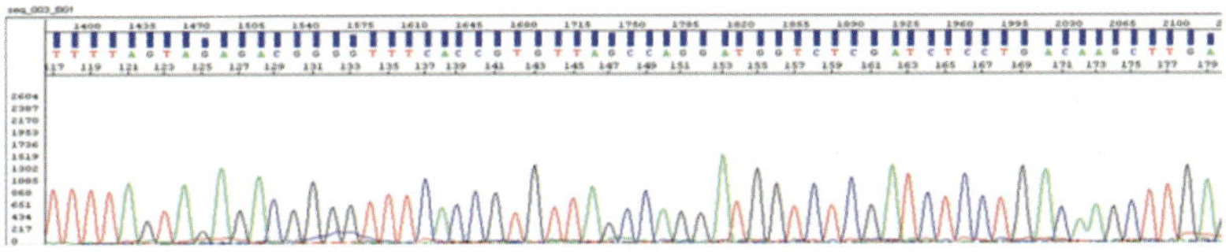

1) 생거 시퀀싱
2) 샷건 시퀀싱
3) 파이로 시퀀싱
4) 차세대 시퀀싱
5) 홀지놈 시퀀싱

113 HIV 확진검사 방법은?

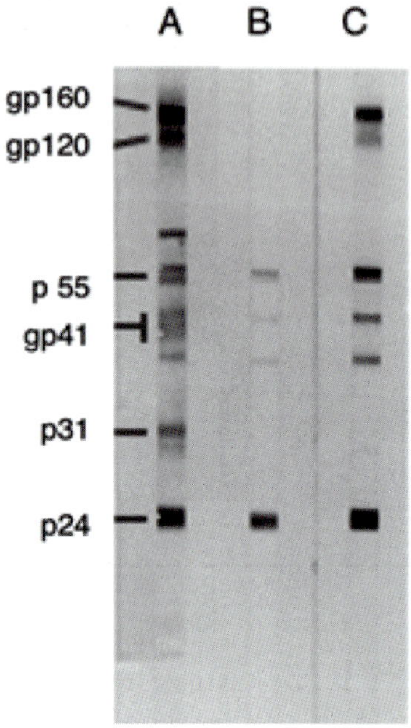

1) IF
2) IHC
3) PCR
4) 시퀀싱
5) 웨스턴 블롯

답 5)

114 검사 진행 과정이다. 검사 방법은?

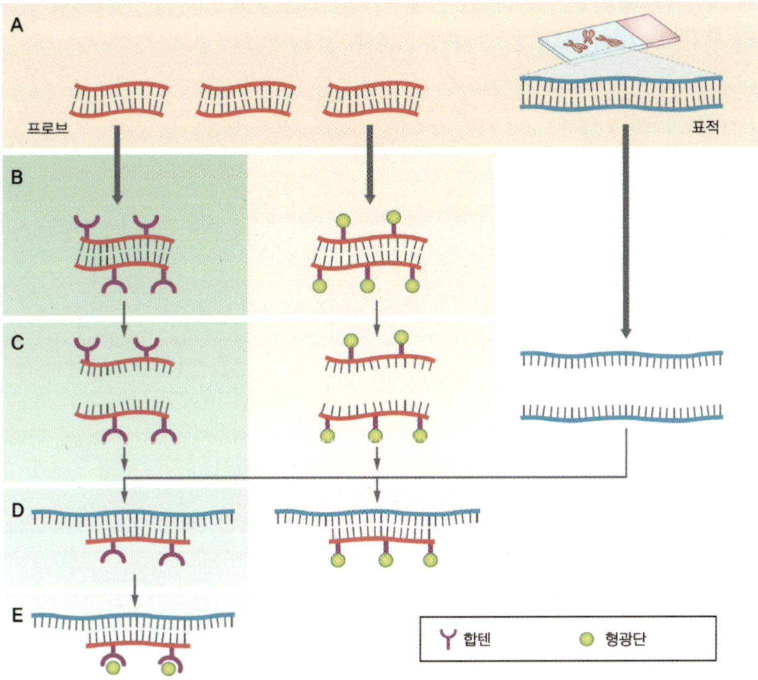

1) 면역형광법(IF)
2) 은제자리부합법(SISH)
3) 중합효소연쇄반응(PCR)
4) 형광제자리부합법(FISH)
5) 색소원제자리부합법(CISH)

답 4)

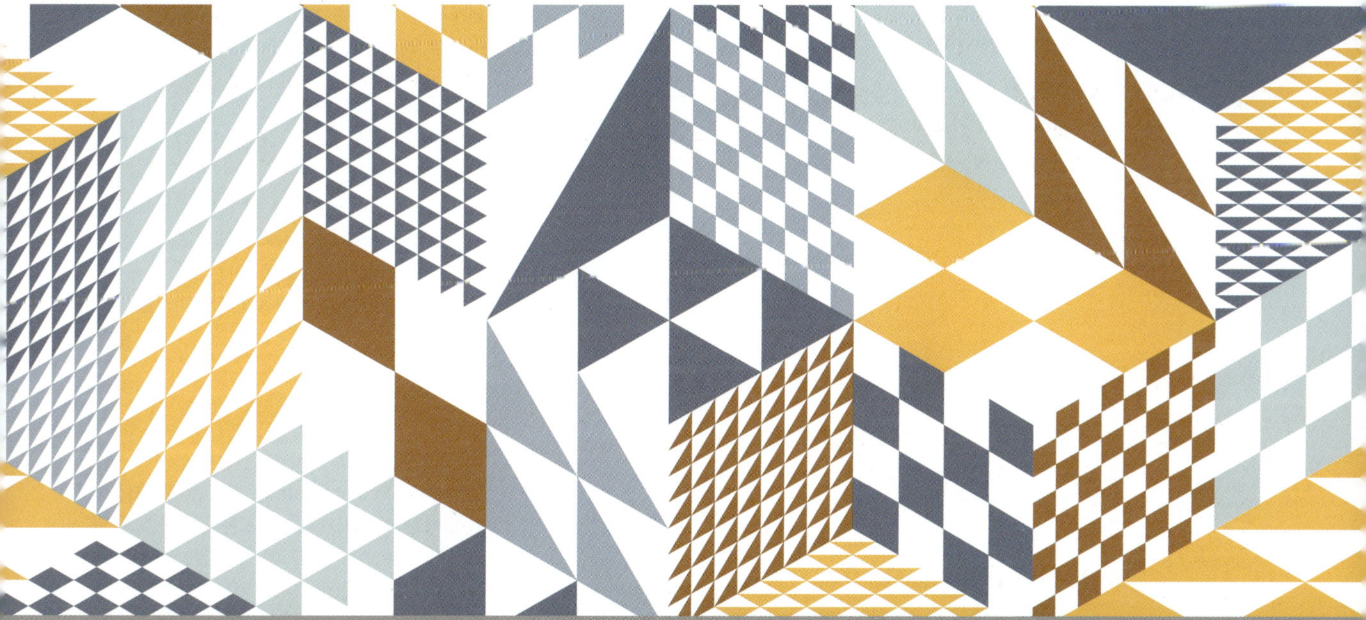

진단세포학

진단세포학 이론

진단세포학의 개요

01 탈락세포학에 대한 체계적이고 확실한 개념을 정립하여 진단세포학이 현재와 같은 체계를 갖추게 한 사람은?

1) William Perkin
2) Robert Brown
3) Rudolf Virchow
4) Marcello Malphigi
5) George N. Papanicolaou

Robert Brown; 세포 속의 핵에 대하여 기술
Marcello Malphigi; 피부구조를 현미경으로 관찰하여 Malphigi층을 발견
George N. Papanicolaou; 탈락세포학에 대해 체계적이고 확실한 개념을 정립한 학자
Rudolf Virchow; 그의 저서 『세포 병리학』에서 "모든 세포는 다른 세포들에서 온다"라는 학설을 남겨 세포분열을 암시
William Perkin; Aniline 염색시약을 발견하여 염색에 의한 검경 시작
Robert Hooke; '세포'라는 용어를 처음 사용
Antoni van Leeuwenhoek; 근래의 현미경에 거의 근접한 현미경을 최초로 제작
Max Knoll과 Julius Ruska; 전자현미경을 발명

답 5)

02 George N. Papanicolaou의 주요 업적은?

1) 탈락세포학 체계 정립
2) 세포병리학의 체계 확립
3) 세포의 핵(nucleus) 묘사
4) 최초로 세포(cell)라는 용어 사용
5) '모든 세포는 다른 세포로부터 기원한다'고 주장

1번 해설을 참고할 것
George N. Papanicolaou는 1920년 쥐의 자궁에서 탈락된 세포를 가지고 호르몬 평가에 대해 발표, 1928년에 여성 생식기에서 채취된 탈락세포가 자궁목의 암종진단에 가치가 있다는 논문을 발표, 1943년에 Papanicolaou method에 의한 염색법과 질도말에 의한 자궁암 진단법을 발표, 1954년에 Atlas of exfoliative cytology 출판

답 1)

03 Papanicolaou가 초기에 암의 세포학적 진단에 대한 연구를 하게 된 신체의 부위는?

1) 내분비계
2) 비뇨기계
3) 호흡기계
4) 소화기계
5) 여성 생식기계

2번 해설을 참고할 것

답 5)

04 세포검사의 특징이 아닌 것은?

1) 호르몬 연구 가능
2) 질병의 유형 파악이 쉬움
3) 최종 진단이 아닌 선별검사
4) 염증이나 감염증 진단에 효과적
5) 방사선조사에 의한 변화 관찰이 용이

세포학적 검사의 장점은 저렴한 검사료, 무통증 검사, 간편한 검사, 신속한 검사, 안전성, 미약한 부작용, 수술방법 유도, 연속적인 검사 가능, 수술 평가, 다병소 검사 가능 세포학적 검사의 단점은 부정확한 병소 위치, 위음성 가능성 존재, 불확실한 진단, 불명확한 종양 분류

답 2)

05 진단세포학적 검사를 조직병리학적 검사와 비교할 때 단점인 것은?

1) 검사 비용이 저렴하다.
2) 반복검사가 가능하다.
3) 진단 방법이 간편하고 신속하다.
4) 정확한 종양위치의 확인이 가능하다.
5) 생검 채취가 불가능한 병소의 검사가 가능하다.

4번 해설을 참고할 것

답 4)

06 세포검사의 장점에 해당되는 것은?

1) 검사결과 신속
2) 환자에 부담이 많음
3) 예방적 검사 어려움
4) 일회 검사물 채취만 가능
5) 정확한 병변 위치 확인 가능

4번 해설을 참고할 것

답 1)

07 조직검사에 비해 세포검사의 단점은?

1) 검사 비용이 저렴하다.
2) 검경 소견이 주관적이다.
3) 신속하게 검사가 가능하다.
4) 검체의 반복 채취가 가능하다.
5) 환자에게 고통을 적게 주며 검사할 수 있다.

단점은 병변의 정확한 위치나 크기를 알 수 없다. 최종 진단이 아닌 선별검사이다. 조직검사에 비해 좀 더 주관적이다. 장점은 생검 채취가 불가능한 병소의 검사가 가능하다. 넓은 면적에 대한 검사가 가능하다. 검사 비용이 저렴하다. 환자에게 고통을 적게 주며 검사할 수 있다. 신속하게 검사가 가능하다. 검체의 반복 채취가 가능하다. 호르몬 연구가 가능하다. 염증이나 감염 증 진단에 효과적이나, 예방적 검사가 어렵다.

답 2)

임상 진단세포학의 종류 및 적용범위

08 세포도말표본으로 알 수 없는 것은?

1) 미생물 감염
2) 내분비의 평가
3) 방사선 치료효과 관찰
4) 암의 정확한 병기 판정
5) 악성 종양 전 단계 세포의 발견

진단세포학의 적용범위는 악성 세포의 발견, 악성 종양 전 단계 세포의 발견, 염증세포의 발견, 기생충의 발견, 이물질의 발견, 호르몬 효과의 평가, 성 감별

답 4)

09 탈락세포학적 검사로 알 수 없는 것은?

1) 염증세포의 관찰
2) 악성 세포의 관찰
3) 체내 호르몬 양 측정
4) 이물질 및 기생충 발견
5) 성감별과 호르몬 효과 평가

8번 해설을 참고할 것

답 3)

10 22~23 게이지의 가는 침을 사용하여 수술 전 진단에 매우 효용성이 높은 미소생검이라고 부르는 것은?

1) 후질원개검사
2) 세포군집검사
3) 세침흡인검사
4) 밀착도말검사
5) 탈락세포검사

세침흡인생검 세포학은 유방의 종괴나 경부의 림프절, 유방, 갑상샘 등과 같이 인체의 조직 혹은 기관의 결합조직 내에 병소가 있을 경우 인체 밖으로 연결된 통로가 없으므로 세포들이 자연 탈락될 수 없다. 이 경우 세침(22~23 gage)을 부착한 주사기로 병소를 찔러 흡인하여 세포를 채취한다. 이 채취된 세포들이 작은 조직 구조를 갖추고 있어 미소생검이라고 한다.

답 3)

11 일반적인 가는침(22-23G)을 통한 세침 천자흡인 세포학(FNAC) 검사가 가능한 부위는?

1) 간
2) 지라
3) 콩팥
4) 림프절
5) 자궁목

특수침을 개발하여 간, 폐, 콩팥 등의 FNA도 가능해졌다.

답 4)

12 세침흡인생검 세포학적 검사가 적당하지 않은 부위는?

1) 침샘
2) 갑상샘
3) 림프절
4) 유방 종괴
5) 자궁목

10번 해설을 참고할 것

답 5)

13 진단세포학적 검사를 위한 검체 채취방법으로 찰과(scraping) 방법을 사용할 수 있는 부위는?

1) 간
2) 이자
3) 난관
4) 지라
5) 자궁목

찰과(Scraping) : 찰과, 긁음, 찰과표본, 긁음표본
예전 : 질벽, 자궁목벽을 찰과해서 채취한 세포를 검경
최근 : 내시경으로 식도, 위, 장, 기관지를 들여다보고 브러시로 찰과, 암의 진단율 향상

답 5)

14 **호흡곤란으로 내원한 폐암 말기 환자의 늑막에서 체액을 채취하여 바로 검체표본을 제작하였다. 이때 제작된 slide에서 세포들이 보이지 않았다면 의심할 수 있는 것은?**

1) 검체에 세포성분이 없었다.
2) 검체에 항응고제를 넣지 않았다.
3) 고정제인 Formal을 넣지 않았다.
4) 전고정제인 alcohol을 넣지 않았다.
5) 검체의 점액성분을 제거하지 않았다.

헤파린과 같은 항응고제를 처리한 흉수와 같은 체액은 신속히 변질되지 않고, 원심분리에서 악성 세포가 많이 모이는 유핵세포층(Buffy-coat layer)을 얻을 수 있으며, 슬라이드에 세포가 잘 부착되는 장점이 있다.

답 2)

15 **X 염색체 중의 하나가 불활성인 이질염색질(heterochromatin)로 여성의 경우 핵막의 내측면에 부착하고 있는 것은?**

1) 용해소체
2) Barr 소체
3) Creola 소체
4) Russel 소체
5) 자매염색분체

Barr 소체는 농축된 이질염색질(heterochromatin)로서 핵막의 내측에 부착되어 반월모양으로 나타난다. 여성의 X 염색체 중 하나에 있는 이질염색질부가 사이기에 있는 체세포 핵에 잘 나타난다. 모든 여성은 barr 소체를 사이기의 핵 내에 가지고 있으나, 남성은 그렇지 않다. X 염색체를 많이 가지고 있으면 그만큼 Barr 소체도 많이 나타난다.

답 2)

16 **세포도말 슬라이드상에 과다한 혈액으로 인해 세포 관찰이 어렵기 때문에 어떠한 고정용액으로 처리해야 하는가?**

1) 95% ethanol
2) 분사식 고정액
3) 10% formalin
4) Carnoy solution
5) 95% ethanol과 ether 동량액

Carnoy 고정액은 출혈성 검체를 위하여 사용되는 특수 목적 고정액으로 고정액 내에 초산(acetic acid)이 들어 있어 적혈구를 용혈시키는 작용을 한다.

답 4)

여성생식기의 구조

17 여성의 외부생식기를 이루고 있는 상피는?

1) 단층원주상피
2) 중층원주상피
3) 위중층원주상피
4) 각화성 중층편평상피
5) 비각화성 중층편평상피

여성의 외부생식기 상피는 인체 표면의 피부 상피와 마찬가지로 각화성 중층편평상피로 덮여 있다.

답 4)

18 여성생식기 여러 곳에서 탈락된 세포가 모여 질풀(vaginal pool)을 형성하는 부위는?

1) 질안뜰(질전정)
2) 질입구
3) 질천장 앞부분(전질원개)
4) 질천장 뒤부분(후질원개)
5) 질천장 옆부분(측질원개)

질천장(질원개)은 질벽과 자궁목의 질부 사이의 함요부로 탈락된 세포들이 자궁질부의 뒤쪽을 둘러싸고 있는 질천장 뒤부분(후질원개)에 모이는 것이 많다. 따라서 질천장 뒤부분을 질풀이라고 부르기도 한다.
질천장은 환자가 천장을 보고 누운 상태에서 시계방향에 따라 질천장 앞부분(12시 방향), 질천장 뒤부분(6시 방향), 질천장 옆부분(3시 및 9시 방향)로 구분한다.

답 4)

19 여성의 골반 내 위치한 서양배(pear-shape) 모양의 장기는?

1) 질
2) 난소
3) 난관
4) 자궁
5) 자궁목

자궁은 서양배 모양을 한 근육장기로 크기는 8×5×2.5 cm 정도이다. 앞쪽에는 방광이 위치하고 뒤쪽에는 곧창자가 위치하고 있다.

답 4)

20 여성생식기의 앞쪽에 위치하고 있는 장기는?

1) 방광
2) 곧창자
3) 콩팥
4) 큰창자
5) 작은창자

18번 해설을 참고할 것

답 1)

21 속자궁목을 이루고 있는 상피와 기능은?

1) 입방상피–흡수
2) 이행상피–배설
3) 단층원주상피–분비
4) 중층편평상피–보호
5) 위중층원주상피–물질수송

속자궁목은 속자궁 구멍 주위부터 자궁목부위의 안쪽부위를 말한다. 이 부위는 단층원주상피로 구성되어 분비를 담당한다.

답 3)

22 단층원주상피와 간질세포(stromal cell)로 구성되며 여성호르몬의 혈중 농도에 따라 두께가 변화하는 부위는?

1) 난관
2) 자궁체
3) 자궁속막
4) 자궁근층
5) 자궁바깥막

자궁속막을 구성하는 세포의 종류는 속막의 표면을 덮고 있는 키가 작은 입방형 세포와 샘상피세포, 간질세포로 되어 있다.

답 3)

23 환자가 천장을 보고 누운 상태에서 질천장 뒤부분(Posterior vaginal fornix)의 위치는?

1) 3시 방향
2) 6시 방향
3) 9시 방향
4) 10시 방향
5) 12시 방향

질천장 뒤부분(posterior vaginal fonix), 즉 자궁질부의 뒤쪽을 둘러싸고 있는 부분에 모이는 것이 많다. 따라서 질천장 뒤부분을 질풀(vaginal pool)이라 부르기도 한다. 질천장 뒤부분은 환자가 천장을 보고 누운 상태에서 6시 방향에 위치한다.

답 2)

24 편평–원주 접합부(squamous columnar junction)가 정상적으로 위치하는 부위는?

1) 질과 자궁목의 경계
2) 난관과 자궁속막의 경계
3) 자궁체부와 기저부의 경계
4) 자궁속막과 자궁근층의 경계
5) 바깥자궁목과 속자궁목의 경계

바깥자궁 구멍 부위에는 바깥자궁목과 속자궁목이 경계되는 경계가 있는데 상피의 종류가 달라지는 부위라 하여 이행부위라고 한다. 실제로 자궁외구의 이행부위에는 비각화성 중증편평상피와 단층원주상피가 분리되는 부위가 있는데 이 부위를 편평-원주 접합부라고 한다. 이 편평-원주 접합부는 여성의 연령, 호르몬 상태, 임신, 염증, 자궁의 크기, 선천적 기형과 같은 요인에 따라 변화할 수 있다.

답 5)

25 여성생식기에서 자궁목암 발생의 시작부위와 밀접한 관계에 있는 부위는?

1) 질(vagina)
2) 난관(oviduct)
3) 자궁체부(uterine body)
4) 속자궁목(endocervix)
5) 바깥자궁구멍(external Os)

■ ■ ■

답 5)

26 여성의 외부생식기에 해당되는 것은?

1) 질
2) 자궁
3) 난소
4) 난관
5) 대전정샘

■ ■ ■

여성의 생식기는 외부생식기와 내부생식기로 분류할 수 있다. 외부생식기는 치구(mons pubis), 음핵(clitolis), 대음순(labia majora), 소음순(labia minora), 질어귀 또는 안뜰(vestibule), 바톨린선으로 구성되고, 내부생식기는 질(vagina), 자궁(uterus), 난소(ovary), 난관(fallopian tube)으로 구성된다.

답 5)

호르몬 세포학

27 여성의 월경주기에서 estrogen 혈중 농도가 가장 높은 시기는?

1) 월경기
2) 증식기
3) 배란기
4) 초기 분비기
5) 후기 분비기

■ ■ ■

난소는 속질과 겉질로 구분되며, 속질에는 혈관이 풍부한 결합조직에 의해 싸여 있고, 겉질에는 난포가 존재한다. 겉질에 있는 수만 개의 원시난포 중에서 일생 동안 400~500개 정도만 0.8 cm 직경의 성숙된 난포로 성장되며, 성숙난포에는 제2난모세포가 들어 있다. 제2난모세포는 과립막 세포라고 하는 입방형의 과립막 세포(estrogen을 분비)에 의해서 싸여 있다. 과립막 세포는 난포의 성숙 정도에 비례해서 세포의 수도 변화되므로 estrogen 분비량도 세포수에 비례해서 증감한다. 배란기에서 배란이 끝난 후 과립막 세포층에는 지방이 축적되어 황체로 변화하고 progesterone이라는 난소호르몬을 분비한다. 황체는 난소의 새로운 주기와 더불어 섬유화하여 퇴화되어 백체로 퇴화된다.

답 3)

28 내분비평가를 위한 검체 채취 방법으로 적절한 것은?

1) 변형대에서 채취
2) 질후원개에서 채취
3) 자궁외구에서 채취
4) 바깥자궁목에서 채취
5) 질측벽 위쪽 1/3 부분에서 채취

여성 생식기의 세포들은 난소에서 분비되는 성 호르몬에 의해 주기적으로 형태학적으로 변화한다. 탈락된 세포를 형태학적으로 판정하여 호르몬 기능을 추정할 수 있고 불임, 월경불순, 호르몬 질환 등의 원인을 분석할 수 있다. 이러한 호르몬 분석을 위해서는 환자의 나이, 세포 검사물의 채취일, 최근 마지막 월경일, 외부 호르몬 약제 투여 여부, 검사받는 이유, 수술경력 등 정보가 필요하다. 호르몬 평가와 성감별을 위한 검사물은 변성되지 않은 신선한 형태의 정상세포여야 하며, 검사물 채취부위는 구강점막, 질 측벽 위쪽 1/3 점막, 소변의 경우 방광 삼각대의 세포를 관찰한다.

답 5)

29 질점막을 구성하는 세포에 영향을 주는 장기는?

1) 자궁
2) 난관
3) 난소
4) 심장
5) 콩팥

가임기 여성의 질은 월경주기에 따라 세포의 층수가 변한다. 난소에서 분비하는 호르몬에 따라 다른데, Estrogen은 세포를 표층세포까지 성숙시키고 Progesterone은 중간세포까지 성숙시킨다.

답 3)

30 내분비 호르몬 변동에 따른 질도말표본의 주요세포 출현 양상으로 맞는 것은?

1) 신생아–표층세포
2) 소아기–중간세포
3) 산욕기–표층세포
4) 폐경기–표층세포
5) 임신기–보트형의 중간세포

산욕기, 수유기, 유년기는 기저곁세포가 출현한다. 주상세포(보트형의 중간세포)는 임신과 관련되어 출현한다.

답 5)

31 월경주기에 따른 세포상에서 나핵이 출현하고 젖산균이 증가하며 대부분이 중간세포로 구성된 시기는?

1) 월경기
2) 증식기
3) 배란기
4) 분비기
5) 폐경기

Estrogen은 질상피를 표층까지 성숙시켜 주로 분비기에 최고조에 달하는데, 이때는 표층세포가 대부분을 차지하며 배경은 깨끗하다. 분비기에는 progesterone이 분비되기 때문에 중간세포가 주로 나타나며, 중간세포에 있는 글리코겐(glycegen)을 유산균이 분해해서 세포질이 벌레 먹은 모양으로 너덜너덜해지기도 하고 완전히 없어져 핵만 남는 나핵으로 보이기도 한다.

답 4)

32 호르몬 평가 시 성숙지수가 0/90/10으로 나왔다면 생리 주기는?

1) 월경기
2) 배란기
3) 증식기
4) 분비기
5) 폐경기이후

호르몬 평가 시 평가지수에는 여러 종류가 있다. 호산성 지수, 농축핵 지수, 접힌 세포 지수, 성숙지수, 군집세포 지수 등이 있는데 가장 많이 사용되며 비교적 정확한 것이 성숙지수다. 성숙지수는 호르몬에 따라 우방이행, 중간이행, 좌방이행으로 표현하는데, 기저결세포 : 중간세포 : 표층세포의 비율을 순서대로 백분율로 표시한다. 좌방이행은 estrogen과 progesterone의 분비 저하를 의미하고, 중간이행은 혈중에 progesterone 농도가 높고 난소는 황체가 형성되거나 자궁속막에 태반이 존재함을 뜻하고, 우방이행은 estrogen 혈중농도가 높음을 의미한다.

답 4)

33 내분비 세포평가 지수에서 성숙지수에 해당되는 것은?

1) 중간세포 대 표층세포의 비율
2) 상피세포 100개당 중간세포의 수
3) 상피세포 100개당 표층세포의 수
4) 기저결세포(방기저세포) : 중간세포 : 표층세포의 비율
5) 농축된 핵을 가진 세포 : 소포상 핵을 가진 세포의 비율

호산성 지수는 estrogen 혈중 농도를 추정하기 위한 검사로 표층세포의 백분율을 의미한다. 편평상피세포 100개 중 세포질이 호산성으로 보이는 세포의 수를 백분율로 표현하며, 핵농축 지수와 의미가 같다. 세포군집지수는 progesterone 혈중 농도를 추정하기 위해 이용되는 지수로 4개 이상의 세포가 모여 있는 세포군집의 수와 3개까지 모여 있는 세포 군집의 수를 비율로 표시한다.

답 4)

34 내분비 평가지수 중 세포질 염색성과 관계있는 지수는?

1) 성숙지수
2) 호산성 지수
3) 핵농축지수
4) 군집세포지수
5) 접힌세포지수

31번 해설을 참고할 것

답 2)

35 성숙지수가 오른쪽으로 치우친 양상을 보이는 것은?

1) estrogen 영향이 증가했다.
2) Androgen 영향이 증가했다.
3) 폐경기 후 여성에서 나타난다.
4) Progesterone 영향이 증가했다.
5) 가임기 여성의 분비기에 볼 수 있다.

30번 해설을 참고할 것

답 1)

36 정상여성에서 기저결세포(방기저세포)가 도말상에 나타나지 않는 경우는?

1) 증식기
2) 산욕기
3) 수유기
4) 폐경 후기
5) 사춘기 이전

기저결세포는 여성의 성호르몬인 estrogen과 progesterone의 분비가 감소되거나 결핍되는 시기인 폐경기 후, 산욕기, 수유기, 사춘기 이전에 위축된 편평상피의 표면에서 도말되어 관찰된다.

답 1)

37 폐경기 이후 질도말표본에 주로 나타나는 세포는?

1) 중간세포
2) 표층세포
3) 주상세포
4) 원주세포
5) 기저결세포

34번 해설을 참고할 것

답 5)

38 성숙지수(maturation index : MI) 지표가 0:10:90 표시되었다. 해당되는 시기와 세포는?

1) 배란기–표층세포
2) 분비기–중간세포
3) 신생아기–중간세포
4) 폐경기–기저결세포
5) 소아기–기저결세포

성숙지수는 기저결세포 : 중간세포 : 표층세포로 나누어 백분율로 표시된다. estrogen은 질 상피를 상피의 표층까지 성숙시키며, progesterone은 중간층까지 성숙시키고 그치기 때문에 estrogen 효과가 뚜렷한 도말표본은 표층 세포가 많이 탈락하고 progesterone 효과가 뚜렷할 때에는 중간세포가 많이 탈락한다. 그러나 월경시작 전 소녀, 폐경기 여성과 같은 estrogen 분비가 적은 경우 및 estrogen을 오랜 기간 투여한 경우에는 중간세포가 우세한 도말상을 보이기 때문에 중간세포 우세 도말상은 반드시 progesterone 효과를 의미하지는 않는다.

답 1)

39 세포 도말표본상에서 호르몬 평가 시 성숙지수가 우방이행(shift to the right)을 보이는 시기는?

1) 증식기
2) 배란기
3) 분비기
4) 임신기
5) 폐경기

답 2)

40 생후 1년된 소아의 정상적인 성숙지수(MI)는?

1) 100/0/0
2) 0/100/0
3) 0/50/50
4) 0/10/90
5) 40/50/10

생후 1년된 소아의 경우 estrogen, progesterone, androgen 등의 호르몬이 분비되지 않으므로 기저결세포(방기저세포)가 도말되며 성숙지수는 좌방이행을 나타낸다.

답 1)

41 내분비 평가지수가 서로 비슷하게 나타나는 시기로 조합된 것은?

1) 소아기–배란기
2) 소아기–수유기
3) 임신기–배란기
4) 증식기–분비기
5) 폐경기 이후–증식기

34번 해설을 참고할 것

답 2)

42 임산부의 질도말을 실시하였다. 이 여성의 중층 편평 상피세포는 중간세포까지 성숙되며 혈중에는 progesterone 농도가 높고 난소는 황체가 형성되었으며 뇌하수체에서는 LH의 분비가 일어나고 있을 때, 이 여성의 성숙지수는?

1) 표층형
2) 중앙이행
3) 좌방이행
4) 우방이행
5) 기저결형

36번 해설을 참고할 것

답 2)

43 출산 후 수유 중인 여성의 질도말표본에 많이 출현하는 세포는?

1) 표층세포
2) 중간세포
3) 원주세포
4) 다형핵백혈구
5) 기저결세포(방기저세포)

34번 해설을 참고할 것

답 5)

44 임신 중인 여성의 질도말표본에서 특징적으로 많이 나타나는 세포는?

1) 포말세포(foamy cell)
2) 뱀형태세포(snake cell)
3) 주상세포(navicular cell)
4) 인환세포(signet ring cell)
5) 이물거대세포(foreign body giant cell)

초기 혈중 progesterone 농도 증가는 도말상에 중간세포들을 증가시키지만 progesterone 농도가 증가함에 따라 중간세포의 세포질 내에 노란색의 당원이 침착된다. 이 세포는 쪽배를 닮았다고 하여 주상 세포라고 하며 progesterone에 의한 중간세포의 변형이다. 특히 주상세포의 출현은 혈중 progesterone 농도의 높음을 의미하며 임신 중인 산모의 도말표본에서 많이 관찰된다.

답 3)

45 estrogen의 혈중농도가 높은 시기에 나타나는 질도말표본의 양상은?

1) 주상세포 2) 군집된 세포
3) 세포질 분해 4) 접힌 세포질
5) 농축 핵세포

36번 해설을 참고할 것

답 5)

46 내분비 검사가 의뢰된 질도말표본에서 Progesterone의 혈중농도가 높은 시기의 세포는?

1) 표층세포 2) 중간세포
3) 무핵세포 4) 기저세포
5) 기저곁세포(방기저세포)

41번 해설을 참고할 것

답 2)

47 어떤 여성의 질도말을 하였을 때 핵농축 지수가 100일 때 해당되는 시기는?

1) 배란기 2) 분비기
3) 소아기 4) 폐경기
5) 산욕기

핵농축지수는 estrogen과 progesterone의 혈중 농도를 추정하거나 피검 여성의 월경주기가 어느 시점인지를 추정하기 위하여 이용되는 지수이다. 검사 방법은 도말표본에서 표층세포와 중간세포 100개 중에서 핵이 농축된 세포의 수를 백분율로 표현한 것을 말한다. 결국 표층세포의 백분율을 의미하며 이 수의 많고 적음은 estrogen의 혈중 농도의 많고 적음을 뜻하고 핵농축 지수가 100이라면 배란기 여성임을 추정할 수 있다.

답 1)

48 글리코겐의 중간세포내 축적, 양치상 등의 도말 특징을 관찰할 수 있는 시기는?

1) 월경기 2) 증식기
3) 배란기 4) 분비기
5) 폐경기

답 3)

49 가임기 여성의 질도말표본에서 호르몬 평가와 관련이 바르게 연결된 것은?

1) 증식기-중간세포 2) 분비기-표층세포
3) 폐경기-기저세포 4) 임신기-양치식물
5) 수유기-기저곁세포(방기저세포)

34번 해설을 참고할 것

답 5)

50 Fern test를 하는 이유는?

1) 임신 유무
2) 염증 유무
3) 유산 유무
4) 호르몬 영향
5) 배란기 확인

Fern test(양치형성 검사)는 속자궁목 점액에서 estrogen의 존재를 확인하기 위한 것으로 배란을 검사하는데 종종 사용된다. 자궁목 점액의 도말건조표본에 양치모양의 결정이 나타나면 estrogen의 존재를 뜻한다.

답 5)

51 내분비 평가를 위한 검체 채취일이 12월 5일이었다. 검경결과 호산성 지수(EI)가 90:10으로 평가되었다면 환자의 마지막 월경일(LMP)은 몇일로 추정되는가?

1) 11월 6일
2) 11월 11일
3) 11월 16일
4) 11월 22일
5) 11월 29일

정상 성숙 여성의 월경주기는 28일로 정의하며 제1일은 월경 첫날을 의미한다. 여성의 월경주기는 월경기(1~5일), 증식기(6~12일), 배란기(13~15일), 분비기(16~28일)로 구분된다.

답 4)

52 마지막 월경주기(last mensturation period : LMP)가 5월 25일이고 내분비 평가를 위한 검체채취일이 6월 7일인 경우의 주기와 주로 관찰되는 세포는?

1) 증식기 - 기저결세포
2) 배란기 - 표층세포
3) 분비기 - 중간세포
4) 월경기 - 표층세포
5) 폐경기 - 기저결세포

답 2)

호르몬 세포학

53 Pap. stain에서 핵을 보기 위한 퇴행성 hematoxylin 용액은?

1) Mayer hematoxylin
2) Harris hematoxylin
3) Weigert hematoxylin
4) Mallory hematoxylin
5) Verhoeff hematoxylin

Pap. stain에서 핵 염색의 방법에는 진행성 염색과 퇴행성 염색으로 구분된다. 진행성 염색은 탈색과정이 없이 착색시키는 방법으로 주로 Mayer hematoxyline 용액을 사용하며, 퇴행성 염색은 과염색 후 탈색과정을 거쳐 착색시키는 방법으로 Harris hematoxyline 용액을 사용한다.

답 2)

54 Papanicolaou 염색법에서 사용되는 EA 용액에는 어떤 염료가 포함되는가?

1) hematoxylin, OG−6, Eosin Y
2) OG−6, Eosin Y, Light green SF
3) Bismarck brown, hematoxylin, OG−6
4) Eosin Y, Light green SF, Bismarck brown
5) Light green SF, Bismarck brown, hematoxylin

PaP 염색법에는 hematoxylin, OG-6, EA 용액으로 구성되며, EA (Eosin-Azure) 용액은 eosin Y, light green SF와 bismarck brown으로 구성되어 있다.

답 4)

55 검체물 채취 시 항응고제를 반드시 넣어야 하는 검사물은?

1) 소변
2) 객담
3) 늑막액
4) 뇌척수액
5) 전립샘 분비액

체액의 종류는 늑막액, 복수액, 심낭액, 관절액이 있으며 채취 용기에 heparin이나 EDTA와 같은 항응고제를 첨가하여 채취된 체액의 응고를 방지하여야 한다.

답 3)

56 자극에 노출된 부위로 병변이 가장 많이 발생하고, 특히 암이 가장 잘 발생하는 부위이기 때문에 반드시 채취해야 할 여성생식기 검사물은?

1) 질풀 도말
2) VCE 도말
3) 자궁속막 도말
4) 자궁목 찰과 도말
5) 속자궁목 찰과 도말

자궁목의 변형대는 많은 자극에 노출된 부위로 병변과 암이 가장 잘 발생하는 부위이기 때문에 반드시 이 부위에서 검사물을 채취해야 한다.

답 4)

57 부인과적 검사물 채취 시 기록에 고려되어야 할 중요 정보가 아닌 것은?

1) 입원 일자
2) 임상 진단
3) 과거의 치료력
4) 환자의 나이
5) 최종 월경기(LMP)

부인과 검사물의 채취 시 고려되어야 할 중요 정보는 검사물 채취 일자, 환자 연령 및 성별, 최종 월경기(LMP), 검사물 채취 부위, 검사물 채취 방법, 증상, 병력 및 치료력, 호르몬제 투약 여부, 과거 조직 세포학적 검사 여부, 임상 진단 등이다.

답 1)

58 VCE 슬라이드 도말표본에서 가장 먼저 도말되는 검사물은?

1) 질풀
2) 바깥자궁목
3) 속자궁목
4) 자궁속막
5) 편평−원주상피세포

VCE 슬라이드 도말법은 V, C, E 약자로 3등분으로 되어 있으며, V는 질풀(vaginal pool), C는 변형대를 포함한 바깥자궁목(cervix), E는 속자궁목(endocervix) 검사물을 각각 도말하는 방법으로도 말과정에서 시간이 지체되어 도말이 건조되지 않게 주의하여야 한다.

답 1)

59 **내분비 평가를 위한 검사물 채취 부위는?**

1) 자궁속막
2) 속자궁목
3) 편평원주접합부
4) 질 측벽 상부 1/3
5) 자궁목관내 360°를 회전

■■■
내분비 호르몬 평가를 위한 검사물은 구강 점막, 질의 측벽 상부 1/3 점막, 소변에서 채취된 편평세포를 통해 평가한다.

답 4)

60 **부인과 세포검사 시 검사물을 채취한 날짜가 7월 13일, 환자의 LMP가 6월 25일이라면 다음 중 가장 가까운 MI(성숙지수)는?**

1) 50/50/0
2) 30/70/0
3) 0/10/90
4) 80/20/0
5) 30/40/30

■■■
해당 환자의 월경 주기는 28일이며 분비기에 해당된다. 따라서 해당 시기는 중간세포가 다수 출현하게 된다.

답 2)

61 **여성 생식기 여러 곳에서 탈락된 세포가 모이기 때문에 여성 생식기 전체에 대해 악성 여부를 알기 위한 방법으로 집단 검진에 이용되는 것은?**

1) 변형대 채취법
2) 질천장 뒤부분 채취법
3) 자궁속막 흡입법
4) 속자궁목 찰과도말
5) VCE 슬라이드 도말법

■■■
질천장 뒤부분은 자궁의 여러 곳에서 탈락된 세포가 모이는 부위로 악성 세포의 존재 유무를 쉽게 알 수 있어 집단 검진에서 널리 이용되고 있다.

답 2)

62 **여성생식기에서 암이 가장 잘 발생하는 부위로 반드시 검체 채취를 해야 하는 곳은?**

1) 변형대
2) 질천장 뒤부분
3) 자궁속막
4) 속자궁목
5) 바깥자궁목

■■■
여성생식기에서 자궁목의 변형대는 자극을 가장 많이 받는 부위로 자궁목암이 가장 많이 발생하는 곳이기 때문에 반드시 채취되어야 할 부위이다.

답 1)

63 소변의 세포학적 검사를 위해 검체 채취법은?

1) 삽관뇨만 검사한다.
2) 12시간 뇨를 사용한다.
3) 24시간 뇨를 사용한다.
4) 아침 첫 소변을 채취한다.
5) 채취시간은 관계없이 소변 채취 즉시 검사한다.

소변은 점액이나 단백질의 함량이 적은 검사물로서 세포를 파괴할 수 있는 효소를 가지고 있어 세포 변성이 심하게 발생하여 소변을 채취한 즉시 검사하는 것을 원칙으로 하고 있다.

답 5)

64 하부 요로에 병변이 있거나, 배뇨가 곤란한 환자나 특정부위의 병변을 발견하기 위해 실시하는 비뇨기계 검사물 채취방법은?

1) 삽관뇨
2) 24시간뇨
3) 방광 솔질액
4) 방광경 검사물
5) 전립샘 마사지 후 요

삽관뇨는 하부 요로에 병변이 있을 경우 흔히 이용하는 방법으로 배뇨가 곤란한 환자나 특정 부위의 병변을 발견하기 위해 이용된다.

답 1)

65 세포학적 진단을 위한 객담 검사물로 적합하지 않은 것은?

1) 혈성 객담
2) 표본 내에서 먼지세포가 관찰
3) 다량의 침이 섞인 투명한 객담
4) 표본 내에서 큰포식세포나 원주세포가 관찰
5) 가로막에서부터 나오는 깊은 기침에 의한 객담

객담 검사는 폐의 병변이 의심스러울 때 매일 아침 기상 후 양치질을 한 후에 입구가 넓은 객담 용기를 사용하여 3일 동안 첫 객담을 연속적으로 검사하여 병적 세포의 발견율을 높이는 방법으로 비교적 간단한 기관지암 발견 검사법이다. 채취된 객담 검사물에서 불투명하고 변색된 조직 파편이나 혈성 또는 농성 부분을 주로 도말하여야 하고, 도말표본에서는 호흡기계의 상피세포인 원주세포가 포함되고, 가로막의 깊숙한 기침을 통하여 폐포에 존재하는 큰포식세포인 먼지세포가 반드시 관찰되어야 한다. 도말 후 남은 객담은 세포군집 절편에 사용된다.

답 3)

66 객담의 세포학적 검사를 위해 반드시 포함되어야 할 세포는?

1) 암세포
2) 술잔세포
3) 먼시세포
4) 편평세포
5) 호산성 세포

60번 해설을 참고할 것

답 3)

67 **객담을 오래 보관할 수 있고, 점액을 융해하여 많은 세포를 농축할 수 있는 방법은?**

1) 객담 직접도말법
2) 완전 객담 연속 검사
3) Saccomanno 객담검사
4) 기관지경 검사 후 객담검사
5) 포스트 튜브법(post tube method)

Saccomanno 객담검사는 객담 내에 다량의 점액 성분을 제거하고 세포 성분만을 농축하여 처리할 수 있는 방법이다.

답 3)

68 **호흡기계 세포진단 검사법 중 탈락세포수가 많아 다른 검사법에 비해 병변의 발견율이 높은 방법은?**

1) 객담 직접도말법
2) 완전 객담 연속검사
3) Sacommanno 객담검사
4) 기관지경 검사 후 객담검사
5) 포스트 튜브법(post tube method)

기관지경 검사 후 객담검사는 기관지 점막이 검사 기구나 솔, 검사용액에 의해 자극을 받아 진단적인 탈락 세포의 수가 많아지기 때문에 다른 검사법에 비해 병변의 발견율이 높고, 특히 기관지경 검사에 의한 채취된 검사물보다도 양성률이 높은 객담 채취법이다.

답 4)

69 **소변이나 체액의 검사물 채취 후 검사시간이 오래 지연될 경우 변질을 막기 위하여 전 고정액으로 사용되는 것은?**

1) ether
2) Bouin 용액
3) 50% ethanol
4) 2% carbowax in 70% alcohol
5) 95% ethanol과 ether 동량 혼합

비산부인과 검체인 객담, 체액, 소변, 뇌척수액 등의 검사물 채취 후 검체 처리 도말 시간이 불가피하게 늦어질 경우 변질을 막기 위해 검체와 동량의 50% ethanol을 혼합하여 전 고정하여 냉장고에 보관하여 검사한다. 객담(12~24시간 냉장보관 이후), 체액(24~48시간 냉장보관 이후), 소변 및 뇌척수액(1~2시간 냉장보관 이후)

답 3)

70 **혈액을 포함한 가슴안액을 원심분리하여 세포도말 표본 제작 시 백혈구, 중피세포, 종양 세포가 주로 포함된 부위는?**

1) 맨 위 상층액
2) 어느 층이나 동일
3) 맨 아래 적혈구층
4) 거품층과 상층액 사이
5) 유핵세포층(buffy coat)

혈액을 포함한 체액을 원심분리하면 무핵세포인 적혈구는 맨 아래로 가라앉고, 유핵세포인 백혈구, 중피 세포, 종양 세포 등은 유핵세포층(buffy coat)에 위치해 있다.

답 5)

71 Papanicolaou가 사용한 고정액 원법은?

1) 95% ethanol
2) isopropyl alcohol
3) polyethylene glycol
4) 95% ethanol과 ether 동량 혼합법
5) 100% methanol과 ethanol 동량 혼합법

papanicolaou가 최초로 사용한 고정액은 95% ethanol과 ether 동량 혼합액으로서, 고정 능력이 우수해서 과거 오래 기간 동안 사용하였지만 고정액에 포함된 ether가 증발력이 매우 강하고 고도의 인화성 물질로 폭발성과 화재 위험성이 있으며, 또한 마취성이 있어 인체에 위험하여 사용하지 않고 있다.

답 4)

72 현재 진단세포학에서 가장 보편적으로 사용되는 세포 고정액은?

1) 95% ethanol
2) 100% methanol
3) Isopropyl alcohol
4) Polyethylene glycol
5) 95% ethanol과 ether 동량 혼합법

Papanicolaou가 최초로 95% ethanol과 ether 동량 혼합액을 세포 고정액으로 사용하였지만 여러 가지 문제점이 많아 최근에는 95% ethanol을 임상에서 가장 보편적으로 사용하고 있다.

답 1)

73 채취한 검체로 도말표본을 만들어 다른 기관으로 운반 또는 우송하여 검사하고자 할 경우에 사용하는 고정법은?

1) 습윤고정
2) 건조고정
3) 피복고정
4) 화염고정
5) alcohol 고정

피복 고정제는 carbowax (polyethylene glycol) 용액과 diaphane 용액이 가장 흔히 사용되고, 도말표본을 멀리 운반할 경우 세포의 변성을 막기 위하여 도말된 세포에 얇은 막을 형성하게 하여 공기를 차단시키는 방법이다.

답 3)

74 Pap 염색을 하기 위해 사용하는 세포도말표본의 일반적인 고정방법은?

1) 전고정
2) 건조고정
3) 즉시 습윤고정
4) 건조 후 습윤고정
5) 반드시 전고정 후 습윤고정

세포 표본도말 시 세포들의 세부구조를 생체에 있던 그대로 유지하고 쉽게 변성이 되지 않게 하기 위해 일반적으로 반드시 세포도말 즉시 습윤고정해야 한다.

답 3)

75 **헤마톡실린에 의해 선명하게 염색되어 핵의 구조가 뚜렷하게 보이므로 악성 세포의 특징을 보기 위한 핵의 변화 관찰에 적합한 고정액은?**

1) 피복 고정액
2) Bouin 용액
3) Carnoy 용액
4) alcohol 고정액
5) ether ethanol 고정액

Alcohol은 핵산을 잘 보호하여 핵의 구조 및 특징적인 변화를 비교적 잘 관찰할 수 있는 고정액이다.

답 4)

76 **소변이나 뇌척수액 검체 도말에 좋은 방법은?**

1) 직접도말법
2) 압착도말법
3) 세포군집 절편법
4) 세포원심 분리도말법
5) Saccomanno 혼합법

세포 침전물이나 단백의 양이 적을 것으로 예상되는 뇌척수액, 요, 체액 등 모든 용액성 검사물의 유용성과 진단의 효율성을 높이고, 세포의 유실을 막아 도말상에 세포의 수를 풍부하게 하고 한 겹으로 도말되어 세포의 세부 구조를 관찰할 수 있는 세포원심 분리도말법을 이용한다.

답 4)

77 **검체의 침사물을 모아 특수한 원심분리 챔버에 떨어뜨린 후 원심분리하여 직접 용기 밑에 장착된 유리슬라이드에 세포를 부착시켜 도말하는 방법은?**

1) 막여과법
2) 직접도말법
3) 압착도말법
4) 세포군집절편법
5) 세포원심분리(침전)법

일반적으로 액체 검체의 양이 소량(0.5 mL 이하)으로 충분한 양의 세포를 얻기 어렵기 때문에 특수 원심침전기를 이용하여 용액 속의 세포를 슬라이드 위에 직접 도말시키는 것으로 세포의 유실과 변성을 최대한 방지하고 도말상에 세포가 겹치지 않게 한 겹으로 도말하는 방법이 세포원심침전법이다.

답 5)

78 **객담이나 소변, 체액 등의 침전물에 사용하며, 세포침전물에 파라핀 침투 후 표본을 만들어 위음성 진단율을 감소시키는 방법은?**

1) 막여과법
2) 직접도말법
3) 압착도말법
4) 세포원심분리법
5) 세포군집절편법

임상에서 채취된 객담, 요, 체액 등의 비산부인과적 검사물을 용기에 넣어 원심분리한 뒤 침전물을 유리 슬라이드에 한두 방울 떨어뜨려 도말한 후 즉시 고정하고 위음성 진단율을 감소시키기 위해 남은 검사물은 버리지 않고 세포를 모아 조직검사와 같이 파라핀블록으로 제작하고 박절하여 슬라이드로 만드는 방법이 세포군집절편이다.

답 5)

79 세포도말표본의 염색과정을 끝낸 후 굴절성의 갈색 인공산물이 발생했다면 어떤 용액과 관계가 있는가?

1) 증류수
2) xylene
3) 1% HCl
4) EA 용액
5) 95% alcohol

봉입은 세포에 염색된 염료가 퇴색되는 것을 막아주는 과정으로 봉입제와 섞일 수 있는 것을 사용해야 하며, 기포발생이나 인공산물 없이 깨끗하게 커버글라스를 덮는 것이 중요하다. 또한 xylene에 투명 후 슬라이드를 꺼내어 봉입이 늦어지면 세포 표면으로부터 xylene이 증발하여 굴절성의 갈색 인공산물(conflaking)이 발생된다.

답 2)

80 회전에 의해 세포를 분산시키고 음압에 의해 필터 위에 세포성분을 수집하여 다시 양압으로 세포를 유리슬라이드에 도말하는 방법은?

1) 날인도말법
2) 직접도말법
3) 압착도말법
4) 세포원심분리법
5) 액상세포검사법(도말법)

환자로부터 채취된 세포검체를 액체성 세포보존액에 넣어 진단에 방해가 되는 혈액, 염증성 괴사불, 단백성 삼출물 등을 제거하고 단층으로 얇게 도말하는 것이 액상세포도말법이다.
도말원리에 따라 막 여과법인 Thin Prep과 고속 침전장치를 이용한 Sure Path가 있다.
* 막 여과법인 Thin Prep-Thin Prep 도말장치 내의 filter chamber에 삽입하여 회전에 의해 분산, 수집, 세포성분을 유리슬라이드에 이전시키는 방법이다.
* 고속침전 장치를 이용한 Sure Path-원심분리관에 염증세포나 점액을 제거할 시약을 넣은 후 Premate를 이용하여 원심분리관에 세포검체를 주입하고 원심분리하면 비중이 높은 자궁목 상피세포들은 원심분리관 하층부에 위치하고 염증 세포인 호중구, 림프구 등은 상층부에 뜨게 된다. 그 상층부를 조심스럽게 버리고 원심분리관에 남은 자궁목 세포를 다시 고속으로 원심침전시키는 방법이다.

답 5)

81 세포도말표본 제작과정에서 액상세포검사법을 이용하는 순서는?

1) 채취-분산-찌꺼기 제거-수집-도말
2) 채취-찌꺼기 제거-분산-수집-도말
3) 채취-수집-찌꺼기 제거-분산-도말
4) 채취-분산-수집-찌꺼기 제거-도말
5) 채취-찌꺼기 제거-도말-수집-분산

막 여과법은 ㎛ 크기의 구멍이 있는 필터를 사용하여 검체를 흡인하여 도말표본을 제작하는 방법이다. 솔을 사용하여 검체를 채취한 후 보존액이 들어 있는 용기에 넣어 운반한다. 운반된 검체를 Thin Prep 도말장치 내의 filter chamber에 삽입하여 회전에 의해 세포를 분산시킨 후 음압에 의해 필터 위의 세포성분을 수집한 다음 필터 반대쪽에서 양압을 가하여 세포성분을 유리슬라이드 위에 이전시킨다.

답 2)

82 Cervex brush를 사용하여 검체를 채취한 후 세포가 겹치지 않도록 보존액 내에서 분산시켜 단층으로 도말된 표본을 검사하는 방법은?

1) 직접도말법
2) 자동도말법
3) 날인도말법
4) 밀착도말법
5) 액상세포검사

액상세포검사는 솔(brush)을 사용하여 세포 검체를 채취한 후 즉시 보존액이 들어 있는 용기에 넣어 운반하여 점액 및 기타 불필요한 성분들을 제거하고 액체는 흡입에 의해 배액시킨 다음 필터에 남아있는 세포를 유리슬라이드에 이전시켜 단층으로 도말해준다.

답 5)

83 Pap. stain에서 EA에 포함되는 시약으로 구성된 것은?

1) picric acid, light green, eosin Y
2) bismark brown, light green, eosin Y
3) bismark brown, alcian blue, eosin Y
4) bismark brown, light green, orange G
5) alcian blue, bismark brown, light green, eosin Y

세포질 염색에는 orang G-6 (OG6)와 eosin-azure (EA) 용액이 사용된다. 두 염료 모두 합성염료이며, orang G-6 (OG6)는 단색성 염료인데 비해 eo-sin-azure (EA)는 eosin Y, light green, bismarck brown의 3가지 염료가 혼합된 다염색 용액이다. eosin Y, light green은 산성 염료이며, bismarck brown은 염기성 염료이다. EA 용액은 36, 50, 65의 3종류가 있으며, 첨가되는 light green 함량에 따라 구분된다. EA 50은 EA 36과 처방이 같고, EA 65는 light green의 양이 EA36, EA50에 비해 절반이 들어가 배경염색이 엷게 염색된다. 따라서 객담과 같은 점액 함량이 많은 도말표본의 염색에 좋다. EA 36과 EA 50은 부인과 세포검체 염색에 적합하며, EA 65는 비부인과 검체용으로 개발되었지만, 현재는 두 검체 공용으로 EA 50을 사용하고 있다.

답 2)

84 신속한 진단결과를 얻기 위해 병소부위를 직접 슬라이드에 도장을 찍듯이 세포를 도말하는 방법은?

1) 날인 도말법
2) 액상 도말법
3) 체액 도말법
4) 세포군집 도말법
5) VCE 슬라이드 도말법

날인도말(밀착도말)법이란 수술 중이나 수술 후에 얻은 생검을 신속히 진단결과를 알기 위해 병소부위를 직접 슬라이드에 도장을 찍듯이 도말한 후 세포도말표본을 제작하는 것을 말한다.
도말 시 주의 사항은 조직이 부드럽고 세포성분이 풍부한 경우는 최대한 부드럽게 날인하여 세포의 파괴나 변성을 방지해야 하며, 단단하고 세포성분이 적은 경우는 강하게 날인하는 것이 좋다.

답 1)

85 Pap. stain에서 세포질 염색 후 실시하는 과정은?

1) 함수
2) 청명
3) 핵염색
4) 완전 탈수
5) 불완전 탈수

Pap. stain 과정은 7단계로 구분된다.
고정-함수-핵염색-세포질 염색-탈수-투명(청명)-봉입
* 세포질 염색 OG6-불완전 탈수(95% 알코올)-EA50-완전 탈수(100% 알코올)

답 4)

86 Pap. stain 과정 중 OG6 용액에 염색 후 다음 단계용액은?

1) xylene
2) EA 용액
3) 70% ethanol
4) 95% ethanol
5) 100% ethanol

85번 해설을 참고할 것

답 4)

87 Pap. stain에서 세포질을 염색하는 EA 용액 제조 시 사용되는 염기성 염료에서 캔디다(candida)를 염색하는 염료는?

1) orange G
2) light green
3) aniline blue
4) basic fuchsin
5) bismark brown

83번 해설을 참고할 것

답 5)

88 피복 고정제로 고정한 세포도말표본을 염색 전에 건조된 고정제를 제거하는 것은?

1) Xylene
2) 70% ethanol
3) 80% ethanol
4) 95% ethanol
5) 100% ethanol

피복 고정제는 도말표본을 다른 기관에 운반할 경우 세포의 변성을 막기 위해 처리하는 방법으로 분무식과 점적식이 있다. 또한 피복 고정제로 고정한 도말표본은 염색 전에 건조된 고정제를 반드시 신선한 95% 알코올에 넣어 제거 후 염색하여야 한다.

답 4)

89

Pap. stain에서 xylene 용액의 역할은?

1) 함수
2) 투명
3) 탈파라핀
4) 완전 탈수
5) 불완전 탈수

함수-도말표본의 상태를 헤마톡실린 용액의 물분자와 쉽게 친화성을 같게 하기 위해 염색 전에 고정액을 제거하고 물분자를 주입하는 단계
완전탈수-EA50(세포질 염색)으로 염색 후 100% 무수알코올을 사용한다.
불완전 탈수-OG6(세포질 염색)로 염색 후 95% 알코올을 사용한다.
탈paraffin-세포군집 절편 제작 후 염색 단계에서 paraffin을 제거하기 위해 xylene을 사용한다. 투명-완전탈수가 끝나고 봉입하기 위해 무수알코올과봉입제 사이에 모두 친화성이 있는 xylene을 사용하여 투명(청명)한다.

답 2)

90

Giemsa stain 시 세포도말표본을 고정하는 방법은?

1) 건조고정
2) 습윤고정
3) 침수고정
4) 주입고정
5) 관류고정

Giemsa 염색은 공기 건조 도말표본의 염색을 위해 사용되고 있다.
공기 건조 도말표본은 본래 세포의 크기보다 더 크게 나타난다. 따라서 작은 세포들이 많이 포함된 검체들을 진단하는 데 유용하다. 특히 림프절을 날인도말하여 진단하는데 많이 사용하며, 체액에서 중피세포와 샘암종세포의 크기가 혼동될 때 사용하여 진단에 도움을 줄 뿐 아니라 혈구나 일반세포의 세부구조를 관찰하고자 할 때도 이 염색법을 사용한다. 염색결과는 핵은 보라색, 세포질은 청색, 적혈구는 분홍색으로 염색되며 이 효과를 로바노브스키(Romanowsky) 효과라 부른다.

답 1)

91

세포도말표본을 Giemsa stain 하는 목적은?

1) 공기를 함유한 세포 관찰
2) 세포질 내 미세구조 관찰
3) 살아 있는 세포의 형태 관찰
4) 조직의 악성과 양성 유무 판정
5) 혈구나 일반 세포의 세부구조 관찰

90번 해설을 참고할 것

답 5)

92 다음 검체 중 냉장보관 시간이 가장 긴 것은?

1) 소변 2) 객담
3) 복막액 4) 위세척액
5) 뇌척수액

객담을 비롯한 호흡기계 검사물은 12~24시간 냉장 보관이 가능하며, 단백질이 많이 함유된 복막액, 늑막액, 심낭액과 같은 체액은 24~48시간 냉장보관이 가능하며, 점액이나 단백질 함량이 적은 뇨나 뇌척수액은 1~2시간 냉장보관이 가능하며, 수소이온 농도(pH)가 낮은 위액이나 장액은 수 분 내에 검체를 처리하는 것이 좋다.

답 3)

93 슬라이드 도말표본에 중피세포가 관찰되는 검체는?

1) 소변 2) 객담
3) 위액 4) 질풀
5) 복수

체강(복막액, 늑막액, 심낭액)을 덮고 있는 중피상피는 중배엽에서 기원한다.

답 5)

정상세포학

94 정상적인 질-자궁목 세포도말표본에서 관찰할 수 있는 편평세포가 아닌 것은?

1) 기저세포 2) 주상세포
3) 중간세포 4) 표층세포
5) 기저결세포(방기저세포)

질-바깥자궁목의 상피는 비각화성 중층편평상피로 이루어져 있다. 기저막 위로부터 세포구성을 보면 기저세포, 기저결세포(방기저세포), 중간세포, 표층세포로 이루어져 있다.
다른 세포는 호르몬의 상태에 따라 정상적으로 도말되지만 기저세포는 심한 염증이나 기저막 파괴 시 관찰이 가능하다.

답 1)

95 핵과 세포질 비율(N/C ratio)이 가장 낮은 세포는?

1) 표층세포
2) 중간세포
3) 섬모성 속자궁목세포
4) 자궁속막 간질세포
5) 기저결세포(방기저세포)

핵과 세포질의 비율(N/C ratio)은 세포질이 풍부하고 핵이 작을수록 핵과 세포질의 비율이 낮으며, 악성 세포에서는 역형성일수록 핵과 세포질의 비율이 높다.

답 1)

96 정상적으로 무핵세포를 관찰할 수 있는 상피는?

1) 단층원주상피
2) 중층이행상피
3) 각화성 중층편평상피
4) 비각화성 중층편평상피
5) 섬모성 위중층원주상피

여성의 외생식기 상피는 각화성 중층편평상피로 덮여 있다. 기저막 위로 세포구성을 보면 기저세포, 기저곁세포(방기저세포), 중간세포, 표층세포, 무핵세포로 되어 있다.

답 3)

97 임신 3개월이 끝나갈 무렵 뚜렷해지며 중간세포의 변형으로 보트형 모양을 가진 세포에 대한 설명으로 옳지 않은 것은 무엇인가?

1) 당원 침착
2) 핵의 편재
3) estrogen 활성 증가
4) 세포질 가장자리 비후
5) progesterone 활성 상승

주상세포는 임신 3개월이 끝나갈 무렵 뚜렷해지며, 깊은 층의 소형 중간세포가 군집을 이루는 것이 특징이다. 핵은 한쪽으로 치우쳐 있고, 세포 가장자리가 두꺼워져 보트형으로 나타나며, 세포질 내에 glycogen이 축적되어 황색으로 염색된다. 이 보트형 세포는 임신 이외에 estrogen 활성의 저하나 progesterone의 활성 상승 시에도 출현한다.

답 3)

98 주상세포의 세포질 내에 존재하는 물질은?

1) 지방
2) 점액
3) 당원
4) 섬유소
5) 아밀로이드

혈중 progesterone이 증가하면 중간세포의 세포질 내에 노란색의 당원이 침착된다. 이 세포는 보트를 닮았다 하여 주상세포라 하며, progesterone에 의한 중간세포의 변형이다. 이 세포의 출현은 혈중 progesterone의 농도가 높음을 의미하며 임신 중인 산모의 도말표본에서 많이 관찰된다.

답 3)

99 중간세포의 세포질에 황색의 글리코겐을 함유하면서 보트모양을 하고 세포질 가장자리가 비후되어 보이는 세포는?

1) 술잔세포
2) 쿠퍼세포
3) 주상세포
4) 클라라세포
5) 안드로겐세포

93번 해설을 참고할 것

답 3)

100 자궁목 위쪽의 경관 부위, 즉 바깥자궁구멍과 속자궁구멍 사이에 경관을 양 옆으로 둘러싸고 있는 자궁 부위의 정상 점막 구성 세포는?

1) 단층입방상피
2) 각화성 중층편평상피
3) 위중층섬모성 원주상피
4) 비각화성 중층편평상피
5) 단층섬모성 원주상피/단층분비성 원주상피

자궁목부(자궁경부)는 질 쪽으로 노출된 자궁질부위인 바깥자궁목(외경부, ectocervix)와 자궁목 위쪽의 경관 부위, 즉 바깥자궁구멍과 속자궁구멍 사이에 경관을 양 옆으로 둘러싸고 있는 부위인 속자궁목(내경부, endocervix)으로 이루어져 있다. 자궁목을 구성하고 있는 상피의 종류는 각각 바깥자궁목은 비각화성 중층편평상피로, 속자궁목은 한 층의 키 큰 점액분비 원주상피(mucus-secreting columnar epithelium)로 덮여 있고 섬모성 원주세포와 분비성 원주세포들로 구성된다.
바깥자궁목과 속자궁목을 구성하는 상피의 경계는 조직학적으로 매우 뚜렷하여 편평-원주 경계부위(squamocolumnar junction : SCJ)라 부르며, SCJ는 여성의 연령, 호르몬 분비상태, 임신, 염증, 자궁크기, 선천적 기형 등과 같은 요인들에 따라 변화할 수 있다.

답 5)

101 섬모가 부착하는 세포막의 일부가 비후된 구조물은?

1) 기저판
2) 종말판
3) 부착판
4) 융모판
5) 접착판

세포막에는 섬모, 솔가장자리와 같은 각종 변형물이 존재한다.
속자궁목의 섬모세포는 변성 과정에서 섬모가 붙어 있는 세포질의 일부가 떨어져나가 도말표본에 나타나며, 종말판과 섬모로 구성된다.

답 2)

102 속자궁목 원주세포에서 세포질 내 존재하는 물질은?

1) 지방
2) 점액
3) 당원
4) 섬유소
5) 아밀로이드

속자궁목 원주세포의 종류는 분비성 원주세포, 섬모성 원주세포, 점액생산 원주세포인 배상세포로 구성된다.

답 2)

103 속자궁목에서 변성된 원주세포 덩어리가 나타났을 때 종말판 존재의 세포학적 의의는?

1) 악성 세포
2) 점액 분비
3) virus 감염
4) 기생충 감염
5) 반응성 병변

자궁목의 섬모세포는 종말판과 적색의 섬모로 구성되며 변성 과정에서 섬모세포질 분리가 관찰된다. 종말판의 흔적은 세포가 악성이 아님을 의미한다.

답 5)

104 속자궁목 원주세포의 세포학적 특징이 아닌 것은?

1) 입간판 형태(picket)
2) 울타리 형태(palisade)
3) 벌집 형태(honeycomb)
4) 종대배열 구조(slide by slide)
5) 포도송이 모양 중첩형태(overlaping)

■■■
속자궁목 원주세포의 도말상 특징은 기저막에서 있는 구조를 정면에서 관찰한 형태의 도말은 종대배열 구조, 담장(울타리) 형태, 입간판 형태를 보이고, 기저막에 서 있는 구조를 위에서 관찰한 형태의 도말은 점액 분비가 적을 때는 판상, 점액 분비가 많을 때는 벌집상 구조를 보인다.

답 5)

105 세포도말표본에서 exodus(이주세포)가 탈락한 부위는?

1) 자궁
2) 질 점막
3) 자궁근층
4) 자궁속막
5) 편평-원주 접합부

■■■
이주세포는 월경으로 인해 파괴된 자궁속막 세포가 서서히 증식되어 회복되는 시기에 출현하는 세포군 집으로 중앙부분은 간질세포, 가장자리는 상피세포(원주세포)로 구분되는 이중적 구조를 보인다.

답 4)

106 포말상 세포질, 편재된 핵, 세포질 내 탐식물, 땅콩 또는 콩팥 모양의 핵, 불명확한 세포질의 특징을 지닌 비상피성 세포는?

1) 백혈구
2) 조직구
3) 형질세포
4) 자궁속막세포
5) 속자궁목원주세포

■■■
조직구는 인체의 그물내피계통의 세포로 면역 및 탐식에 관여한다. 세포 형태학적 특징은 세포질 내에 작은 공포들이 존재하여 포말상을 보이며 탐식된 물질이 관찰되며, 핵은 콩팥형 또는 땅콩형으로 한쪽으로 편재되어 불명확한 세포막을 나타낸다.

답 2)

107 봉입제(mounting medium)의 오염으로 나타날 수 있는 것은?

1) pollen
2) alternaria
3) starch powder
4) *Candida albicans*
5) *Pneumocystis carini*

■■■
비병원성 오염진균인 알터나리아(alternaria)는 봉입제 오염으로 나타나며 도말상에는 백혈구 및 세포의 염증변화는 관찰되지 않는다.

답 2)

108 각화성 중층편평상피에서 각화성 세포는?

1) 중간세포
2) 원주세포
3) 무핵세포
4) 주상세포
5) 안드로겐세포

■■■
각화성 편평상피로 변한 바깥자궁목는 비각화성 편평상피에 비해 과립층이 좀 더 뚜렷하게 나타나고 그 위에 여러 층의 무핵세포로 구성되어 각화층을 형성하고 있다. 세포도말표본에서는 주로 세포질이 오렌지색으로 염색된 다각형의 무핵세포가 많이 출현한다.

답 3)

109 월경기 후 주변에 조직구 반응을 동반한 세포가 군집으로 세포학적 변화를 보였다면 적절한 것은?

1) 표층세포 2) 탈출세포
3) 중간세포 4) 기저세포
5) 속자궁목세포

이주세포(탈출세포)는 월경으로 인해 파괴된 내막이 서서히 증식되어 회복되는 시기에 출현하는 세포군집으로 간질세포를 중심으로 주변을 속막세포가 둘러싸 혼합된 이중구조의 형태이다.

답 2)

양성 증식성 또는 반응성 병변

110 급성 염증 시 세포도말표본에 많이 출현하는 백혈구는?

1) 적혈구 2) 조직구
3) 림프구 4) 형질세포
5) 다형핵 백혈구

염증은 감염을 포함한 모든 자극, 즉 미생물 감염, 방사선조사, 화학요법제, 손상, 소작 등에 대한 인체 조직의 반응을 의미한다. 일반적으로 염증은 급성, 아급성, 만성으로 구별되며 급성 염증 시 호중구(다형핵 백혈구), 만성 염증에는 림프구, 아급성 염증에는 두 가지 형태가 혼재되어 나타난다.

답 5)

111 염증으로 손상 받은 상피세포에 나타나는 핵의 변화가 아닌 것은?

1) 핵농축 2) 핵붕괴
3) 핵융해 4) 다핵화
5) 핵막비후

염증자극을 받은 핵은 초기에는 일반적으로 커지고 다핵성이 관찰된다. 이때 염색질의 양은 변하지 않고 핵의 면적이 커진 상태에서 헤마톡실린에 의한 핵 염색은 약염(담염)되어 나타나고 염증이 더 진전되면 핵농축, 핵붕괴, 핵융해가 일어난다.

답 5)

112 염증반응을 나타내는 세포질의 변화가 아닌 것은?

1) 다염색성
2) 세포질 공포
3) 핵주위 투명대
4) 높은 핵/세포질 비율
5) 세포질에서 섬모 분리

세포질의 일반적인 염증 변화는 핵 주위의 세포질에 얇고 밝은 투명대가 보이고 공포가 형성된다. 세포질의 염색성은 양염색성을 나타내고 세포질 융해가 시작된다.

답 4)

113 세포의 염증성 변화와 직접 관련이 없는 것은?

1) 핵종창 2) 핵농축
3) 다염색성 4) 다핵현상
5) 핵주위 달무리 현상(halo)

110, 111번 해설을 참고할 것

답 1)

114 자궁목의 외번으로 지속적인 자극에 의해 발생할 수 있는 변화이나 자극이 없어지면 정상으로 회복될 수 있는 변화로 옳은 것은?

1) 화생
2) 샘암종
3) 상피내암
4) 고등도 이형성증
5) 중층편평상피암종

자극이 사라졌을 때 정상으로 회복되는 것은 가역적인 변화로 화생을 의미한다. 중층편평상피암종과 샘암종은 지속적인 자극으로 인해 상피가 악성 종양화된 것이고 상피내암은 상피층 내에 국한하여 악성 종양세포가 존재하는 것이다.

답 1)

115 결핵 등 육아종성 염증에서 세포학적 특징이 아닌 것은?

1) 응고 괴사
2) 림프구 관찰
3) 석회화 물질
4) 유상피세포 관찰
5) Langhan's 다핵성 거대 조직구 출현

여성생식기 결핵은 드물게 진단되지만 세포학적 성상은 매우 특이해서 5가지 특징의 세포학적 소견을 갖는다. 림프구, Langhan' s 다핵성 거대 조직구, 유상피세포, 석회화 물질 중에서 한두 가지가 동반된 확실한 건락괴사가 보여진다면 결핵 진단이 가능하다.

답 1)

116 질도말표본에서 염증성 세포변화로 괴사성 물질과 함께 큰 림프구, 작은 림프구가 혼재되어 나타난다면?

1) 육아종
2) 착각화증
3) 조직 수복
4) 노인성 질염
5) 만성 림프구성 자궁목염

만성 림프구성 자궁목염의 질도말표본에는 세포의 염증변화, 큰 림프구, 작은 림프구, 형질세포, 조직구, 괴사성 물질이 동반된다.

답 5)

117 바깥자궁목의 중층편평상피의 반응성 변화(benign proliferative reactions)로 나타나는 세포학적 변화는?

1) 조직수복(tissue repair)
2) 예비세포 과형성(reserve cell hyperplasia)
3) 성숙편평상피화생(mature squamous metaplasia)
4) 과각화증(hyperkeratosis)과 착각화증(parakeratosis)
5) 미성숙 편평상피화생(immature squamous metaplasia)

예비세포 과형성과 편평상피화생이 속자궁목의 원주상피층으로부터 발생되는 병변이라면 바깥자궁목의 중층편평상피의 반응성 병변으로 과각화증(hyperkeratosis)과 착각화증(parakeratosis)이 있다. 대부분의 경우 수복세포의 비정형은 냉동수술 또는 투열루프절제술 후 첫 4주 내에 나타났다가 세포도말표본에서 8주 이내에 정상세포로 회복된다.

답 4)

118 폐경기 여성에서 흔히 발생되는 질염의 원인은?

1) 세균
2) 진균
3) 만성 자극
4) 트리코모나스
5) 난소호르몬의 결핍

■ ■ ■
폐경기가 지나 나이가 든 여성은 성호르몬의 결핍으로 인해 질 상피나 바깥자궁목 상피의 두께가 얇아지는 위축 상태를 보이며 위축된 상피는 건조해지고 세포의 환경적 요소가 변해서 염증이 자주 동반된다.

답 5)

119 질내의 산도유지에 중요한 역할을 하는 미생물은?

1) *Candida albicans*
2) *Doderlein bacilli*
3) *Herpes simplex virus*
4) *Gardnerella vaginalis*
5) *Trichomonas vaginalis*

■ ■ ■

답 2)

120 질의 산도(pH)를 낮게 유지하게 하는 미생물은?

1) *Doderlein bacilli*
2) *Candida albicans*
3) *Herpes simplex virus*
4) *Leptothrichia buccalis*
5) *Staphylococcus aureus*

■ ■ ■
Doderlein 간균은 중간세포의 세포질 내에 있는 당원을 분해하여 젖산을 생성하여 질의 pH를 4.5로 유지한다.

답 1)

121 질-자궁목 도말표본에서 실마리세포(clue cell)가 관찰된다면 의심되는 염증의 원인균은?

1) Herpes virus
2) *Gardnerella vaginalis*
3) *Trichomonas vaginalis*
4) *Chlamydia trachomatis*
5) Human papilloma virus

■ ■ ■
*Gardnerella vaginalis*는 여성의 생식기에 자주 염증을 유발하고 냉의 증가와 소양감을 일으키는 균으로 감염된 환자의 도말상에서 실마리세포(clue cell)의 발견이 진단적이다. 실마리세포란 중간세포의 세포질 내에 구균상의 간균 형태인 *Gardnerella vaginalis*가 존재하며 100% 특이성은 없으며 가끔 위양성을 보인다.

답 2)

122 질도말표본에서 질염의 원인이 가드네넬라균으로 추정할 수 있는 특징적인 세포상은?

1) 거짓균사
2) 실마리세포
3) 세포내 쌍구균
4) 긴 머리카락 형태
5) 가는 방사상 필라멘트

121번 해설을 참고할 것

답 2)

123 자궁내피임 장치(IUD)를 한 여성의 세포도말표본에서 먼지덩이 모양과 균사체들이 방사형으로 뻗어 있는 것은?

1) Chlamydia
2) Torulopsis
3) Actinomyces
4) Trichomonas
5) Corynebacterium

방선균(Actinomyces)은 질에 존재하는 혐기성 그람양성 세균으로 자궁내 피임장치(IUD)를 장기간 장착한 여성에서 기회성 감염으로 화농성 염증을 일으킨다. 화농성 고름 안에는 황색의 유황과립이 존재하며 도말상에서 균사의 집단은 마치 머리카락이 뭉쳐진 형태이거나 머리카락과 구간균이 섞여 균사의 집단으로 나타나는 것이 특징이다.

답 3)

124 질도말표본에서 클라미디아 감염 시 나타나는 세포학적 특징은?

1) 다핵세포
2) 공동세포
3) 핵 내 봉입체
4) 세포질 내 봉입체
5) 핵과 세포질 내 모두 봉입체

클라미디아(Chlamydia trachomatis)는 여성 생식기뿐만 아니라 결막에도 흔히 감염되어 TRIC (Trachoma Inclusion Conjunctivitis)라고도 한다. 생식기에 감염된 여성이 출산 시 신생아의 결막에 감염을 초래하여 농(Pus)을 유발한다. 도말상 세포학적 특징은 편평세포, 원주세포, 편평화생세포의 세포질 내에서 명확한 정원형 공포 내의 봉입체(기본소체)를 확인하는 것이다.

답 4)

125 질도말표본에서 흔히 클라미디아에 감염되는 세포는?

1) 적혈구
2) 조직구
3) 형질세포
4) 원주세포
5) 다핵성 거대조직구

124번 해설을 참고할 것

답 4)

126 질도말표본에서 렙토트릭스(Leptotrichia buccalis) 출현 시 흔히 공존하는 병원균은?

1) 임질
2) 방선균
3) 캔디다
4) 클라미디아
5) 질 트리코모나스

질도말표본에서 렙토트릭스(Leptotrichia buccalis)의 균사는 가늘고 길게 보이고 호염성으로 염색되며 포자형성과 격벽 형성은 없다. 흔히 *Trichomonas vaginalis*와 동반된다.

답 5)

127 세포도말표본에 호중구 세포질 내에 쌍구균이 관찰되는 경우는?

1) 임질
2) 방선균
3) 캔디다
4) 클라미디아
5) 질 트리코모나스

임질의 원인균은 Neisseria gonorrhoeae로서 Gram 염색에서 적색이고 쌍구균이다. 진단적 특징은 병원체가 호중성 백혈구의 세포질 내에 쌍구균이 존재하는 것이다.

답 1)

128 질 트리코모나스 감염 시 도말표본에 나타나는 충체의 세포학적 특징은?

1) 유황과립
2) 거짓 균사
3) 세포질 호산성 과립
4) 핵내 호산성 봉입체
5) 가는 필라멘트의 방사상 배열

질 트리코모나스는 원충류에 의한 기생충 감염으로 인정되며 공생관계에 있는 Leptothrix와 흔히 도말되어 관찰된다. 도말상의 세포학적 특징은 여러 가지 시약 등 인공산물에 의해 편모는 소실되고 충체 성분도 파괴되어 충체의 희미한 윤곽만 관찰되고 핵도 변성되어 희미하게 편재되어 보이며 호산성 과립만은 명확하게 관찰된다.

답 3)

129 캔디다증이 의심되는 환자의 질도말표본에서 나타나는 세포학적 특징이 아닌 것은?

1) 거짓균사
2) 발아포자
3) 포자 주위의 투명대
4) 호산성 균사 및 포자
5) 가늘고 긴 머리카락 형태

캔디다증은 진균성 염증 중에서 가장 흔한 질환이다. 도말상 세포학적 특징은 위균사와 포자가 호산성으로 염색되며 특히 세포질 내에 포자 주위에 투명대가 존재한다.

답 5)

130 **당뇨병 환자, 임신, 면역성이 낮아진 여성, 장기간 항생제 투여 여성 등에서 흔히 나타날 수 있는 질염의 원인은?**

1) *Leptothrix*
2) *Actinomyces*
3) *Candida albicans*
4) *Gardnerella vaginalis*
5) *Trichomonas vaginalis*

캔디다증 증상은 냄새가 없는 흰색의 질 분비물과 가려움증이 동반되며 특히 progesterone 수치가 높을 때(임신, 피임약 복용, 폐경기 치료제 복용)와 질내 정상 상재균의 불균형(광범위 항생제, 화학요법 약물치료, 비누를 이용한 질 세척 시)과, 당뇨병 환자에서 흔히 관찰된다.

답 3)

131 **단순포진 바이러스 감염 시 나타나는 세포학적 특징이 아닌 것은?**

1) 핵 연접
2) 다핵형성
3) 핵내 봉입체
4) 세포질내 봉입체
5) 젖빛유리상 염색질

단순포진 바이러스에 감염에 의한 세포형태학적 3단계의 변화

1단계 : 핵-다핵성, 핵 밀착, 염색질 과립 증가
2단계 : 핵-다핵성, 핵 밀착, 염색질의 젖빛 유리상, 두꺼운 핵막
3단계 : 핵-다핵성, 핵 밀착, 염색질의 젖빛 유리상, 두꺼운 핵막, 핵내 호산성 봉입체

답 4)

132 **질도말표본에서 인유두종 바이러스(HPV) 감염 시 나타나는 세포학적 특징은?**

1) 표층세포
2) 공동세포
3) 화생세포
4) 실마리세포
5) 다핵성 거대세포

인유두종 바이러스(HPV)는 주로 편평세포에 감염된 후 세포학적 변화를 초래하여 자궁목암을 일으키는 것으로 알려져 있다. HPV 감염의 세포학적 특징은 핵이 커지고 농염되며 핵 주위의 불규칙한 투명대(공동세포)가 형성된다.

답 2)

133 **자궁목암을 유발하는 원인으로 확증된 것은?**

1) 가드네렐라균
2) 질 트리코모나스
3) 캔디다 알비칸스
4) 단순포진 바이러스
5) 인유두종 바이러스

132번 해설을 참고할 것

답 5)

134 암의 말기, 면역부전, 광범위 항생제 남용 때에 발생하는 전형적인 기회감염 원인균은?

1) *Candida spp*
2) *Gardnerella spp*
3) *Actinomyces spp*
4) *Trichomonas spp*
5) Human papilloma virus

캔디다증은 암의 말기, 면역부전, 당뇨병, 임신, 광범위한 항생제 남용 시에 발생하는 전형적인 기회감염으로 피부, 구강점막, 외음부, 질, 폐 등의 전신장기에 침범한다.

답 1)

135 인유두종 바이러스의 균주는 약 120종의 아형(subtype)이 있는데 고등급 편평상피내 병변에서 주로 발견되는 아형은?

1) HPV 6형
2) HPV 16형
3) HPV 11형
4) HPV 12형
5) HPV 32형

자궁목 점막과 피부에 감염될 수 있는 인유두종 바이러스의 균주는 DNA 인사이투교잡법 검사 결과 약 120종의 아형이 있는 것으로 알려져 있다. 이 중 HPV 6형과 11형은 자궁목의 양성 콘딜로마 병변과 저등급 편평상피내 병변에서 발견되며, HPV 16형, 18형, 31형, 33형은 고등급 편평상피내 병변과 침윤암에서 높게 검출된다.

답 2)

136 질도말표본에서 이중굴절성, 투명한 바깥막, 붉은색의 무구조한 원형의 구조물이 검경될 때 의심되는 것은?

1) 결핵
2) 꽃가루
3) 알터나리아
4) 대장아메바
5) 질트리코모나스

꽃가루(pollen)는 외부로부터 오염된 경우로 식물세포 중 하나이다. 도말상 형태학적 특징은 원형, 타원형의 세포형태, 명확한 세포막, 굴절-반사성의 세포, 균질성의 세포질, 균질성의 핵, 양염색성을 나타낸다.

답 2)

137 가려움증과 녹황색의 질분비물 증상을 보이는 환자를 질 확대경으로 관찰한 결과 딸기 형태의 자궁목이 관찰되었다면 추정되는 원인균은?

1) *Actinomyces israelii*
2) *Gardnerella vaginalis*
3) *Neigeria gonorrhoeae*
4) *Trichomonas vaginalis*
5) *Chlamydia trachomatis*

질트리코모나스는 원충류에 의한 기생충 감염으로 질염을 일으킨다. 황색 질분비물과 자궁목에서 붉은 반점이 출현하여 딸기 표피를 연상시킨다.

답 4)

138 만성 자극에 의해 표층세포가 변화되어 생긴 세포는?

1) 중간세포　　2) 원주세포
3) 무핵세포　　4) 주상세포
5) 안드로겐세포

상피세포에 지속적인 자극이 가해지면 세포들은 방어를 통해 손상되지 않고 증식 및 재생 현상을 일으킨다. 비각화 중층편평상피는 지속적인 만성 자극에 의해 무핵세포층을 형성하는 과각화증과 과각화 직전 단계로 표층세포의 축소판으로 표현되는 착각화증을 일으킨다.

답 3)

139 질도말표본에서 과각화증(hyperkeratosis)으로 진단할 수 있는 세포학적 특징은?

1) 무핵세포　　2) 표층세포
3) 중간세포　　4) 기저결세포
5) 편평화생세포

138번 해설을 참고할 것

답 1)

140 질도말표본에서 표층세포를 닮은 크기가 작고, 오렌지색 세포질을 가진 세포가 출현하는 경우는?

1) 과각화증　　2) 조직수복
3) 착각화증　　4) 예비세포 증식증
5) 미성숙 편평화생

138번 해설을 참고할 것

답 3)

141 질도말표본을 현미경 검경 시 가장 두꺼운 세포질의 세포는?

1) 표층세포　　2) 중간세포
3) 편평화생세포　　4) 자궁목 원주세포
5) 기저결세포(방기저세포)

일반적으로 감염, 영양결핍, 자극 등이 상피에 가해지면 세포들은 증식과 방어를 하여 손상되지 않고 변화나 증식을 한다. 이런 방어를 위한 상피의 변화에는 예비세포 증식증, 편평화생, 과각화증, 착각화증이 있다.

답 3)

142 단층원주상피가 염증 등의 자극에 의해 중층편평상피로 대치되는 현상은?

1) 과각화증　　2) 착각화증
3) 편평화생　　4) 조직수복
5) 예비세포 증식증

원주상피가 염증 등의 자극에 의해 중충편평상피로 바뀌는 현상을 편평화생이라 한다. 원주상피와 기저막 사이에서 예비세포증식증이 일어나고 이 병변의 일부가 편평화생으로 발전한다. 형태적으로 중층편평세포를 닮아가며 기능적으로는 방어의 기능으로 변화한다.

답 3)

143 질도말표본에서 편평화생으로 진단할 수 있는 세포학적 특징은?

1) 큰 핵소체 존재
2) 판상의 세포집단
3) 세포질 이중염색성
4) 높은 핵/세포질 비율
5) 거미 형태의 세포질 꼬리

편평화생세포의 세포학적 특징은 중간세포와 기저결세포를 닮았으며, 두꺼운 세포질과 위족을 가진 거미세포가 도말된다.

답 5)

144 조직수복세포의 세포군집 배열 양상은?

1) 판상
2) 선형
3) 합포체
4) 유두형
5) 세포집합

손상된 상피는 정상적으로 수복하기 위해 단백질 합성능력이나 다른 대사능력이 강하여 핵과 핵소체가 커지는 경향이 있으며 그 형태는 세포집단 판상으로 관찰된다.

답 1)

145 조직수복세포의 세포학적 특징이 아닌 것은?

1) 판상
2) 큰 핵소체
3) 백혈구 탐식
4) 풍부한 세포질
5) 높은 핵/세포질 비율

수복세포의 도말상 특징은 풍부한 세포질과 농염되지 않은 염색질을 보이며 핵소체는 커져서 악성과 혼동되기도 한다. 판상 내에는 백혈구 탐식을 보여주며 가끔 핵의 분열상이 관찰되기도 한다.

답 5)

146 노인성 질염에서 점액의 변성으로 악성 세포로 오진할 수 있는 것은?

1) 공동세포(koilocyte)
2) 부엉이 눈(owl eyes)
3) 유령세포(ghost cell)
4) 포탄볼(cannon ball)
5) 푸른 얼룩(blue blob)

푸른 얼룩(blue blob) mucus 덩어리로 노인성 질염에서 기저결세포의 변성으로 볼 수 있다. trichomonas나 악성 세포와 구별해야 한다.

답 5)

147 자궁속막 조직이 인체의 다른 부위에 존재하는 질환은?

1) 선증
2) 미란
3) 외번
4) 선근증
5) 자궁속막증

자궁속막증(endometriosis)이란 자궁속막이 아닌 인체의 다른 부위에 자궁속막조직이 존재하는 질환으로 월경기에 출혈을 동반하기 때문에 심한 통증을 호소한다.

답 5)

이형성/상피내암종/침윤성 암종

148 세포도말표본 검경 시 악성 세포를 판정하기 위해 가장 중요한 변화는 어디에 나타나는가?

1) 핵
2) 세포질
3) 도말배경
4) 세포집단의 형태
5) 세포질 염색성

세포관찰 방법은 먼저 핵의 염색도를 분석하여 핵의 악성도나 이상의 정도를 판단하는 기준을 세운 후 핵/세포질의 비율(N/C ratio), 핵의 형태, 세포질 순으로 관찰한다. 핵은 세포이상의 정도를, 세포질은 세포의 기원을 관찰할 수 있다.

답 1)

149 자궁목암이 유발되기 쉬운 위험인자로 분류할 수 있는 요소는?

1) 가족력이 없는 여성
2) 성 경험이 없는 여성
3) 성교 상대가 많은 여성
4) 적정한 시기에 결혼을 한 여성
5) 성병에 감염된 경험이 없는 여성

자궁목암이 호발하는 조건은 미성년에 결혼한 여성, 미성년에 임신하고 출산한 여성, 결혼 횟수가 많은 여성, 성교 상대가 많은 여성, 어린나이에 성교 경험이 많은 여성, 성병에 감염된 경험이 많은 여성, 자궁목암종으로 죽은 여성의 남편과 재혼한 여성, 위생상태(포경 등)가 나쁜 남편과 결혼한 여성, 바람피우는 남편을 가진 여성 등이다.

답 3)

150 성숙과 분화의 실패로 인한 이상 과증식으로 상피 내에서 세포질의 성숙 및 분화는 정상에 가까운데 핵의 성숙 및 분화가 이상이 있는 병변을 무엇이라 하는가?

1) 염증
2) 화생
3) 이형성증
4) 상피내암
5) 침윤성암

이형성증(dysplasia)은 성숙과 분화의 실패로 인한 이상 과증식 과정이며 편평세포암종의 전구병변이다. 악성은 아니지만 악성으로 진행될 가능성이 있는 반면 정상세포로 회복될 수 있는 가능성을 내포한 병변이기도 하다.

* 이형성증이 암으로 진행하는 잠복기간은 경도 이형성증 : 10~12년, 중등도 이형성증 : 7~8년, 고도 이형성증 : 4~5년 걸린다. 또한 경도 이형성증은 정상으로 회기할 가능성이 높으며 고도 이형성증은 악성으로 진행될 가능성이 높다.

답 3)

151 정상으로 복귀할 가능성이 가장 높은 병변은?

1) 침윤성 암
2) 상피내암
3) 경도 이형성증
4) 중등도 이형성증
5) 고도 이형성증

150번 해설을 참고할 것

답 3)

152 이형성증은 병변이 심해질수록 형태학적 변이가 증가되지만 정도가 심해질수록 감소되는 것은?

1) 세포질량 2) 유사분열상
3) 염색질 크기 4) 핵막의 불규칙성
5) 탈락된 이상세포의 수

이형성증의 정도에 따라 세포질의 양, 다핵성, 세포군집성, 정상 세균총 수, 세포 성숙도는 감소되어 관찰된다.

답 1)

153 각화성 이형성증의 세포학적 특징은?

1) 핵소체 관찰
2) 핵의 과염색
3) 세포질 꼬리 존재
4) 핵막은 평탄하고 주름짐
5) 세포질의 굴절성 및 반사성

각화성 이형성증의 세포도말상 특징은 각화성 분화와 길어지는 형태로 나타나며 세포질은 수축되고 두꺼워지며 주로 호산성으로 염색되어 굴절성으로 반사되어 관찰된다.

답 5)

154 이형성증(dysplasia)의 정도가 심해질수록 증가되는 것은?

1) 다핵성 2) 세포군집성
3) 세포질의 양 4) 핵/세포질 비율
5) 정상 세균총 수

이형성증의 정도에 따라 염색질이상, 핵막의 이상, N/C ratio 이상, 유사분열, 이상세포의 수 등이 증가되어 관찰된다.

답 4)

155 자궁목 도말표본에서 비침윤성 암종, 초기암종, 0기암이라고도 부르는 병변은?

1) 경도 이형성증 2) 중등도 이형성증
3) 고등도 이형성증 4) 상피내암종
5) 침윤성 편평세포암종

자궁목의 상피내 편평세포암종은 상피의 기저막을 아직 침윤하지 않은 상태의 암종으로 정의하며 동의어로 0기 편평세포암(stage 0), 비침윤성 암, 초기 암종 등으로 불린다.

답 4)

156 자궁목에 발생하는 병변 중 가장 생존율이 낮은 것은?

1) 상피내암 2) 침윤성 암
3) 경도 이형성증 4) 중등도 이형성증
5) 고등도 이형성증

자궁목의 병변 진행 과정은 경도 이형성증, 중등도 이형성증, 고도 이형성증, 상피내암, 침윤암 순으로 진행된다.

답 2)

157 질도말표본에서 각화성 편평상피내암종의 세포도말상의 특징은?

1) 큰 핵소체 존재
2) 종양소인이 존재
3) 청록색의 얇은 세포질
4) 호산성 세포질과 농축된 핵
5) 원형 또는 난형의 수포성 핵

각화성 편평상피내암종의 세포도말상은 각화성 분화와 길어지는 형태로 나타나며 세포질은 수축되고 두꺼워지며 굴절성 반사와 강한 호산성 세포질 내에 농축된 핵이 관찰된다. 높은 N/C ratio와 고도의 핵 불규칙성과 종양소인이 없는 것이 특징이다.

답 4)

158 미분화세포가 자궁목상피 전층을 구성하고, 아래쪽에 존재하는 기저막을 3 mm 정도 침윤한 상태는?

1) 중등도 이형성증
2) 고등도 이형성증
3) 편평세포 상피내암종
4) 침윤성 편평세포암종
5) 미소침윤성 편평세포암종

미소침윤성 편평세포암종은 상피내 편평세포암종 세포가 기저막을 침윤하여 간질 깊이가 3 mm 폭이 7 mm일 경우 Ia1, 깊이가 5 mm 폭이 7 mm일 경우 Ia2로 정의한다.

답 5)

159 부인과 세포 도말 표본에서 올챙이형 세포, 방추형 세포, 암진주가 관찰되는 종양은?

1) 샘암종
2) 상피내암종
3) 고도이형성증
4) 각화성 편평세포암종
5) 비각화성 편평세포암종

100번 해설을 참고할 것

답 4)

160 질도말표본에서 호산성 세포질을 지닌 악성 세포와 올챙이형, 뱀형, 방추형 등 다양한 형태의 악성 세포들이 검경되고 배경에 종양소인이 관찰된다. 진단은?

1) 소세포 상피내암
2) 미소 침윤암종
3) 각화성 편평세포암
4) 대세포성 비각화 편평세포암
5) 소세포성 비각화 편평세포암

각화성 편평세포암종의 세포학적 3대 특징은 악성 진주, 올챙이 세포, 방추형 세포가 나타나고 배경에는 종양 소인을 보인다.

답 3)

161 침윤성 편평세포암종에서 나타나는 특징적인 도말 표본 배경은?

1) 미생물 증가
2) 많은 젖산균
3) 렙토트리키아 출현
4) 다수의 림파구 존재
5) 과립성 단백 침천물 및 괴사액

침윤성 편평세포암종은 기저막 침윤을 하여 출혈과 주위조직을 파괴시키고 괴사를 일으켜 종양소인(오래된 적혈구, 혈색소, 파괴된 세포성분, 백혈구, 괴사물질)을 나타낸다.

답 5)

162 질도말표본에서 각화성 편평세포암종의 세포학적 특징은?

1) 큰 핵소체 관찰
2) 감자 모양의 핵
3) 높은 핵과 세포질 비율
4) 올챙이 및 방추형 세포
5) 악성 세포의 대소부동증

160번 해설을 참고할 것

답 4)

163 형태가 다양성이 가장 심하고 핵이 농축되어 있고 세포질은 호산성 염색으로 굴절성 광택의 특징을 가진 암종은?

1) 자궁속막암종
2) 속자궁목암종
3) 각화성 편평세포암종
4) 소세포성 편평세포암종
5) 대세포성 편평세포암종

160번 해설을 참고할 것

답 3)

164 고도의 핵이상 세포가 크고 매우 불규칙한 과염색핵으로 관찰되는 부인과 검체의 자궁목 상피내종양(CIN) 분류는?

1) CIN 0
2) CIN 1
3) CIN 2
4) CIN 3
5) CIN 4

고도의 핵이상, 세포가 크고 매우 불규칙한 과염색 핵으로 관찰되는 부인과 검체는 고도 이형성증이다. 고도 이형성증은 CIN 분류 3에 해당한다.

답 4)

165 세포진단 시 악성을 의심하는 현미경 소견이라 할 수 없는 것은?

1) 다수의 변성 세포
2) 다형성이 뚜렷한 핵 소견
3) 오래된 혈구와 괴사물질 배경
4) 올챙이형, 방추형 세포의 출현
5) 농염된 핵과 핵/세포질 비율이 높은 세포

160, 161번 해설을 참고할 것

답 1)

166 질-자궁목 도말표본에서 섬모가 부착된 비정형 세포가 보인다면 진단은?

1) 악성 세포
2) 양성 원주세포
3) 자궁속막 샘암종
4) 전이된 악성 세포
5) 침윤성 편평세포암종

자궁목의 섬모세포는 종말판과 적색의 섬모로 구성되며 변성 과정에서 섬모세포질 분리가 관찰된다.

답 2)

167 악성 진주(malignant pearl) 형성을 볼 수 있는 암종은?

1) 뼈대근육종
2) 민무늬근육종
3) 속자궁목샘암종
4) 각화성 편평세포암종
5) 소세포성 편평세포암종

160번 해설을 참고할 것

답 4)

168 세포진단 시 암세포의 기원을 알려면 주로 어느 부분을 관찰해야 하나?

1) 핵
2) 핵소체
3) 세포질
4) 중심소체
5) 세포질의 양

148번 해설을 참고할 것

답 3)

169 핵/세포질 비율(N/C ratio)이 가장 높은 세포는?

1) 표층세포
2) 중간세포
3) 경도 이형성증
4) 중등도 이형성증
5) 비각화성 대세포성 편평세포암

핵/세포질 비율(N/C ratio)은 병변이 진행될수록 높아진다.

답 5)

진단분류법

170 **질도말표본에서 세포의 형태가 정상은 아니지만 이형성증 등 전암성 병변으로 진단할 수 없는 경우 베데스다 보고체계 방법은?**

1) 반응성 변화
2) 편평세포암종
3) 저등급 편평상피내 병변
4) 고등급 편평상피내 병변
5) 미확정 비정형 편평세포병변

베데스다 보고체계의 상피세포 이상의 서술방법에 Atypical squamous cells of undetermined significance (ASCUS)는 불확실 비정상 편평세포가 관찰될 때 진단한다.

답 5)

171 **질도말표본에서 공동세포(koilocyte)가 출현하는 경우 베데스다 보고체계는?**

1) 편평세포암종(SCC)
2) 저등급 편평상피내 병변(LSIL)
3) 고등급 편평상피내 병변(HSIL)
4) 미확정 비정형 원주세포(AGCUS)
5) 미확정 비정형 편평세포(ASCUS)

베데스다 보고체계의 상피세포 이상의 서술방법에 저등급 편평상피내 병변에는 HPV 감염에 의한 세포변화, 경도 이형성증이 포함된다.

답 2)

172 **베데스다 보고체계에서 저등급 편평상피내 병변(LSIL)에 속하는 것은?**

1) 상피내암
2) 침윤성 암종
3) 경도 이형성증
4) 중등도 이형성증
5) 고등도 이형성증

171번 해설을 참고할 것

답 3)

173 **베데스다 보고체계(the Bethesda system : TBS)에서 고등급 편평상피내 병변(HSIL)은?**

1) 경도이형성증
2) 중등도이형성증
3) 자궁 속자궁목 샘암종
4) 각화성 편평세포 암종
5) 대세포성 편평세포 암종

HSIL에는 중등도이형성증, 고도이형성증, 상피내암종이 포함된다.

답 2)

174 48세의 여성으로 세포검사 후 치료 목적으로 자궁목 원추생검술(Cone biopsy)을 시행하였다. 베데스다 보고 체계에 따른 세포검사 결과로 예상되는 것은?

1) HPV
2) 상피내암
3) 반응성 변화
4) 자궁속막샘암종
5) 트리코모나스 감염

■■■

원추생검법은 암이 발견된 자궁목 조직을 원추 모양으로 조직을 절제하는 생검법으로 자궁목암의 침윤정도를 확인하는 진단뿐만 아니라 초기암에서 치료로도 이용된다. 상피내암(0기암)이나 일부 미세 침윤성 자궁목암(1a기암)에서는 절제된 부위로 암세포가 모두 제거되었다고 판단되면 치료가 끝날 수도 있다.

답 2)

175 베데스다 보고체계(the Bethesda system, TBS)에서 1단계로 보고해야 할 부분은?

1) 호르몬 평가
2) 양성 세포 변화
3) 검체의 적합성
4) 상피세포 이상
5) 정상 범위 여부

■■■

베데스다 보고체계(the Bethesda system, TBS)에서 1단계는 검사물의 적합성이 기술되어야 한다.

답 3)

176 자궁목암 병변의 침윤정도에 따라 5단계로 나눈다. 상피층에만 국한된 암종을 나타내는 FIGO 분류는?

1) Stage 0
2) Stage I
3) Stage II
4) Stage III
5) Stage IV

■■■

자궁목암의 발전 단계 Stage 0 : 상피내암종
Stage I : 자궁목에 국한된 암종
Stage II : 자궁에 국한된 암종
Stage III : 골반벽을 통과하지 않은 암종
Stage IV : 골반벽을 통과하여 다른 장기로 전이된 암종

답 1)

177 부적합하다고 판정내릴 수 없는 세포검체는?

1) 속막세포가 10개 이상인 표본
2) 편평상피세포가 3,000개 이하인 표본
3) 속자궁목세포나 화생세포가 없는 표본
4) 다형핵백혈구로 인해 편평상피세포의 75% 이상이 가려져 있는 표본
5) 세포질융해가 많아 일부의 핵들만 적은 양의 세포질로 둘러싸인 도말표본

■■■

TBS 분류체계로 검체 종류에 따라 세포평가에 필요한 편평상피세포의 적합한 최소 추정치는 다음과 같다. 재래식도말표본-8,000~12,000개 액상세포도말표본-5,000개 편평상피세포의 수 외에 추가적으로 적어도 잘 보존된 속자궁목세포나 화생세포가 10개 정도 존재해야 한다. 또한 만일 검체가 백혈구, 혈액, 건조인공산물 등의 성분들로 인해 편평상피세포의 핵이 75% 이상 가려져 관찰하기 어려울 경우 부적합으로 판정한다. 그러나 세포질융해가 많을 때라도, 일부 핵들이 세포질로 잘 보존되어 있다면 적합 판정을 내린다.

답 5)

진단세포학

진단세포학 실기

01 60세 여성의 질도말표본이다. 관찰되는 세포는?

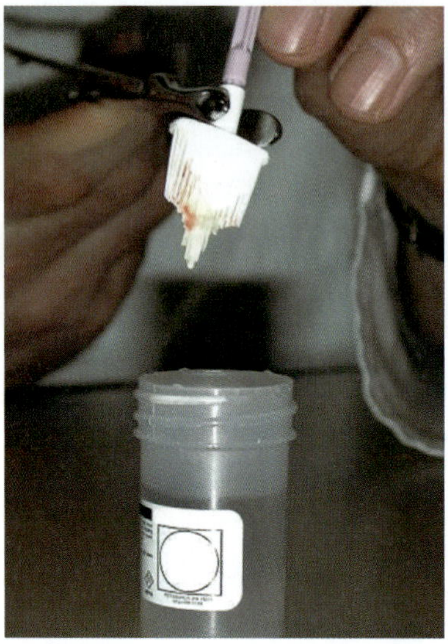

1) 이주세포
2) 공동세포
3) 주상세포
4) 실마리세포
5) 기저결세포

답 5)

02 40세 여성의 질도말표본이다. 관찰되는 세포는?

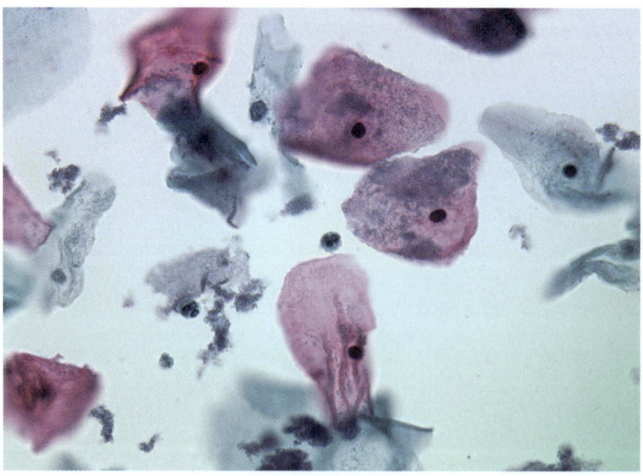

1) 이주세포
2) 공동세포
3) 주상세포
4) 실마리세포
5) 기저결세포

답 4)

03 여성 질도말표본이다. 중앙에 관찰되는 세포는?

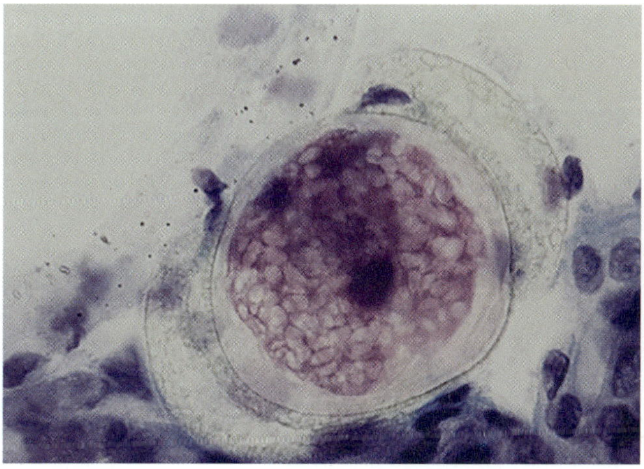

1) 꽃가루
2) 조직구
3) 전분 분말
4) 알터나리아
5) 푸른 얼룩(Blue blob)

답 1)

04 비병원성 오염진균인 알터나리아 종이다. 나타나는 경우는?

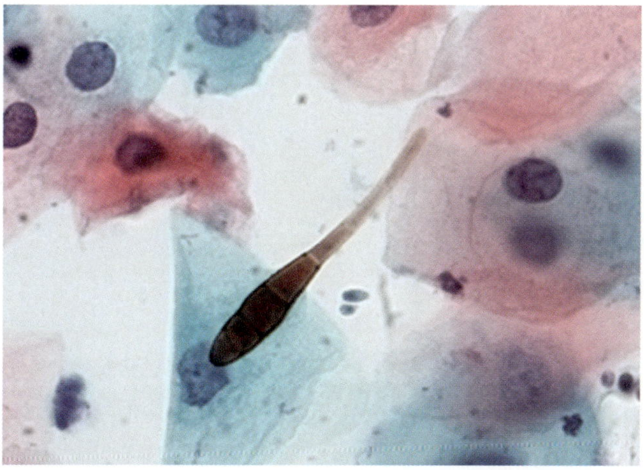

1) 결핵 감염
2) 꽃가루 오염
3) 봉입제 오염
4) 멸균장갑 착용
5) 건조 인공산물

답 3)

05 여성 질도말표본이다. 탈락된 세포의 부위는?

답 5)

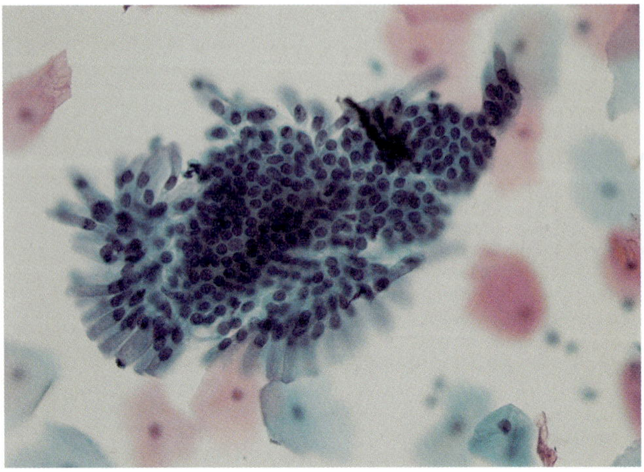

1) 질
2) 외음부
3) 바깥자궁목
4) 자궁속막
5) 속자궁목

06 30세 여성의 자궁목 도말표본이다. 어느 세포가 주를 이루고 있는 것은?

답 2)

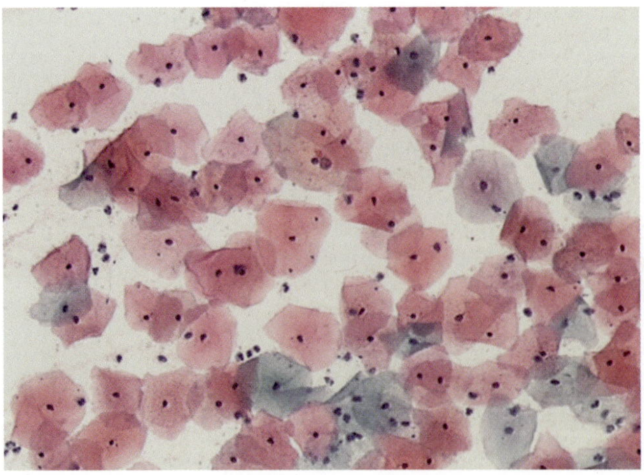

1) 무핵세포
2) 표층세포
3) 중간세포
4) 기저세포
5) 기저곁세포

07 27세 여성의 질도말표본이다. 검체의 적합성 여부를 판정하는 세포는?

답 4)

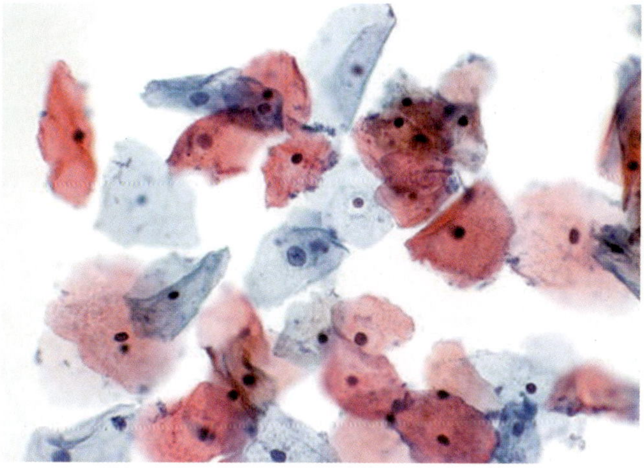

1) 표층세포
2) 중간세포
3) 속막세포
4) 속자궁목세포
5) 기저곁세포

08 27세 여자의 생식기 세포도말표본이다. 어느 곳에 존재하는 세포인가?

답 4)

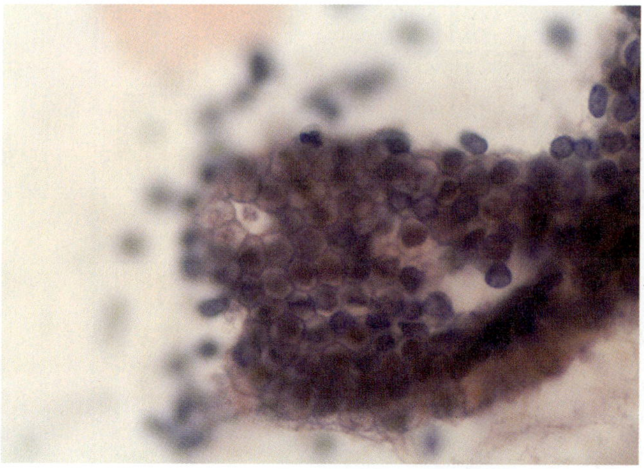

1) 질
2) 대음순
3) 자궁속막
4) 속자궁목
5) 바깥자궁목

09

30세 여성의 증식기 질도말표본이다. 핵의 특징은?

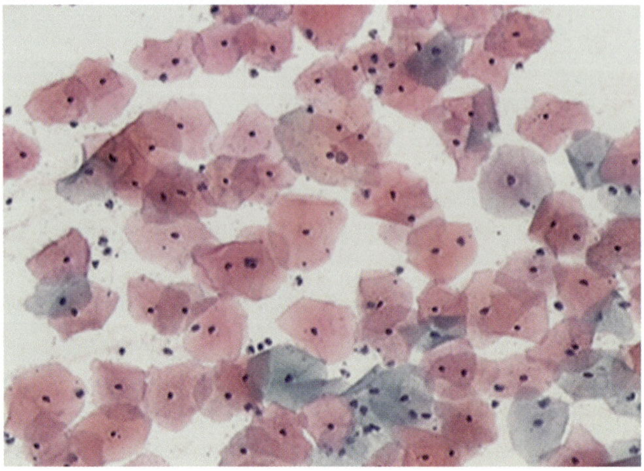

1) 농축핵
2) 수포성핵
3) 편재성핵
4) 과립상핵
5) 방추상핵

답 1)

10

35세 여성의 월경주기 10일째 채취한 표본이다. 세포의 종류는?

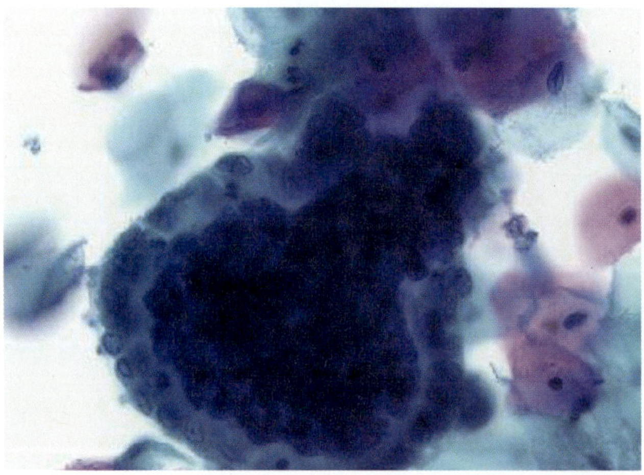

1) 주상세포
2) 이주세포
3) 군집세포
4) 기저결세포
5) 이형성증세포

답 2)

11 PaP 염색 결과 성숙지수(MI)의 관찰이 우방편재(shift to right)로 나타났다. 월경주기는?

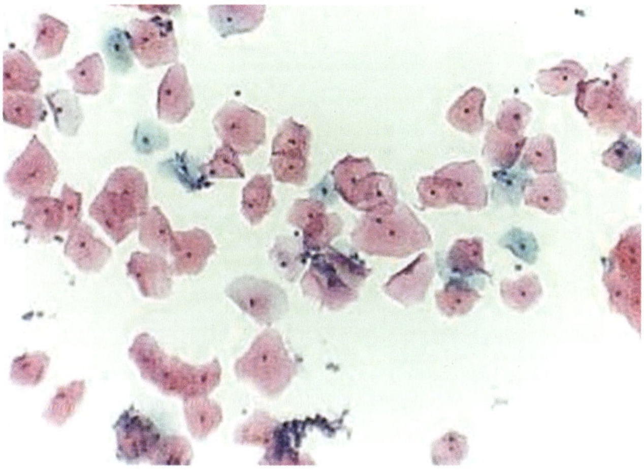

1) 배란기
2) 임신기
3) 폐경기
4) 산욕기
5) 수유기

답 1)

12 사진의 세포가 관찰될 때 활성이 상승하는 호르몬은?

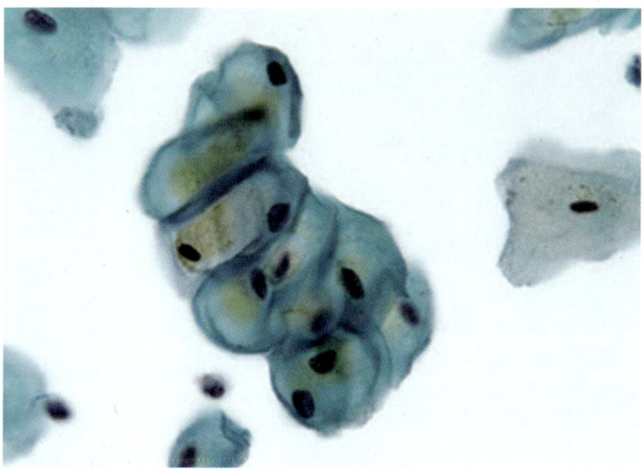

1) GH
2) FSH
3) ACTH
4) estrogen
5) progesterone

답 5)

13 내분비세포검사에 사용되는 지수의 한 종류이다. 어떤 지수인가?

답 2)

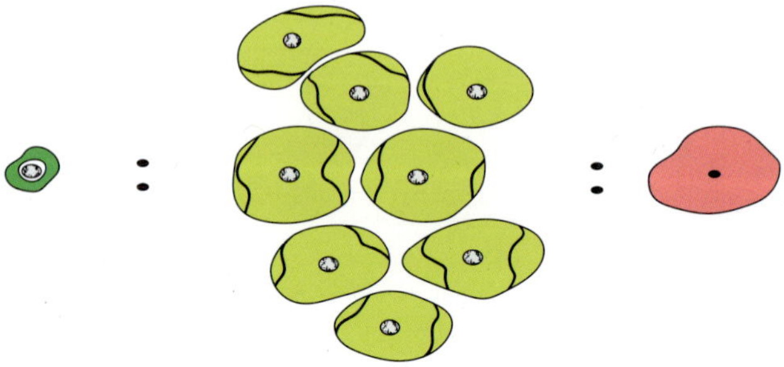

1) 군집지수(CCI)
2) 성숙지수(MI)
3) 핵농축지수(KPI)
4) 접힌세포지수(FCI)
5) 에오진호성지수(EI)

14 여성 질도말표본이다. 성숙지수(MI)=100:0:0로 평가되었다. 호르몬 상태는?

답 4)

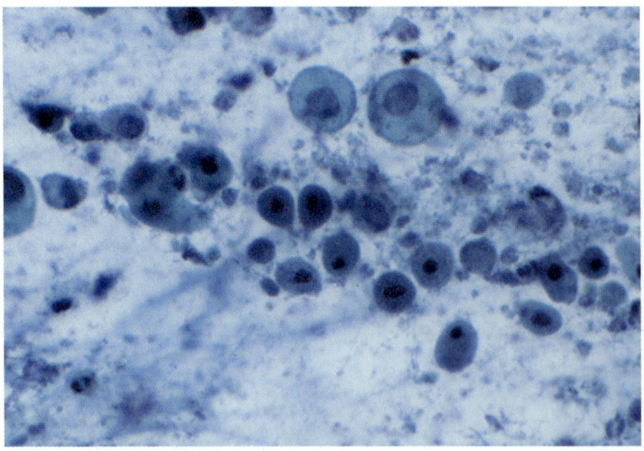

1) estrogen 혈중 농도 높다.
2) androgen 혈중 농도 높다.
3) progesterone 혈중 농도 높다.
4) estrogen과 progesterone의 혈중 농도결핍
5) estrogen과 progesterone의 혈중 농도과다

15 30세 여성의 질도말표본이다. 관찰되는 시기는?

답 3)

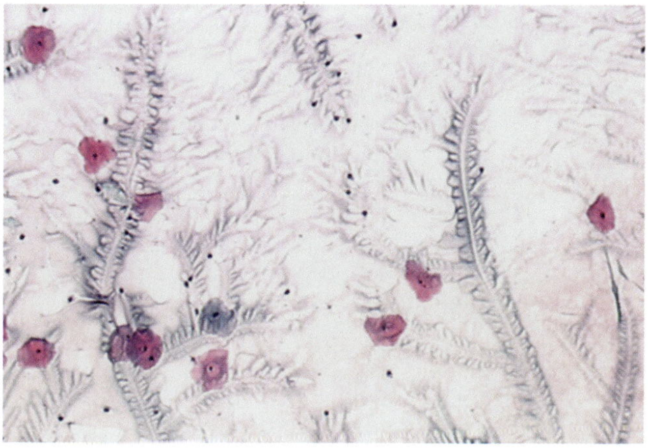

1) 월경기
2) 임신기
3) 배란기
4) 분비기
5) 폐경기

16 가임기 여성의 질도말표본이다. 관찰되는 시기는?

답 2)

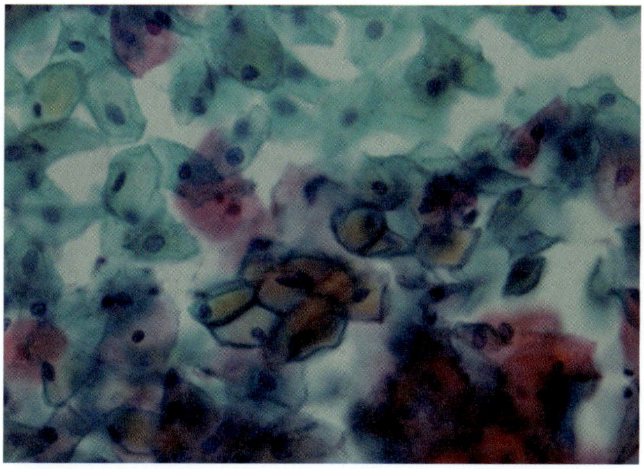

1) 월경기
2) 임신기
3) 배란기
4) 증식기
5) 폐경기

17 30세 여성의 질도말표본이다. 호산성 지수(E.I.)는?

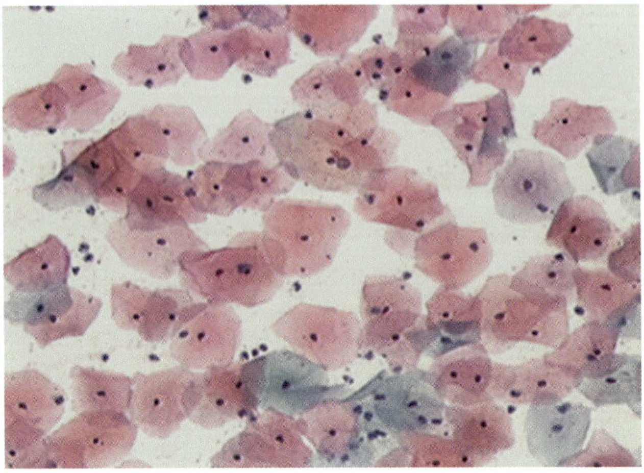

1) 10 : 90
2) 90 : 10
3) 50 : 50
4) 20 : 80
5) 30 : 70

답 2)

18 35세 여성의 자궁목 도말표본이다. 성숙지수(MI)는?

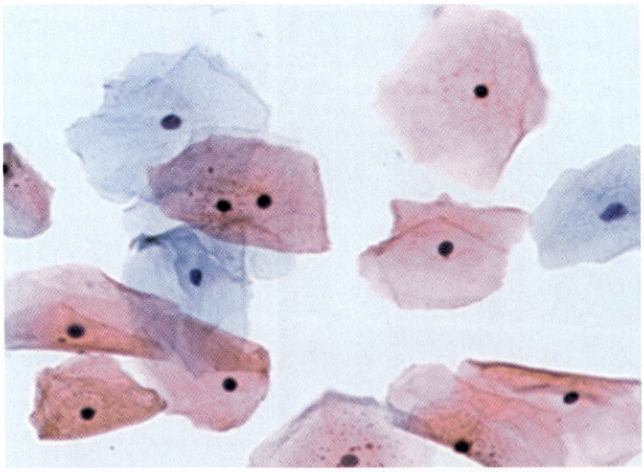

1) 5/90/5
2) 95/5/0
3) 5/70/25
4) 0/10/90
5) 30/40/30

답 4)

19 아래 사진의 성숙지수(maturation index: MI)는?

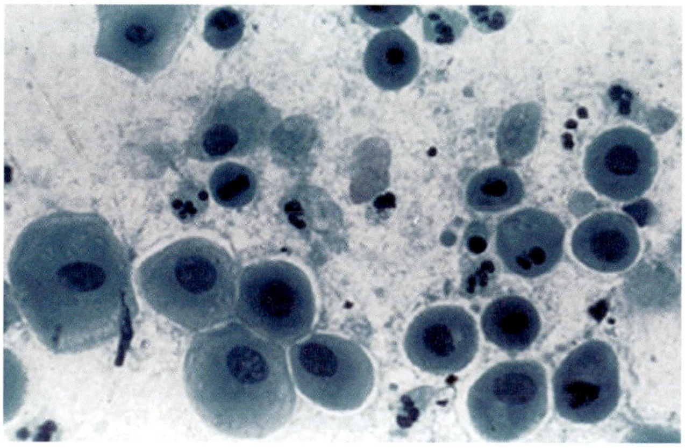

1) 0 : 5 : 95
2) 0 : 95 : 5
3) 95 : 5 : 0
4) 30 : 20 : 50
5) 50 : 20 : 30

답 3)

20 산부인과 세포학적 검사물의 채취에 사용되는 기구다. 용도는?

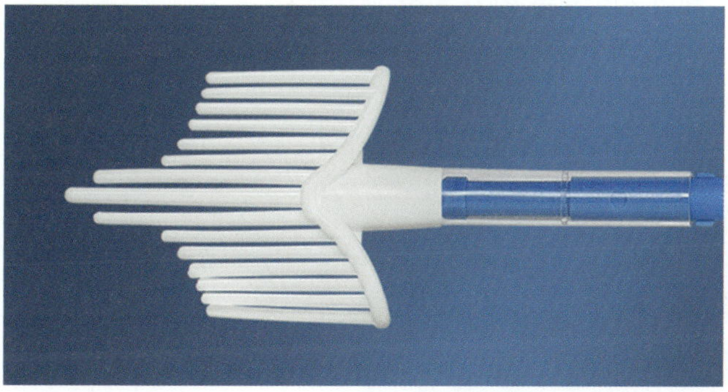

1) cotton
2) endocyte
3) cytobrush
4) cervix brush
5) Ayre spatula

답 4)

21 세포원심분리기이다. 도말표본 제작에 적합한 검체는?

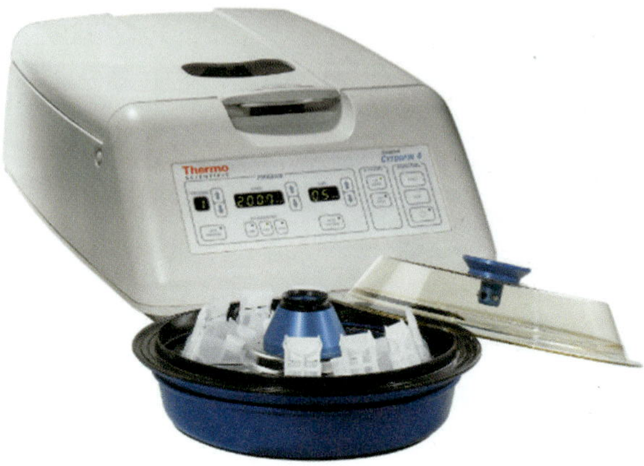

1) 객담
2) 뇌척수액
3) 염증성 흉수액
4) 자궁목 검체
5) 혈액이 많은 복수액

답 2)

22 객담 세포도말표본이다. 검체의 적합성을 알기 위한 세포는?

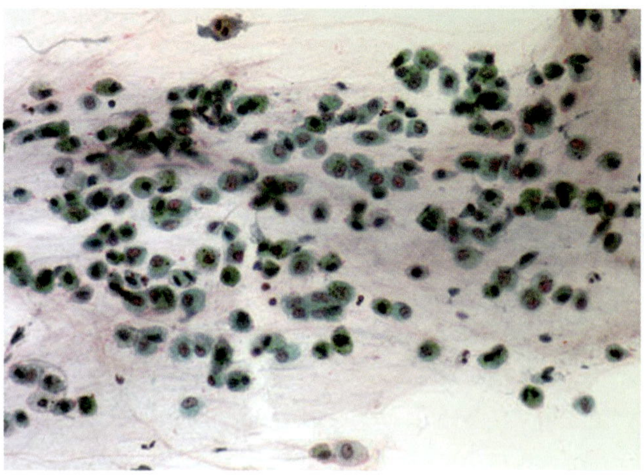

1) 꽃가루
2) 술잔세포
3) 먼지세포
4) 화생세포
5) 기저곁세포

답 3)

23 도말표본을 운반할 경우 세포의 변성을 막기 위해 공기를 차단하는 분무식 고정법이다. 고정제는?

답 5)

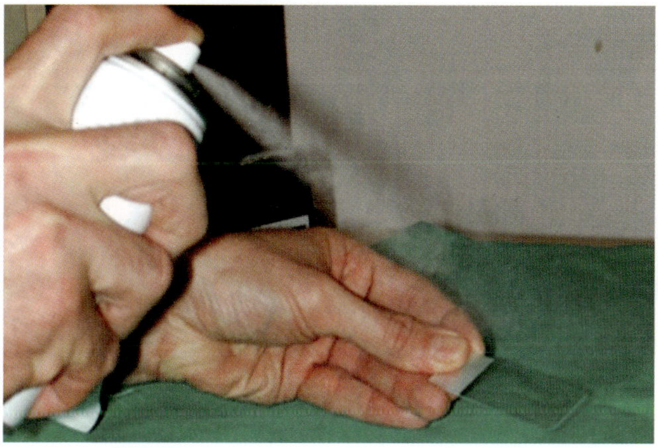

1) carbowax
2) 95% ethanol
3) 10% formalin
4) 100% methanol
5) 95% ethanol + polyethylene glycol

24 자궁목 질도말 검체를 습윤고정하였다. 이유는?

답 5)

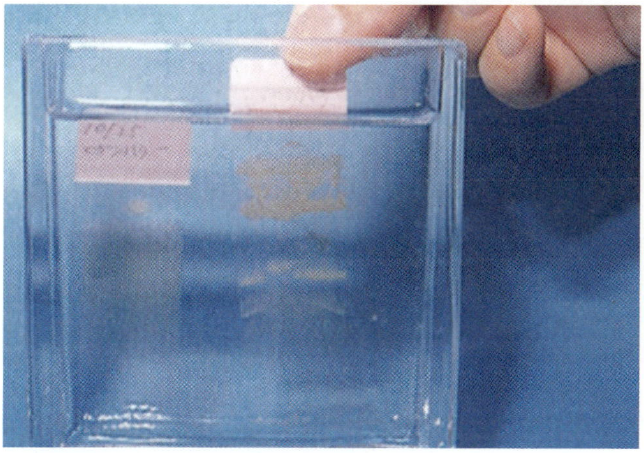

1) 핵소체를 잘 보기 위해
2) 세포막을 잘 보기 위해
3) 세포가 slide에 잘 붙기 위해
4) 세포 소기관을 잘 관찰하기 위해
5) 세포의 형태를 잘 보존하기 위해

25

기관지암의 발견율을 높이기 위해 완전 객담 연속검사를 실시하였다. 가장 적합한 객담채취 시기는?

답 5)

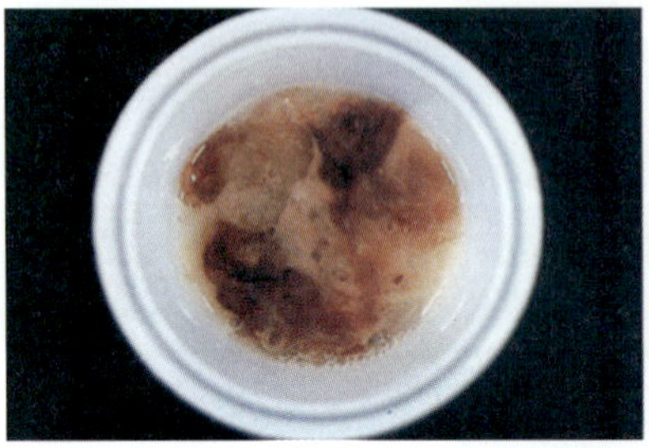

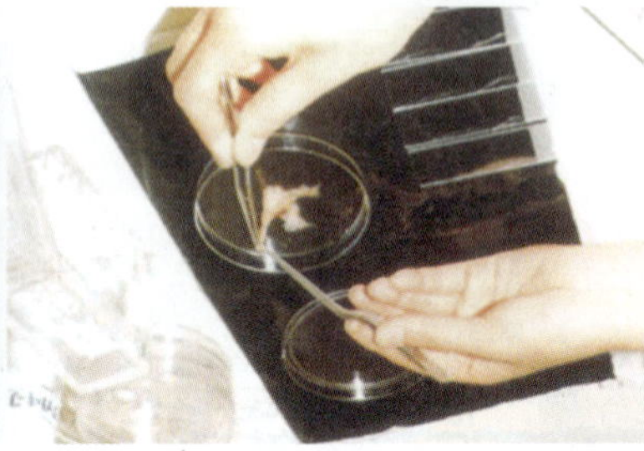

1) 오후 객담
2) 아침 식후 객담
3) 점심 식전 객담
4) 저녁 식후 객담
5) 기상 후 첫 객담

26

갑상샘의 병변을 알기 위해 세침흡인생검 세포학 검사를 실시하는 모습이다. 같은 방법을 사용할 수 있는 부위는?

답 3)

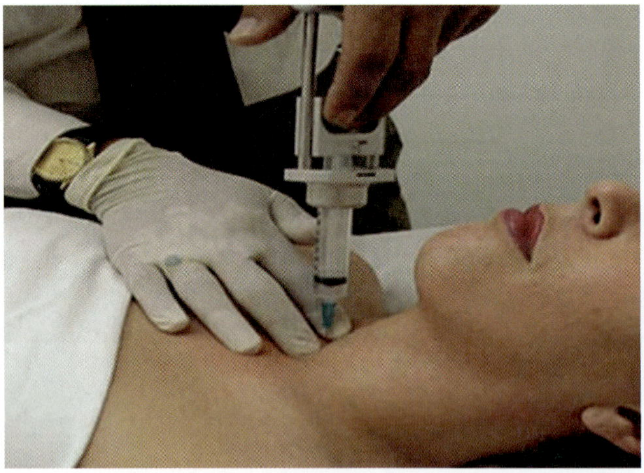

1) 방광
2) 큰창자
3) 유방
4) 자궁
5) 기관지

27 세포 검체를 채취한 후 세포가 겹치지 않도록 단층으로 표본을 검사하는 장비이다. 검사법은?

답 2)

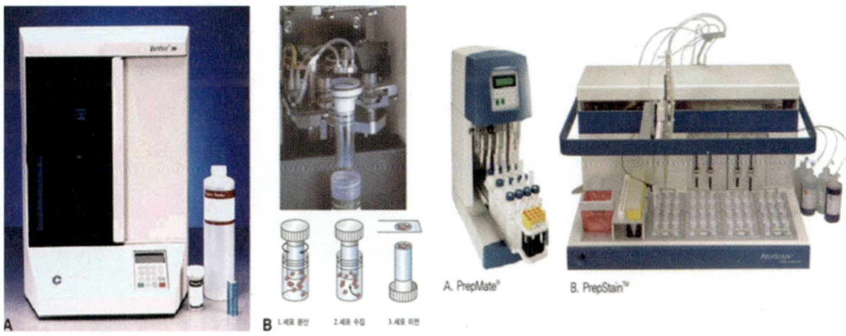

1) 신속도말법
2) 액상세포도말법
3) 직접 찰과도말법
4) 후질원개 도말법
5) 자궁속막 흡인도말법

28 세포도말표본 제작을 위해, 다음 부속품이 사용되는 장비는?

답 5)

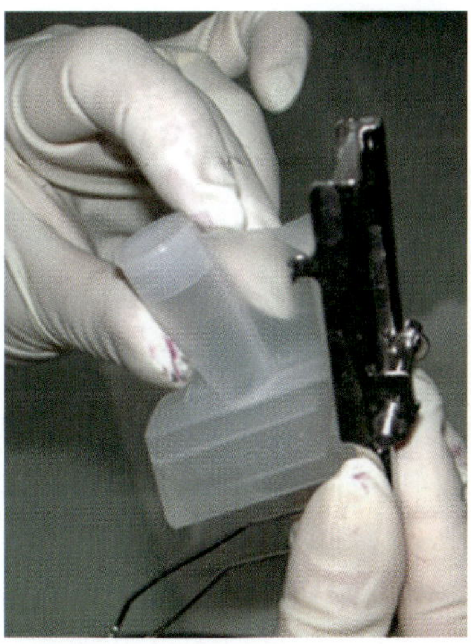

1) Surepath
2) Thinprep
3) Touch print
4) Saccomanno
5) Cytocentrifuge

29 사진에서 보여주는 세포에 대한 설명으로 옳은 것은?

답 3)

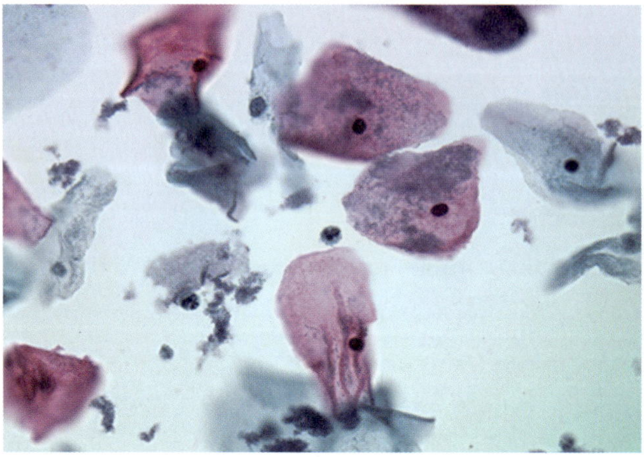

1) 캔디다증(Candida albicans)
2) 결핵(Mycobacterium tuberculosis)
3) 질가드네렐라(Gardnerella vaginalis)
4) 단순포진 바이러스(Herpes simplex virus)
5) 인유두종 바이러스(Human Papilloma Virus)

30 35세 여성 질도말표본이다. 관찰되는 소견은?

답 5)

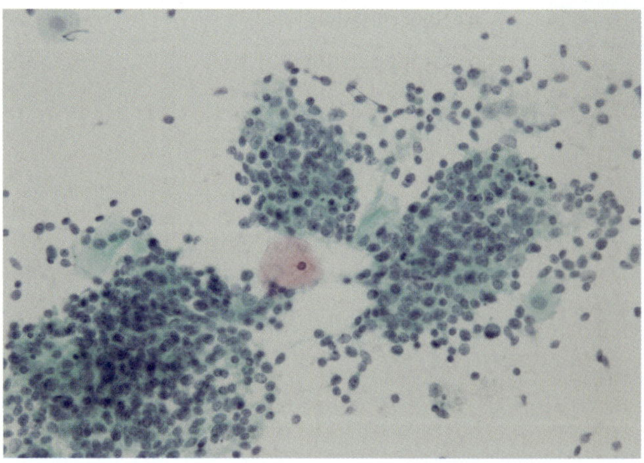

1) 결핵
2) 자궁탈출
3) 클라미디아
4) 단순포진 바이러스
5) 만성 여포성 자궁목염

31 아래 사진의 세포 도말상을 통해 관찰할 수 있는 미생물은?

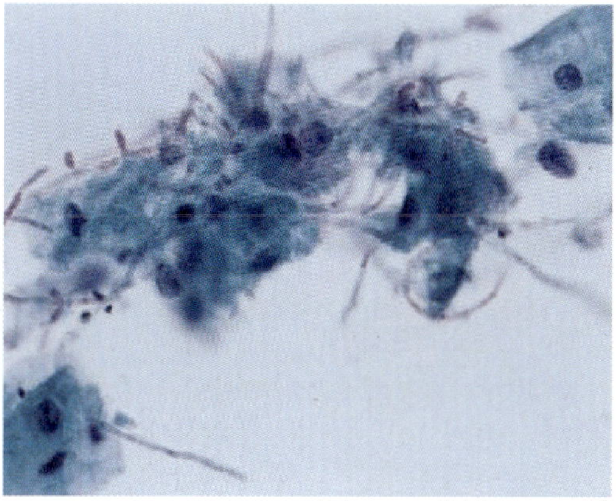

1) *Candida albicans*
2) *Gardnerella vaginalis*
3) *Trichomonas vaginalis*
4) *Neisseria gonorrhoeae*
5) *Mycobacterium tuberculosis*

답 1)

32 38세 여성의 질도말표본이다. 관찰되는 세포소견은?

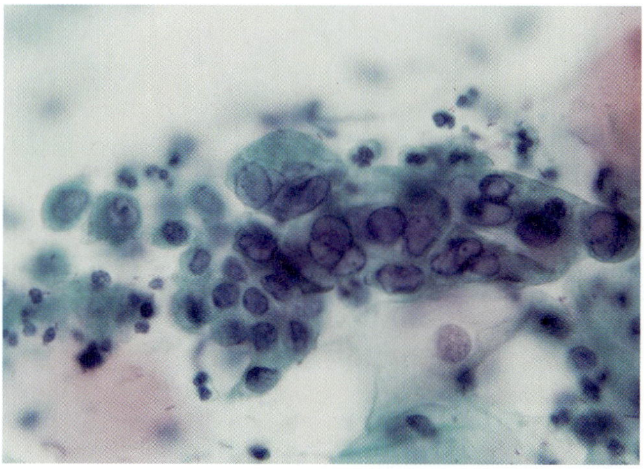

1) HSV
2) HPV
3) Candida
4) Chlamydia
5) Trichomonas

답 1)

33 자궁목 세포도말 표본이다. 베데스다 분류에서 진단은?

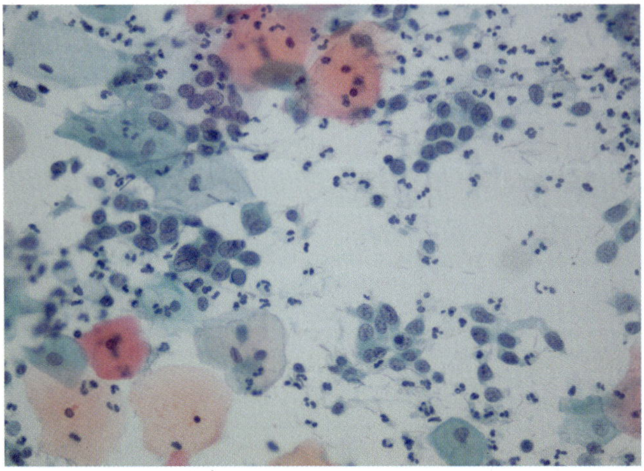

1) 샘암종
2) 양성 증식증
3) 저등급 이형성증
4) 고등급 이형성증
5) 각화형 편평상피암

답 4)

34 45세 여성의 질도말표본이다. 의심할 수 있는 질환은?

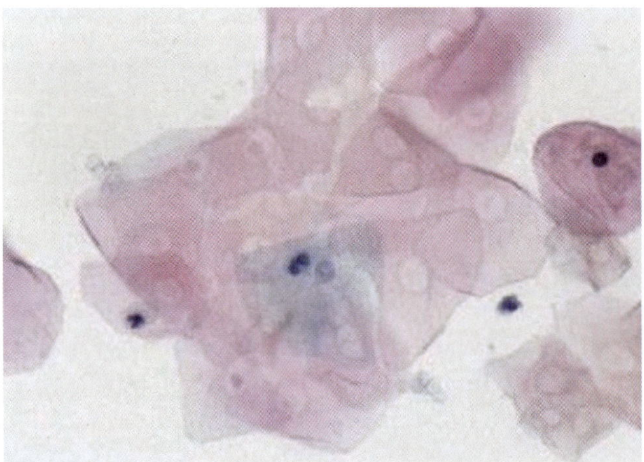

1) 결핵
2) 캔디다
3) 자궁탈출
4) 클라미디아
5) 단순포진 바이러스

답 3)

35 부인과 세포 도말 표본이다. 화살표가 가리키는 세포는?

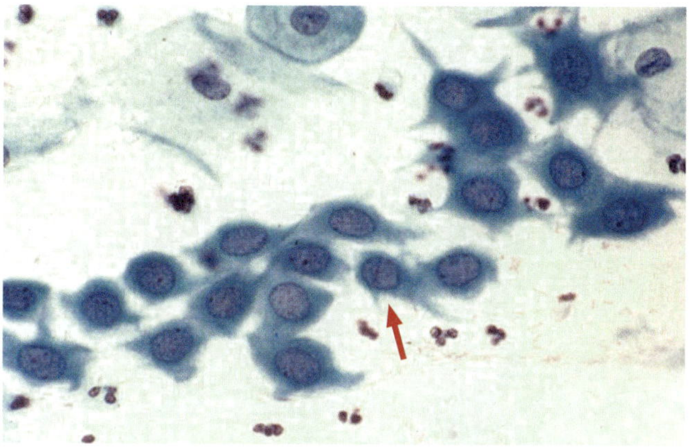

1) 중간세포
2) 주상세포
3) 화생세포
4) 표층세포
5) 기저결세포

답 3)

36 월경 5~12일 사이에 관찰된 부인과 세포 도말 표본상을 베데스다 보고체계(the Bethesda system: TBS)에 의해 진단을 하면?

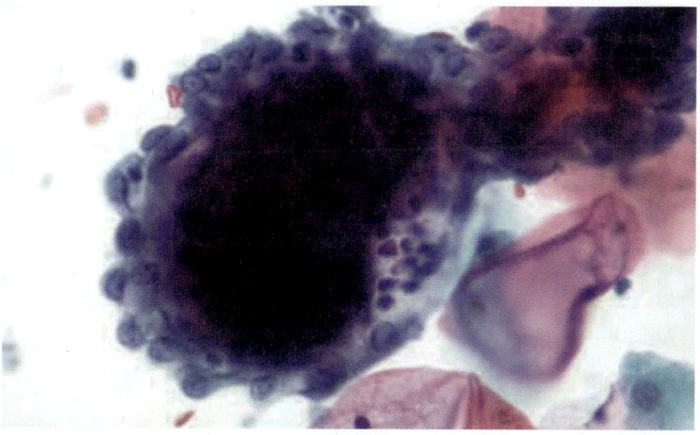

1) 정상
2) 샘 암종
3) 편평세포 암종
4) 저등급 편평상피내병변
5) 고등급 편평상피내병변

답 1)

37 자궁목 세포도말표본이다. 베데스다 분류에서 진단은?

답 3)

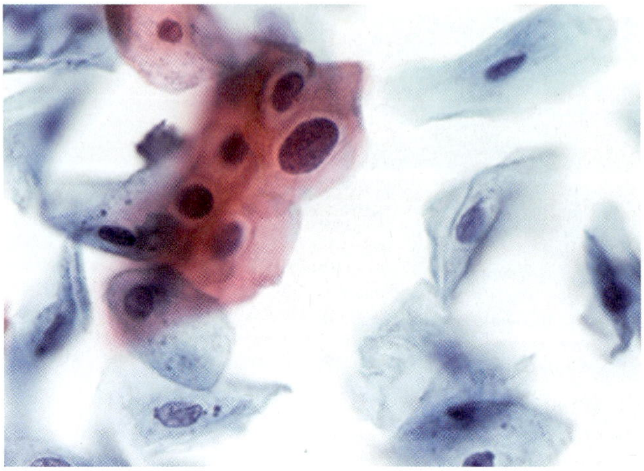

1) 샘암종
2) 양성 증식증
3) 저등급 이형성증
4) 고등급 이형성증
5) 각화형 편평상피암

38 부인과 세포 도말 표본이다. 화살표가 가리키는 세포에 대한 진단은?

답 4)

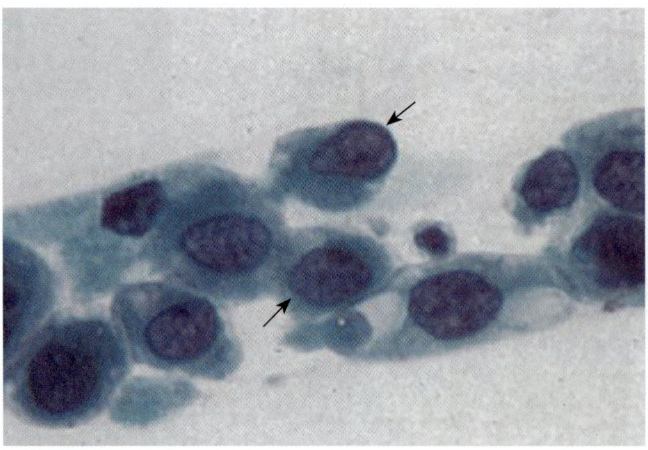

1) 정상
2) 상피내 암종
3) 편평세포 암종
4) 고등급 편평상피내병변
5) 저등급 편평상피내병변

39 47세 여성의 질도말표본이다. 관찰되는 세포소견은?

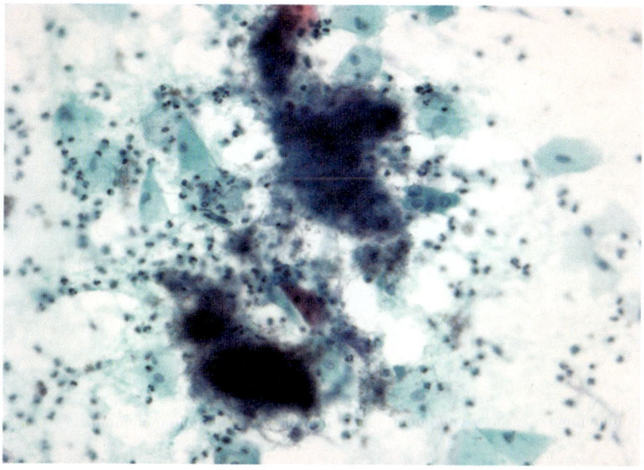

1) 결핵
2) 캔디다
3) 방선균
4) 트리코모나스
5) 단순포진 바이러스

답 3)

40 41세 여성의 질도말표본이다. 관찰되는 세포소견은?

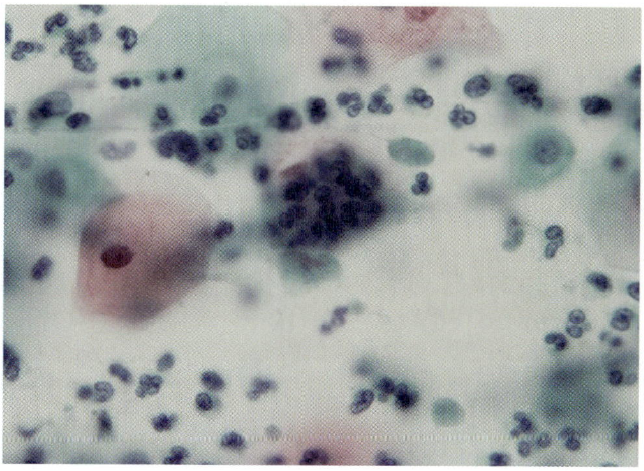

1) 방선균
2) 캔디다
3) 클라미디아
4) 트리코모나스
5) 단순포진 바이러스

답 4)

41 생검 후 손상된 자궁목을 도말하였다. Pap 염색결과 나타난 세포는?

답 4)

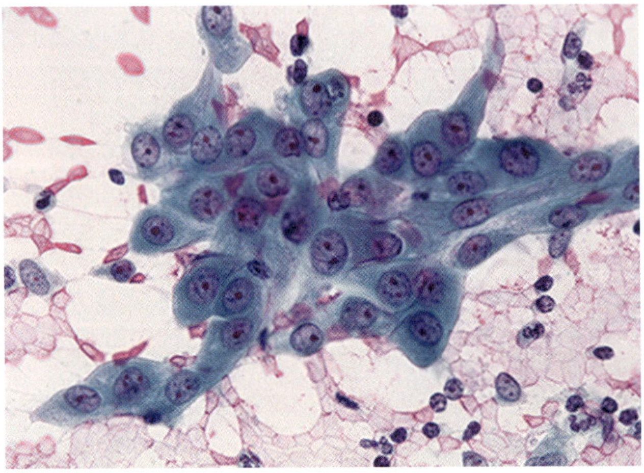

1) 이형성증
2) 화생세포
3) 염증세포
4) 수복세포
5) 악성 세포

42 자궁목 세포도말표본이다. 베데스다 분류에서 진단은?

답 4)

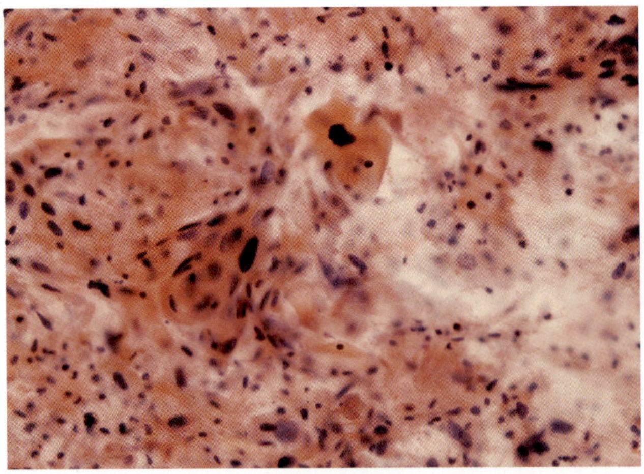

1) 양성 증식증
2) 저등급 이형성증
3) 고등급 이형성증
4) 각화형 편평상피암
5) 비각화형 소세포암종

43 60세 여성의 질도말표본이다. 관찰되는 소견은?

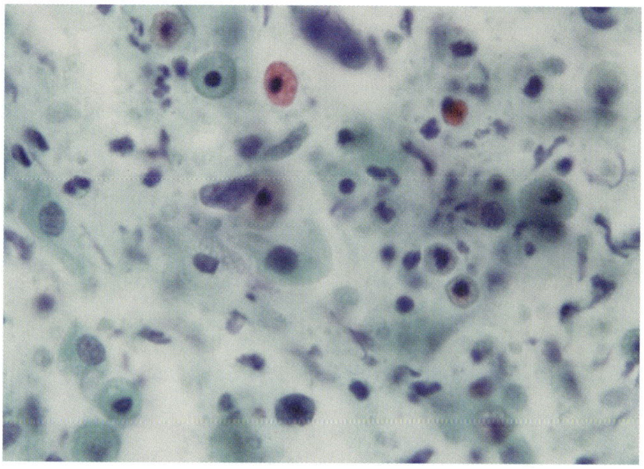

1) 노인성 질염
2) 가드네넬라 감염
3) 만성 여포성 경부염
4) 질트리코모나스 감염
5) 단순포진 바이러스 감염

답 1)

44 45세 여성의 질도말표본이다. 진단명은?

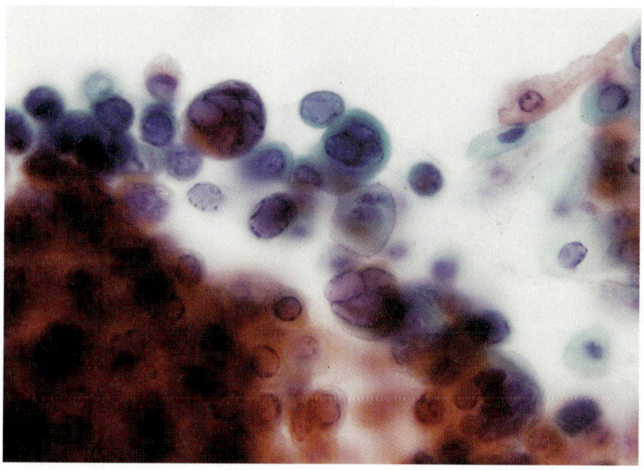

1) HSV
2) HPV
3) CMV
4) Candida
5) Chlamydia

답 1)

45 여성 질도말표본이다. 관찰되는 소견은?

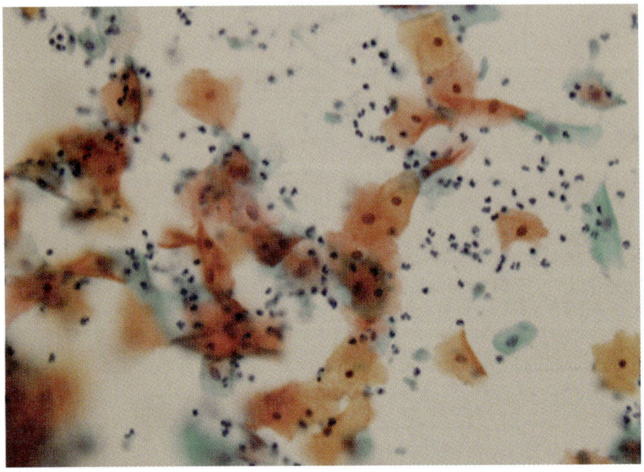

1) HSV
2) HPV
3) Candida
4) Chlamydia
5) Trichomonas

답 5)

46 38세 여성의 질도말표본이다. 관찰되는 세포소견은?

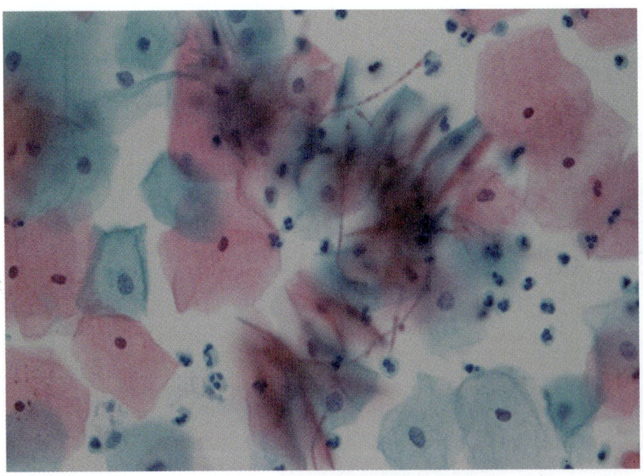

1) 방선균
2) 캔디다
3) 클라미디아
4) 트리코모나스
5) 단순포진 바이러스

답 2)

47 40세 여성의 질도말표본이다. 베데스타 보고 체계에 맞는 진단은?

답 5)

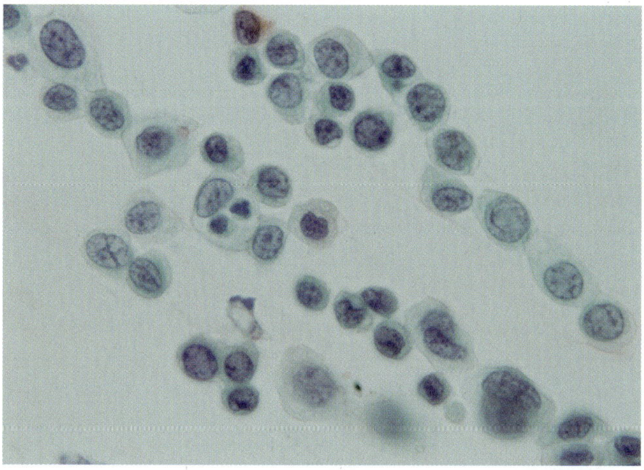

1) 비정형증
2) 편평세포암
3) 속자궁목 샘암
4) 저등급 편평상피내 병변
5) 고등급 편평상피내 병변

48 30세 여성 질도말표본이다. 관찰되는 소견은?

답 5)

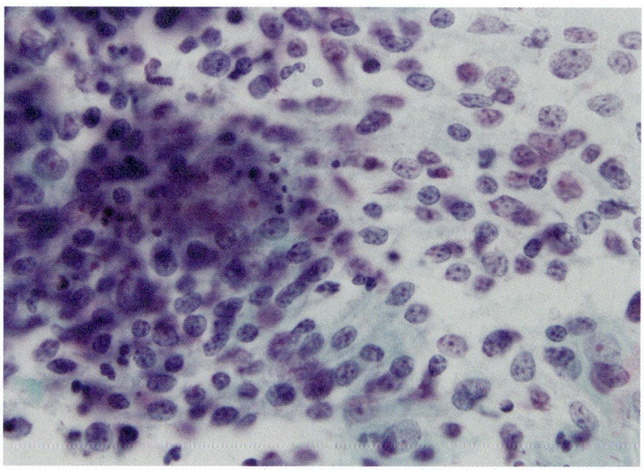

1) 결핵
2) 자궁탈출
3) 클라미디아
4) 단순포진 바이러스
5) 만성 여포성 자궁목염

49 25세 여성이 가려움증과 황색대하의 증상으로 내원하여 세포검사를 실시하였다. 세포 소견은?

답 4)

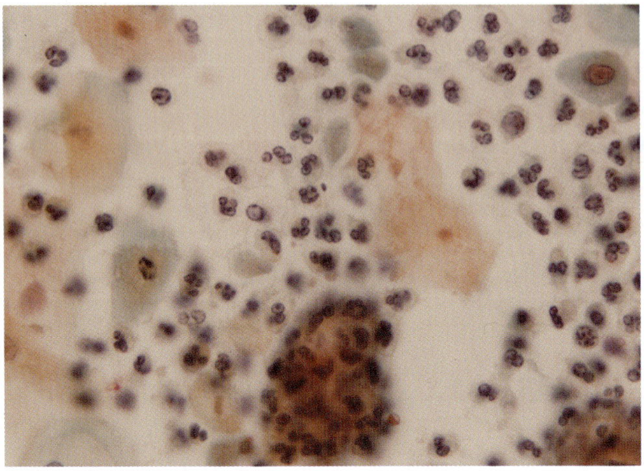

1) 진균 감염
2) 세균 감염
3) 결핵 감염
4) 원충 감염
5) 바이러스 감염

50 29세 여성 질도말표본이다. 세포소견으로 관련 있는 것은?

답 5)

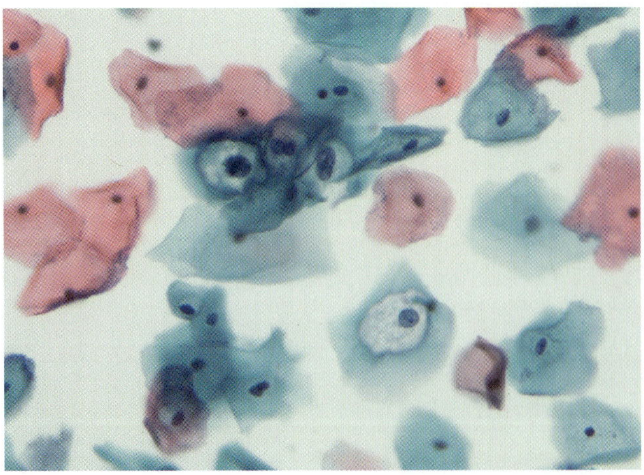

1) Candida
2) Chlamydia
3) Trichomonas
4) Herpes simplex virus
5) Human papilloma virus

51 여성의 질도말표본이다. 관찰되는 세포는?

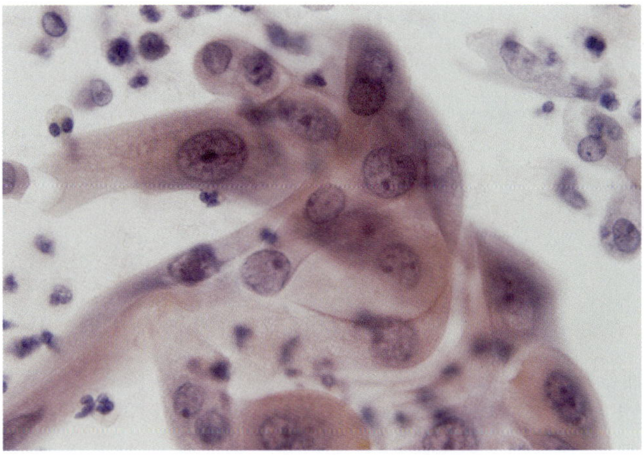

1) 화생세포
2) 악성 세포
3) 수복세포
4) 이형성증 세포
5) 방사선 반응세포

답 3)

52 58세 여성의 질도말표본이다. 관찰되는 소견은?

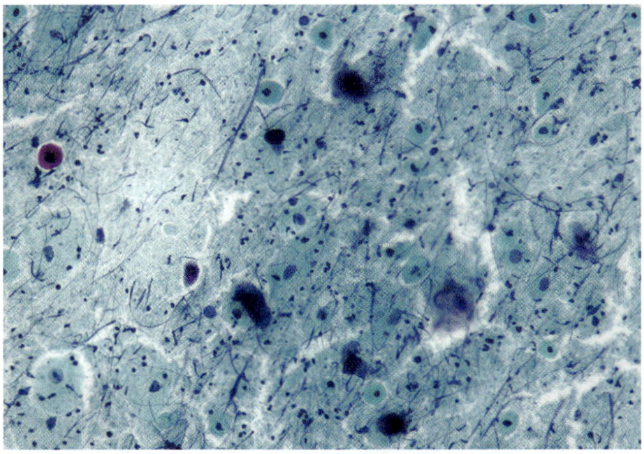

1) 노인성 질염
2) 가드네넬라 감염
3) 만성 여포성 경부염
4) 질트리코모나스 감염
5) 단순포진 바이러스 감염

답 1)

53 자궁목 세포도말표본이다. 관찰되는 세포는?

답 2)

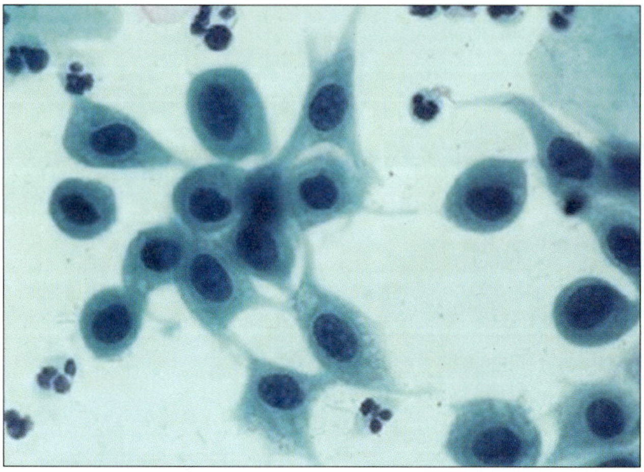

1) 중간세포 2) 화생세포
3) 원주세포 4) 기저곁세포
5) 이형성증세포

54 45세 여성의 세포도말표본이다. 관찰되는 소견은?

답 2)

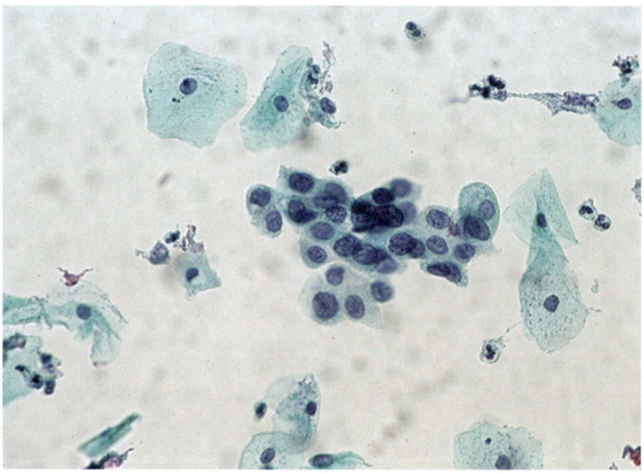

1) 방선균 2) 이형성증
3) 클라미디아 4) 트리코모나스
5) 단순포진 바이러스

55 50세 여성의 질도말표본이다. 관찰되는 세포의 진단은?

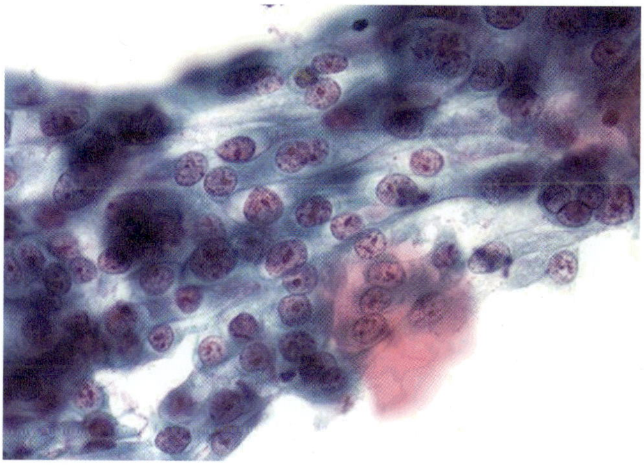

1) 샘암종
2) 양성 증식증
3) 수복세포
4) 고등급 이형성증
5) 각화형 편평상피암

답 3)

56 43세 여성의 질도말표본이다. 관찰되는 세포소견은?

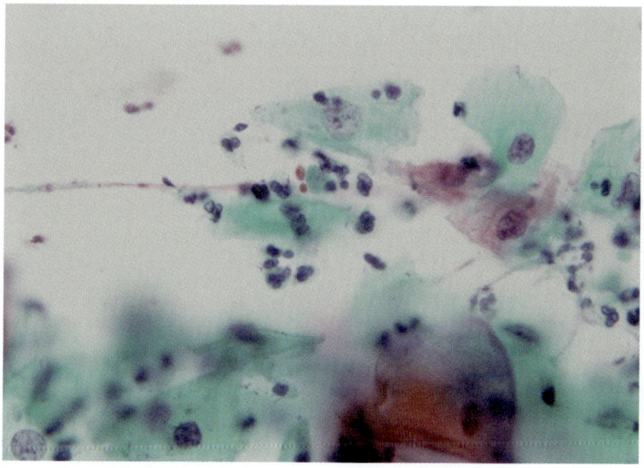

1) HSV
2) HPV
3) Candida
4) Chlamydia
5) Trichomonas

답 3)

57 45세 여성의 조직과 질도말표본이다. 베데스타 보고 체계에 맞는 진단은?

답 4)

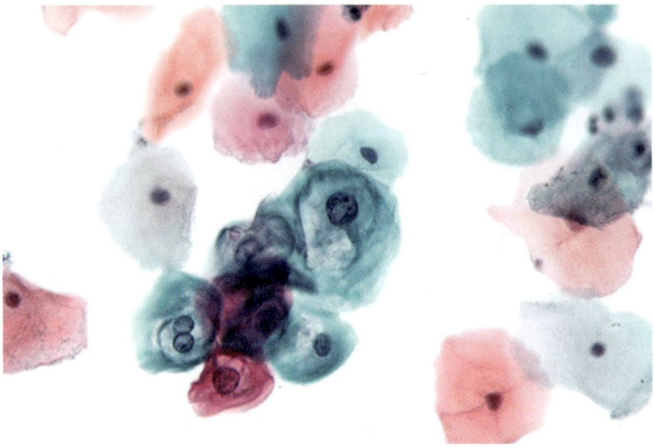

1) 비정형증
2) 편평세포암
3) 속자궁목 선암
4) 저등급 편평상피내 병변
5) 고등급 편평상피내 병변

58 사진에서 같은 도말상에서 관찰되는 세포로 옳은 것은?

답 1)

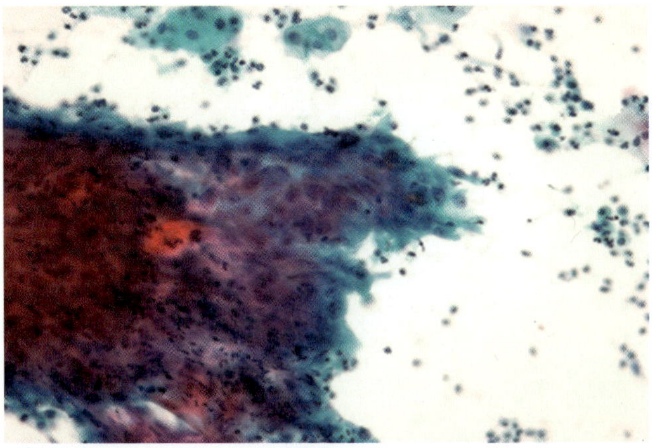

1) 수복세포(repair cell)
2) 예비세포(reserve cell)
3) 과각화증(hyperkeratosis)
4) 인유두종 바이러스 감염세포(HPV 감염세포)
5) 편평상피 세포암종(squamous cell carcinoma)

59 40세 여성의 질도말표본이다. 베데스타 보고 체계에 맞는 진단은?

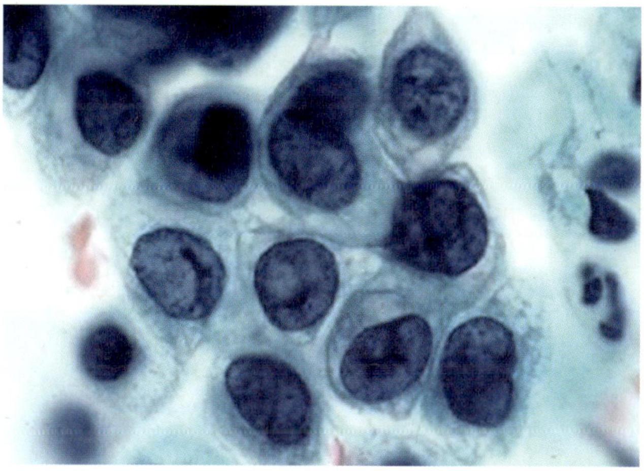

1) 비정형증
2) 편평세포암
3) 속자궁목 선암
4) 저등급 편평상피내 병변
5) 고등급 편평상피내 병변

답 5)

60 여성 질도말표본이다. 관찰되는 소견은?

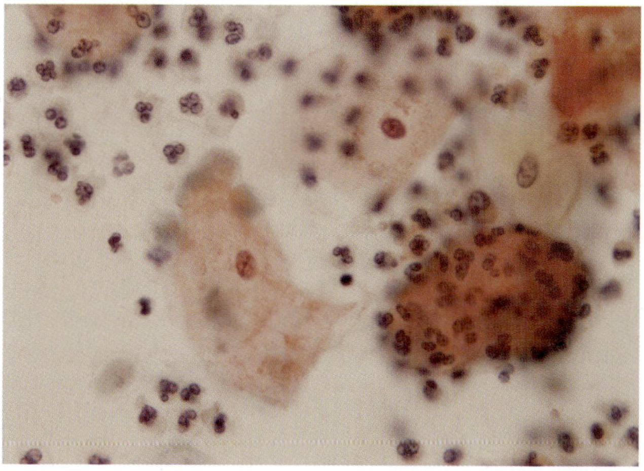

1) HSV
2) HPV
3) Candida
4) Chlamydia
5) Trichomonas

답 5)

61 자궁목 세포도말표본이다. 베데스다 분류에서 진단은?

답 4)

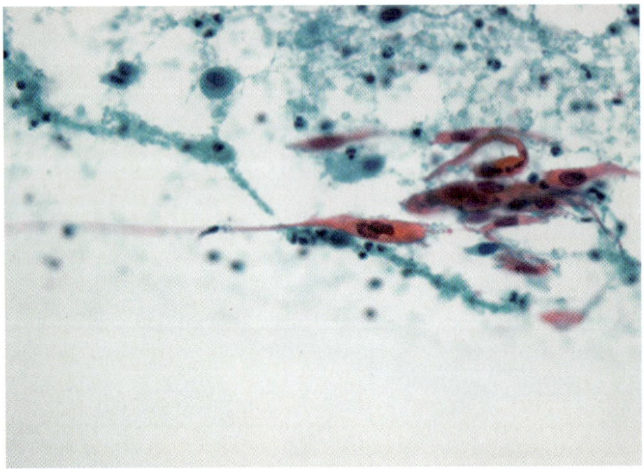

1) 양성 증식증
2) 저등급 이형성증
3) 고등급 이형성증
4) 각화형 편평상피암
5) 비각화형 소세포암종

62 42세 여성의 질도말표본이다. 베데스타 보고 체계에 맞는 진단은?

답 3)

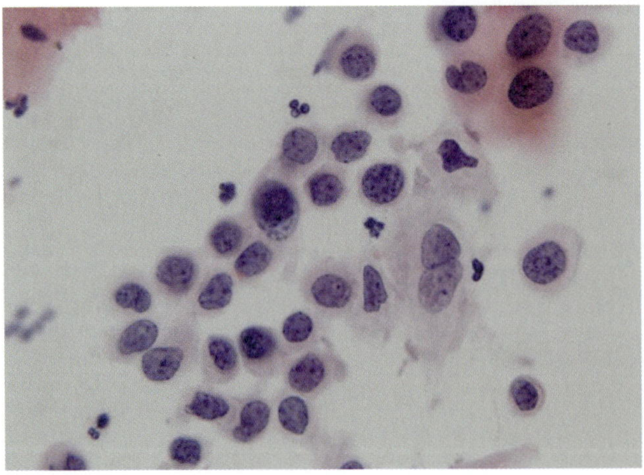

1) 양성 증식증
2) 저등급 이형성증
3) 고등급 이형성증
4) 각화형 편평상피암
5) 비각화형 소세포암종

63 32세 여성 질도말표본이다. 세포소견으로 관련 있는 것은?

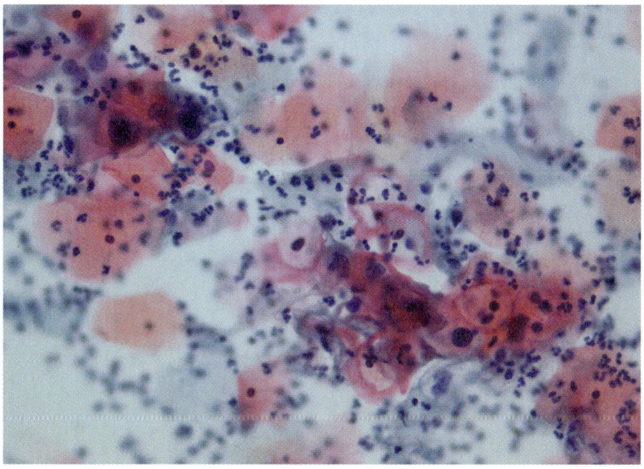

1) Candida
2) Chlamydia
3) Trichomonas
4) Herpes simplex virus
5) Human papilloma virus

답 5)

64 36세 여성의 질도말표본이다. 베데스타 보고 체계에 맞는 진단은?

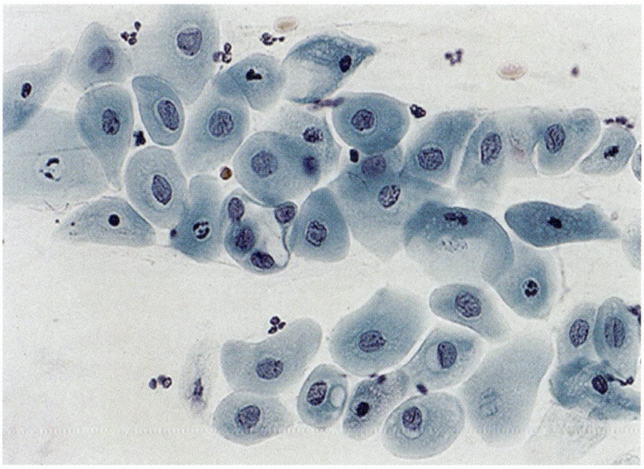

1) 양성 증식증
2) 저등급 이형성증
3) 고등급 이형성증
4) 각화형 편평상피암
5) 비각화형 소세포암종

답 2)

65 여성 질도말표본이다. 관찰되는 소견은?

답 1)

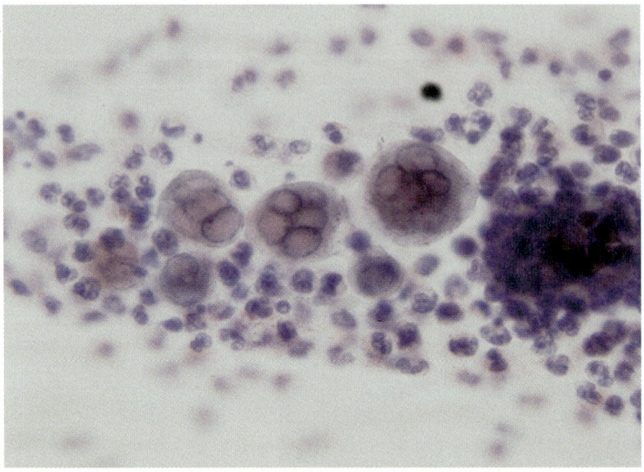

1) HSV
2) HPV
3) Candida
4) Chlamydia
5) Trichomonas

66 45세 여성의 질도말표본이다. 베데스타 보고 체계에 맞는 진단은?

답 2)

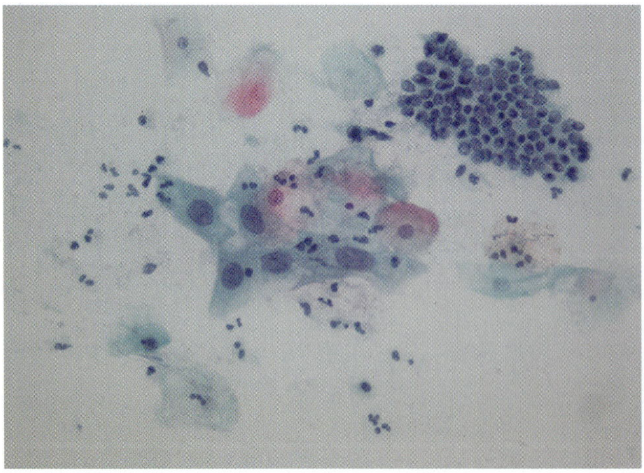

1) 양성 증식증
2) 저등급 이형성증
3) 고등급 이형성증
4) 각화형 편평상피암
5) 비각화형 소세포암종

조직병리학 문제 및 풀이
3판

2017년 6월 5일 발행
2019년 4월 30일 2판 발행
2021년 9월 5일 3판 발행
2023년 3월 15일 3판 2쇄 발행

편 저 : 한국임상병리학과 조직 · 세포연구회

정가 : 30,000원

발 행 자 : 최 병 진

발 행 처 : 도서출판 고 려 의 학
(02880) 서울 성북구 성북로9길 1 보문빌딩 3층
Tel. 765-0333, 0337
Fax. 743-2288

ISBN 979-11-89210-66-3

등록번호 : 제 1-519호 1978. 6. 29.